テキスト食物と
栄養科学シリーズ
3

食品学・食品機能学

石永 正隆
永 裕子
伊東 秀男
江崎 勝
大鶴 泰平
小関 之紀
佐藤 和子
島田 正晴
瀬口 若子
竹内 康之
竹中 和恵
竜口 裕司
土井 公雄
西村 洋至
升井 義明
三宅 広美
山下 文雄
渡辺

著

朝倉書店

シリーズ編集者

大鶴	勝	武庫川女子大学生活環境学部・教授
石永	正隆	県立広島大学人間文化学部・教授
島田	和子	山口県立大学看護栄養学部・教授
田中	敬子	滋賀県立大学人間文化学部・教授

執筆者（五十音順）

石永	正隆	県立広島大学人間文化学部・教授
伊東	裕子	宇部フロンティア大学短期大学部・教授
江崎	秀男	椙山女学園大学生活科学部・准教授
大鶴	勝*	武庫川女子大学生活環境学部・教授
小関	泰平	武庫川女子大学生活環境学部・准教授
佐藤	之紀	高知女子大学生活科学部・准教授
島田	和子	山口県立大学看護栄養学部・教授
瀬口	正晴	神戸女子大学家政学部・教授
竹内	若子	名古屋女子大学家政学部・教授
竹中	康之	神戸松蔭女子学院大学人間科学部・准教授
竜口	和恵	西南女学院大学保健福祉学部・教授
土井	裕司	武庫川女子大学生活環境学部・教授
西村	公雄	同志社女子大学生活科学部・教授
升井	洋至	武庫川女子大学生活環境学部・准教授
三宅	義明	東海学園大学人間健康学部・准教授
山下	広美	岡山県立大学保健福祉学部・講師
渡辺	文雄	鳥取大学農学部・教授

＊：編者

序

　わが国の栄養・食生活問題は広範かつ複雑多様化し，それらに伴い，疾病構造も欠乏症から過剰症や生活習慣病に至り，予防や治療を目的とした栄養管理や栄養指導にもさらなる知識や技能の高度・専門化が求められるようになった．このような情勢を踏まえ，1998年には，「21世紀の管理栄養士等あり方検討会」において，管理栄養士の業務のあり方，養成のあり方，国家試験のあり方等の検討が行われた．

　栄養士法の一部改正により，管理栄養士の業務については，従来の「複雑困難な栄養の指導等」から「疾病者に対する療養のため必要な栄養指導」，「個人の身体状況，栄養状態等に応じた高度の専門的知識及び技術を要する健康の保持増進のための栄養の指導」，「特定多数に対して継続的に食事を供給する施設における利用者の身体の状況，栄養状態，利用の状況等に応じた特別の配慮を必要とする給食管理及びこれらの施設に対する栄養改善上必要な指導等」と明文化され，その業務に対応しうる高度な専門知識や技術をもつ管理栄養士を養成するため，管理栄養士の資格も「登録制」から「免許制」に変更された．

　管理栄養士養成施設の教育カリキュラムには，「専門基礎分野」と「専門分野」に大別された．「専門基礎分野」については「社会・環境（人間や生活）と健康」，「人体の構造と機能，疾病の成り立ち」，「食べ物と健康」を教育内容として位置づけた．「専門分野」については「基礎栄養学」，「応用栄養学」，「栄養教育論」，「臨床栄養学」，「公衆栄養学」，「給食経営管理論」を教育内容として位置づけた．

　「食べ物と健康」の教育目標は，食品の各種成分を理解すること．また，食品の生育・生産から，加工・調理を経て，人に摂取されるまでの過程について学び，人体に対しての栄養面や安全面等への影響や評価を理解することである．

・人間と食べ物の関わりについて，食品の歴史的変遷と食物連鎖の両面から理解する．
・食品の栄養特性，物性等について理解する．
・新規食品・食品成分が健康に与える影響，それらの疾病予防に対する役割を理解する．
・栄養面，安全面，嗜好面の各特性を高める食品の加工や調理の方法を理解して修得する．
・食品の安全性の重要性を認識し，衛生管理の方法を理解する．

　上記のようにガイドラインに記されている．

　以上の目標の達成に対して，用意される単位数は最低8単位であり，従来の科目では食品学，食品加工学，食品衛生学，調理学が該当する．新科目区分内での単位数の増加については各養成施設校の独自の判断にゆだねられているが，「食べることが健康の基本である」という原点に立って21世紀の「食べ物と健康」について学ぶとき，私たちの食環境はあまりにも多様化し，食品科学分野の進歩，発展，新しい発見，食品の機能などは日進月歩である．この分野の内容はますます広がり，健康の根

幹をなす「食べ物」についての学習内容は新しい管理栄養士にとってむしろふくらんでいる．しかし，限られた単位数内で効果的にしかも体系的に学ぶためには，従来の様に1科目，1科目を1冊にした教本を用いると時間内で終えることは難しい状況になっている．これらのことをふまえてこのたび，教科書をまとめることになり，まず第一に管理栄養士養成課程で学ぶ学生にとってわかりやすく，実のある「食べ物と健康」をつくるべく努力した．単位数，時間内ですべてを終了できるように，そして全体を体系的に学ぶことができるように，しかも管理栄養士国家試験の出題範囲をカバーする新しいカリキュラムの内容を網羅し，図，コラムを増やし新しい情報もできるだけ加えた．

本書は新カリキュラムの教育目標のうち，食品の歴史的変遷と食物連鎖，食品の栄養特性，食品の物理的食感，新規食品・食品成分が健康に与える影響，それらの疾病予防に対する役割などの分野を学ぶために1冊として編集したものである．

分冊にありがちな重複をできるだけ避け，「食べ物と健康」を「食品学・食品機能学」，「食品加工・安全・衛生」，「調理学」の3冊にまとめたので，これらを手にとって学習していくと効果的に，体系的に学べることになると確信している．

本書は，栄養士，管理栄養士を目指す学生諸君はもちろんのこと，家政学，生活科学，農学などの食品関連分野を学ぼうとする人々にもたいへん参考になる内容なのでおおいに活用していただきたいと願っている．

科学の進歩は早く，「食べ物と健康」の分野にでも今日もまた新しい食品が開発され，新たな課題が提起される現状であるので，中には不備・不揃いな点もありうると思われるが，読者の方の御批判をいただきながら追加・訂正して補正していきたいと考えている．

最後に，本書の執筆にあたって多くの著書，文献，資料などを参照，引用させていただいた．心から感謝の意を表したい．

2007年3月

編者　大鶴　勝

目　　次

1. 人間と食品 …………………………………………………………………〔伊東裕子〕…1
   1.1 食品の歴史的変遷 …………………………………………………………………1
   1.2 食 物 連 鎖 …………………………………………………………………………2
   1.3 食品と栄養，健康 …………………………………………………………………2
   1.4 食嗜好の形成 ………………………………………………………………………3
   1.5 食料と環境問題 ……………………………………………………………………3
      1.5.1 フードマイレージの低減　3
      1.5.2 食料廃棄（食品ロス）の低減　4

2. 食品の分類 ……………………………………………………………………〔竹内若子〕…5
   2.1 生産様式による分類 ………………………………………………………………5
   2.2 原料の生物起源による分類 ………………………………………………………5
   2.3 供給される主な栄養素組成による分類 …………………………………………6
      2.3.1 三色食品群　6
      2.3.2 四つの食品群　6
      2.3.3 六つの基礎食品　6
      2.3.4 食品ピラミッド　7
   2.4 食習慣による分類 …………………………………………………………………8
   2.5 その他の分類 ………………………………………………………………………8

3. 食品成分の化学構造と物性 ……………………………………………………………10
   3.1 食品成分と栄養素 ……………………………………………………〔山下広美〕…10
      3.1.1 五訂日本食品標準成分表　10
      3.1.2 五訂成分表の概要　10
   3.2 食品成分の化学と物性 ……………………………………………………………14
      3.2.1 食品成分　14
         a. 水分〔佐藤之紀〕14　/b. 炭水化物〔竹中康之〕19　/c. タンパク質〔小関泰平〕27　/d. 脂質〔石永正隆〕37　/e. ビタミン〔伊東裕子〕46　/f. 無機質〔竜口和惠〕56　/g. 食品に含まれる有害成分〔佐藤之紀〕59
      3.2.2 食品の色・味・香り（嗜好成分）　66
         a. 食品の色〔大鶴　勝〕66　/b. 食品の味〔大鶴　勝〕72　/c. 食品の香り〔大鶴　勝〕79　/d. テクスチャー〔島田和子〕83　/e. 官能検査〔島田和子〕89
   3.3 食品成分の変化 ………………………………………………………〔土井裕司〕…89
      3.3.1 単一食品成分の化学的変化　90
      3.3.2 複数食品成分間での反応　98
      3.3.3 食品成分の酵素による変化　101

4. 食品（食品素材）の栄養特性 ……………………………………………………105
4.1 農産食品素材 ………………………………………………〔瀬口正晴〕…105
  4.1.1 穀　物　105
  4.1.2 豆　類　114
  4.1.3 イモ類　115
  4.1.4 果実類　117
  4.1.5 野菜類　119
4.2 畜産食品素材 ………………………………………………〔西村公雄〕…122
  4.2.1 肉　類　122
  4.2.2 卵　類　126
  4.2.3 乳　類　129
4.3 水産食品素材 ………………………………………………〔渡辺文雄〕…131
  4.3.1 魚介類　131
  4.3.2 藻　類　135
4.4 食用油脂素材 ………………………………………………〔石永正隆〕…138
  4.4.1 油脂の加工　138
  4.4.2 遺伝子組み替え油脂　140
  4.4.3 加工油脂の多形と用途　140
4.5 調味料食品素材 ……………………………………………〔竹内若子〕…141
  4.5.1 甘味料　141
  4.5.2 塩　味　143
  4.5.3 発酵調味料　143
  4.5.4 旨味調味料，だし類，風味調味料　144
  4.5.5 ソース類　145
4.6 香辛料食品素材 ……………………………………………〔江崎秀男〕…146
  4.6.1 辛味性香辛料　147
  4.6.2 香味性香辛料　148
  4.6.3 芳香性香辛料　149
  4.6.4 着色性香辛料　150
  4.6.5 混合香辛料　150
4.7 嗜好飲料食品素材 …………………………………………〔江崎秀男〕…150
  4.7.1 アルコール飲料（酒類）　150
  4.7.2 非アルコール飲料　153
4.8 調理加工食品素材 …………………………………………〔升井洋至〕…155
4.9 その他 ………………………………………………………〔升井洋至〕…156
  4.9.1 キノコ類　156
  4.9.2 山菜類　157
  4.9.3 ハーブ類　157
  4.9.4 漬け物類　159

5. 食品の機能性 ……………………………………………………〔三宅義明〕…161
5.1 食品の機能 ……………………………………………………………………161
  5.1.1 栄養素・エネルギー供給（一次機能）　161

5.1.2　おいしさ：色，味，香り，テクスチャー（二次機能）　161
　　5.1.3　生理調節機能（三次機能）　167
5.2　栄養強調表示と健康強調表示⋯⋯⋯⋯⋯⋯⋯⋯⋯⋯⋯⋯⋯⋯⋯⋯⋯⋯⋯⋯⋯⋯⋯⋯168
　　5.2.1　栄養素含有量強調表示　169
　　5.2.2　栄養素比較強調表示　169
　　5.2.3　栄養素機能強調表示　169
　　5.2.4　高度健康機能強調表示　169
　　5.2.5　疾病リスク低減強調表示　170
5.3　保健機能食品⋯⋯⋯⋯⋯⋯⋯⋯⋯⋯⋯⋯⋯⋯⋯⋯⋯⋯⋯⋯⋯⋯⋯⋯⋯⋯⋯⋯⋯⋯171
　　5.3.1　栄養機能食品　171
　　5.3.2　特定保健用食品（トクホ）　172
5.4　特別用途食品⋯⋯⋯⋯⋯⋯⋯⋯⋯⋯⋯⋯⋯⋯⋯⋯⋯⋯⋯⋯⋯⋯⋯⋯⋯⋯⋯⋯⋯⋯173
　　5.4.1　病者用食品　174
　　5.4.2　妊産婦・授乳婦用粉乳　175
　　5.4.3　乳児用調製食品　175
　　5.4.4　えん下困難者用食品　175
5.5　「いわゆる健康食品」の概略⋯⋯⋯⋯⋯⋯⋯⋯⋯⋯⋯⋯⋯⋯⋯⋯⋯⋯⋯⋯⋯⋯⋯175
　　5.5.1　栄養補助食品　175
　　5.5.2　医薬品に該当しないハーブ類　176
　　5.5.3　機能性食品　176

索　引⋯⋯⋯⋯⋯⋯⋯⋯⋯⋯⋯⋯⋯⋯⋯⋯⋯⋯⋯⋯⋯⋯⋯⋯⋯⋯⋯⋯⋯⋯⋯⋯⋯⋯⋯⋯177

1. 人間と食品

1.1 食品の歴史的変遷

　　　　　　　　地球上に，現在の人類の祖先，ホモサピエンスが誕生したのはおよそ3万年前といわれている．ヒトも他の動物も生きるための食料を必要とするが，ヒトが他の動物と大きく異なった点は，道具を使って食料を獲得し，その食料を，火を用い，道具を使って調理したことである．彼らは地球上の各地域に進出し，その地域の生態環境で得られる自生の植物や果実，野生動物や魚など，ありとあらゆるものを食料とした雑食性であった．その後，安定した食料を確保するために，定住化してその地域の気候等にあった植物の栽培（農耕）や動物の飼育（牧畜）を始めた．さらには，人口増加に対応するために，栽培作物や家畜化動物の，少品種・大量生産という食品の単調化に至った．歴史上人類が食用にしてきた植物は3000種に及ぶが，今日栽培されているのはわずか600種，そのうち主要な食料となっている植物は20種以下である．また家畜化した動物は50種，そのうちでも家禽，牛，豚で食肉生産の90％を占める．

　18世紀に起こった産業革命は科学技術の発展と仕事の分業化をもたらした．食料についても生産者と消費者に分かれ，また，長期保存を可能にした缶詰技術の発明など生産や輸送手段などに大きな影響を与えた．

　さらに，第二次世界大戦後の科学技術の進歩は著しく，栽培法や品種の改良，冷凍技術の確立，プラスチックフィルムの発明，遺伝子工学の導入など新しい食品加工法が開発され，その結果，加工食品の占める比率が大きく増加した．

　一方，科学技術の発展は急速な人口増加をもたらした．加えて世界各地でのたび重なる自然災害，戦争などの発生は深刻な食料不足を引き起こし，21世紀の今でも食料の安定供給は世界の大きな課題である．食料問題に関しては，先進国と発展途上国間の格差が大きく，先進諸国で食品の過剰摂取からくる肥満や生活習慣病などの健康問題を生じている反面，世界で栄養不足の人が8億人，飢餓，栄養失調による死者が毎年1500万人といわれている．

1.2 食物連鎖

自然界は，生産者，消費者，分解者で成り立っている．植物は太陽のエネルギーと水と二酸化炭素から光合成によってデンプンや糖を作り，窒素や各種ミネラルを組み合わせてタンパク質や脂質を作る生産者である．この植物を草食動物やヒトが消費する（第一次消費者）．さらに肉食動物やヒトは動物を食料とする（第二次消費者）．これら消費者の排泄物や死骸は土の中などにいる微生物によって分解され，植物の栄養となる．このような一連の鎖のようにつながった関係を食物連鎖という．この食物連鎖の鎖は複雑に入り組んでいることから，最近では食物連鎖全体の構造を表す食物網という用語が使用されている．

ある物質，特に分解されにくい有毒物質などが食物連鎖を経て消費者に受け渡されるうちに濃縮される現象を生物濃縮（生体濃縮）という．有毒物質で汚染されたプランクトンが魚類の食物連鎖を経るうちに濃縮されて，最終消費者で致死量に達することがある．

水俣病
水俣病は，生物濃縮による公害である．水俣湾に排出された水銀が環境中の微生物によってメチル化され，メチル水銀となって湾内のプランクトンに蓄積され，このプランクトンが捕食されることによって食物連鎖の高次消費者である魚介類にさらに蓄積された．そして最終消費者である人間に至り中毒症状を引き起こした．

1.3 食品と栄養，健康

ヒトは生きるために必要な物質すべてを体内で生合成できるわけではない．そのため食物として食品から摂取しなければならない．ヒトが食物として摂取する食品に含まれる成分で，生命維持に必要とされる物質を栄養素という．栄養素を利用して，成長，生殖，運動などの種々の生命活動を営むことを栄養という．

栄養素は体内での働きから次のように大きく分類される．

① 生活活動のエネルギー源になる栄養素…タンパク質，脂質，炭水化物
② 体の構成成分となる栄養素…タンパク質，ミネラル，脂質
③ 体の機能を調節し，その働きを円滑にする栄養素…ビタミン，ミネラル

このほかに食品の成分として水分がある．水分は体の60％以上を占める物質であり，体内の物質輸送や化学反応の場の提供など重要な役割を担っている．また，食物繊維は栄養素ではないが，その生理機能はヒトの健康増進などに関与している重要な成分である．

同時に食品はヒトの健康にも影響する．一つは食中毒や化学物質の混入など有毒物質によるもので，急性かつ直接的な影響である．食品の条件として最優先することは，まず安全であることである．しかしながら，食品流通の広域化，複雑化に伴い，BSE問題，大規模な食中毒事件の発生，輸入品における残留農薬問題など，食品の安全性を脅かす事例が多発している．このため，食品工場におけるHACCP（危害分析と重要管理点監視）システムの導入，食品のトレーサビリティ制度の確立，食品安全委員会の設立など食

品の安全性を高めるための種々の施策が講じられている．

　もう一つの健康への影響としては，長年の食習慣による生活習慣病などの発生がある．従来の栄養学は，栄養素の不足による疾患の解明，克服を課題として発展してきたが，飽食の現代においては，エネルギーや栄養素の過剰摂取に起因する生活習慣病などが大きな問題となっている．すなわち，日常生活において，いかに量，質ともにバランスのよい栄養素摂取を行い，生活習慣病を予防するかということに，栄養学の重点が移ってきている．

　また，最近は食品に含まれる成分の代謝調節機能が注目されており，健康維持，増進に対する効能がクローズアップされている．2001年には「保健機能食品制度」が創設され，科学的に証明された機能成分については，消費者に対して正しい情報を提供して状況に応じた選択ができるようにしている．

1.4　食嗜好の形成

　食嗜好とは，人間の食べ物に対する生理的，心理的反応であり，個人を取り巻く多くの要因で決まる．その要因には性別，年齢，体質などの生理的要因と環境的要因があり，環境的要因は伝統的社会環境と個人的生活環境に大別される．気候や風土，人種，宗教，風俗習慣などが前者に相当し，例えば東南アジアのように高温多湿の気候が稲作農耕文化と発酵調味料嗜好を形成し，ヨーロッパのような冷涼乾燥した地域では牧畜文化と肉や乳製品への嗜好が生まれた．個人的生活環境としては，食体験や家庭の嗜好，教育などある．食嗜好が形成される時期の食教育，食体験が，その後の食生活に大きく影響することから，幼児期や青少年期のおける「食育」の重要性が指摘され，国の政策としても取り入れられるようになった．

　また，青年期までは濃厚な味の食品を好んでいたものが，高年齢期になるとさっぱりとした食品を好むようになるなど，生理的要因で食嗜好が変化することもある．

1.5　食料と環境問題

1.5.1　フードマイレージの低減

　われわれの食卓はさまざまな食品によって成り立ち，世界でもまれに見る豊かな食生活を実現している．しかしながら，その多くを世界各国からの輸入品に依存しており，世界最大の食料輸入国となっている

　食料を生産地から消費地まで輸送するためには多くのエネルギーを消費する．エネルギー創出は二酸化炭素の排出を伴い，地球温暖化など環境へ負荷となっている．食料供給構造を地球環境への負荷の面との関連性で捉えるものとして，フードマイレージという考え方がある．これはイギリスのラング

(T. Lang) が提唱した概念で，食料の生産地から食卓までの距離に輸送量を乗じた数値として表される．農水省の試算による日本のフードマイレージは，2001年時点で約9000億 t・km と世界最大であり，韓国の2.8倍，世界一豊かな国，アメリカの3倍になる．

このフードマイレージという考え方を導入した目的は，自分たちの食料の消費と供給のあり方を見直し，できるだけ地域内で生産された農産物等を消費することにより環境に対する負荷を低下させようとするものである．わが国でも各地で「地産地消」を目指す動きが活発化してきている．

地産地消
環境への負荷削減のほかに，新鮮でおいしい食品の供給，互いの顔がみえることによる生産者と消費者間の信頼関係の成立，地域の食文化の継承，地域の活力や地元への愛情の育成などさまざまな効果が期待されている．

● 1.5.2 食品廃棄（食品ロス）の低減 ●

わが国の食料自給率は一貫して低下傾向で推移し，供給熱量ベースの自給率は40%（2003年度）と，主要先進国中で最も低い水準となっている．一方，豊富な食品の供給，生活様式の変化による個食の増加，外食頻度の増加，ダイエットや健康志向などによる食べ残し，弁当や惣菜など流通時の期限切れ食品など食品廃棄物が多く排出されており，その量は年間約2000万 t といわれている．これを熱量基準でみると，食料需給表による2003年度の国民1人1日あたりの供給エネルギー量は2588 kcal であったのに対して，2003年度国民栄養調査による摂取エネルギー量は1人1日あたり1920 kcal で，供給熱量の26% が廃棄されていることになる．この供給熱量と摂取熱量の差は40年前の2倍強に広がっている．

また，家庭，外食産業など消費段階における食品ロス率を調査した結果（食品ロス統計，2003年度）によると，家庭における食品ロス率は4.8%で，そのうち食べ残しが1.6% を占めていた．世帯構成別にみると，単身世帯が最も多く5.5%，高齢者のいない3人以上世帯で最も少なく4.4% であった．外食産業における食べ残しは3.6% であった．

食品廃棄物の処理には，ごみ収集，焼却など経費とエネルギー消費を伴う．食品廃棄量の低減は，食料の浪費を防ぐとともに，環境負荷の低減，金銭的な節約にもつながる．

2001年度には食品リサイクル法が成立し，食品廃棄物の排出抑制とともに，食品関連事業者には飼料や肥料などの原材料として再生利用の促進を課している．

2. 食品の分類

　日常，われわれが摂取する食品の種類はきわめて多く，また新たな食品の開発や輸入食品の増大などに伴い，その利用法も多種多様となった．このため食品の分類法も複雑化し，様々な観点から分類され，目的に応じて使い分けられている．最も身近な食品情報源として食品成分表があるが，「五訂日本食品標準成分表」（2000年改訂）では，食品数1882品目を18群に分類し，食品の原材料的形状から加工度の高まる順に配列，収載されている．（平成17年，一部見直しされた五訂増補版では初版に比べ5食品減少し，1878食品数の収載となった．）

2.1　生産様式による分類

　食品の生産業種による分類である．

農産物：　穀類，豆類，果実類，野菜類
畜産物：　食肉類，卵，牛乳および乳製品
水産物：　魚介類，海藻類
その他：　きのこ類，食塩，油脂類，調味料，香辛料，嗜好飲料，菓子類，醸造食品など

2.2　原料の生物起源による分類

植物性食品：　穀類，イモ類，豆類，種実類，野菜類，果実類，きのこ類，海藻類
動物性食品：　獣鳥肉類，魚介類，卵類，乳類
鉱物性食品：　食塩（岩塩からの精製や海水のイオン交換膜式法による濃縮：日本はすべて海水からの法による）および硫酸カルシウムや塩化マグネシウム（豆腐製造時の凝固剤）や重曹（炭酸水素ナトリウム）等の食品添加物
化学合成品：　化学修飾誘導体および造塩化合物

2.3 供給される主な栄養素組成による分類

1952年広島県庁の岡田正美技師が提唱し,栄養改善普及会の近藤とし子がこの分類をとりあげ,広く一般への普及に努めた.

2.3.1 三色食品群

食品中の栄養素の役割から赤・黄・緑の3色のグループに分け,一般にもわかりやすい初歩的な栄養指導に利用される.

表 2.1 三色食品群

群別	分類	食品	栄養素
赤群	血や肉をつくる	魚介類,肉類,乳製品卵豆類	タンパク質,脂質,Ca,B_1
黄群	力や体温となるもの	穀類,油脂類,イモ類,砂糖類	糖質,脂質,A,D,B_1
緑群	身体の調子を良くする	緑黄色野菜,淡色野菜,キノコ類,藻類	カロテン,C,Ca,ヨウ素

2.3.2 四つの食品群

食品中に含まれている栄養素の特徴をもとに1群~4群に分類したものである.

1957年に香川綾によって考案・作成された.当時の日本人に不足していた栄養素の補充に重きがおかれ,食品群の配列は栄養的な必要度の高い順に組まれている.

表 2.2 四つの食品群

群別	分類	食品	栄養素
1群	各種の栄養に富んだ食品	牛乳および乳製品・卵類	タンパク質
2群	肉や血をつくるもの	魚介類,肉類,豆,豆製品	タンパク質,脂質,Ca,ビタミンA,B_2
3群	身体の調子をよくするもの	緑黄色野菜,淡色野菜,キノコ類,イモ類	ビタミンA,C,ミネラル,繊維
4群	力や体温となるもの	穀類,砂糖類,油脂類	糖質,脂質,タンパク質

2.3.3 六つの基礎食品

栄養教育等でよく活用されている分類法である.食品の含有成分の特徴から,食品を6群に分けて5群を主食(穀類)に,1群を主菜(動物性食品および大豆製品)とし,残りの2,3,4,6群の食品を組み合わせて副菜献立をくふうすることで日常的にバランスよく食品中の栄養素が摂取できるように考慮されている.平成12年,健康で豊かな食生活の実現をめざし,「健康づくりのための食生活指針」(文部科学省,厚生労働省,農林水産省の3省より提唱)が策定されたことから,バランスのとれた食生活を実践,推進するためのものである.もとはアメリカで行われていた食品分類を参考に,日本の状況に応じたものとして考案された.

表 2.3　六つの基礎食品

群	特徴	食品	供給栄養素
1群	おかずの主材料となり，筋肉，骨を形成し，エネルギー源となる．	魚，肉，卵，大豆製品	良質のタンパク質，脂肪，鉄，カルシウム，ビタミン A, B_1, B_2
2群	骨や歯の形成に不可欠だが，日本人の食事中で最も不足しがちな栄養成分	牛乳，乳製品，海藻，小魚類	カルシウム，良質のタンパク質，ビタミン B_2，ヨウ素
3群	緑黄色野菜*	カロテンの供給源	カロテン（ビタミン A），ビタミン C，鉄，カルシウム
4群	その他の野菜・果実		ビタミン C, B_1, B_2，カルシウム
5群	主食となる食品群（糖質エネルギー源）	米，パン，麺，イモ類および加工品，砂糖，菓子類	糖質，ビタミン B_1
6群	油脂類		脂肪，ビタミン A, D

*100 g 中に 600 μg 以上のカロテンを含有するもの，および 600 μg 以下でも摂取量や摂取頻度の高いもの（グリーンアスパラ，サヤインゲン，オクラ，キンツァイ，ジュウロクササゲ，シシトウガラシ，タアサイ，トマト，ピーマン，芽キャベツの 10 種）は栄養教育上で緑黄色野菜としている．

● 2.3.4　食品ピラミッド（フードガイドピラミッド）●

　アメリカ農務省・厚生省が開発し，米国人に対する食事指導用として刊行しているもの（図 2.1）．

　ことに脂肪に焦点をあて，油脂類（飽和脂肪）や糖質類を低くおさえることを目標としている．一方，これを参考にした日本人向けの食品群ピラミッド（図 2.2）では，ピラミッド内の面積比からその摂取量が多少が示される．米国人と同様に，ピラミッドの一番先端部の食品はできるだけひかえることを提唱している．さらに，2005 年には，「なにを」「どれだけ」食べたらよいかを一般の生活者によりわかりやすく，イラストで示した「食事バランスガイド」（図 2.3）が農水省や厚労省を中心に作成された．「コマ」をモチーフとし，コマが回転（運動）することでバランスが確保され，料理をう

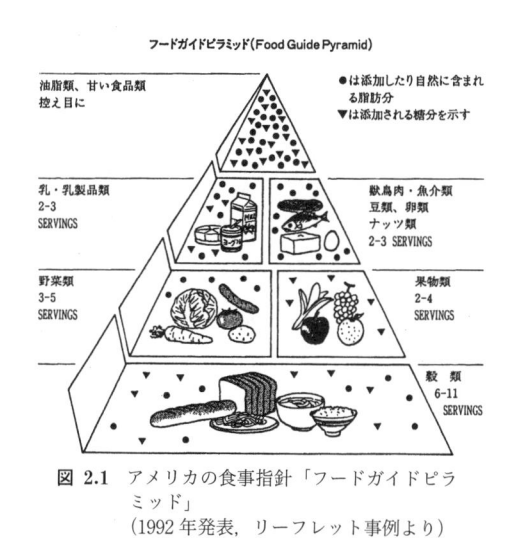

図 2.1　アメリカの食事指針「フードガイドピラミッド」（1992 年発表，リーフレット事例より）

図 2.2　日本人向けの食品群ピラミッド・フードピラミッド（一日に何をどれだけ食べたらよいかの目安）

デザイナーフーズピラミッド

アメリカ合衆国の国立がん研究所を中心とした，がんに対する予防効果のある野菜や果物についての研究成果から，デザイナーフーズピラミッドが公表された．ピラミッドの上に位置する食品ほど，がん予防効果が高いとされている．

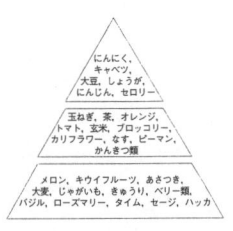

```
にんにく，
キャベツ，
大豆，しょうが，
にんじん，セロリー
```
```
玉ねぎ，茶，オレンジ，
トマト，玄米，ブロッコリー，
カリフラワー，なす，ピーマン，
かんきつ類
```
```
メロン，キウイフルーツ，あさつき，
大麦，じゃがいも，きゅうり，ベリー類，
バジル，ローズマリー，タイム，セージ，ハッカ
```

デザイナーフーズピラミッド

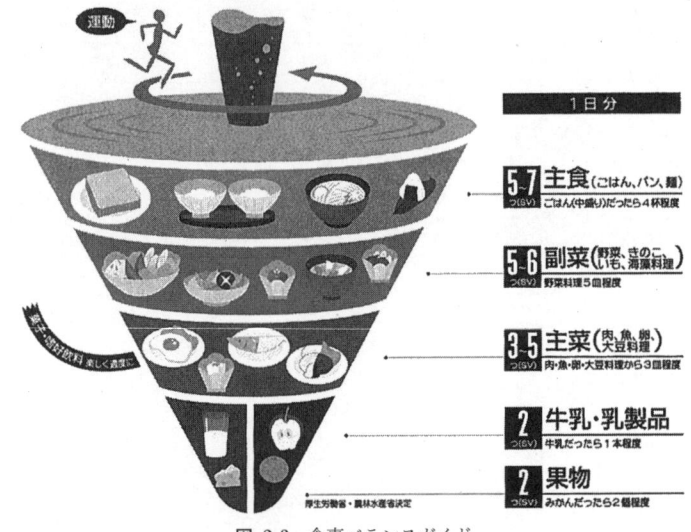

図 2.3 食事バランスガイド

まく組み合わせることでバランスをとることに重きをおいたものとなっている．

2.4 食習慣による分類

食膳の構成上からきた考え方であり，穀物一般（米，パン，めん類）など，主に糖質エネルギーの供給源となるものを主食，それ以外を副食と分ける．副食であるおかずは，主菜（main dish）と副菜とに分けて考えられており，主菜は魚や肉類，卵などを中心とした良質のタンパク質や脂質の供給源となる．副菜は野菜やイモ類などを中心としたもので，ビタミンやミネラル類のような微量栄養成分や食物繊維の供給源となっている．これら主食と副食（主菜と副菜）を基本とした食事バランスが重要視されている反面，食習慣による地域的な違いや年齢，個人差による格差も大きい．

2.5 その他の分類

加工食品の種類は非常に多く，さらに新しい食品の開発も盛んに進められており，分類法も多様化し，一定ではない．

加工法による分類： 乾燥食品・くん製食品・発酵食品（醸造食品）・練り製品など

保蔵法による分類： 塩蔵食品・糖蔵食品・冷凍食品・乾燥食品など

包装容器による分類： 缶詰食品・びん詰め食品・レトルトパウチ食品（またはレトルト食品）

a. インスタント食品・ファストフード

調理操作はほとんど完了したもので，調理済み食品ともいう．再加熱など，少し手を加えることで食べられる一連の食品．形状等により，下記のよ

うに分けられる.

調理冷凍食品： 調理加工した食品を包装容器に入れて凍結させたもの. ギョウザ, コロッケ, ハンバーグ, 魚介類のフライ, フライドポテトなど.

調理缶詰食品： 各種の料理やソース類を調理済みの状態で缶詰にしたもの. カレー, シチュー, スープやホワイトソース, デミグラスソース, パスタ類のソースなど.

レトルト食品：「パウチ」という特殊な包装材の袋に調理済みの食品を封入し, レトルト（加圧・加熱殺菌釜）処理したもので, 常温で2年間保存可とされ, 熱湯中でそのまま温めることですぐに食べられる. カレー, シチュー, ハンバーグ, 丼物の具, ソース, 米飯類など.

粉末状食品： 食品を乾燥・粉末状にしたもので水や湯で溶くことで食用となる. 吸い物, みそ汁, スープなど.

b. コピー食品

本物の供給量は少ないが需要が多い高価な水産食品に多くみられ, 本物に似せて作った加工食品のこと. 魚卵製品（数の子, からすみ, キャビア, イクラ）, カニ風味かまぼこなど.

c. 特別用途食品と保健機能食品

特別用途食品とは健康増進法（第26条）に基づき, 厚生労働省令によるそれぞれの栄養的な要求に合致させる目的で調製された食品をいう.

具体的には, ①病者用食品, ②妊産婦・授乳婦用の粉乳, ③乳児用の調整粉乳, ④高齢者用食品の四つに区分されており, 特別の用途に適する旨の表示とそのマークを付すことが許可されている食品である. また,「特別用途食品」のなか, 摂取することで保健の目的が期待でき,「特定の保健用途」の表示ができる食品を特定保健用食品（トクホ）といい, 特有の表示マークを付すことが許可されている. 現在約500種を超え, 今後さらに増加傾向をたどると考えられている.

保健機能食品とは「特定保健用食品」と「栄養機能食品」とに分けられ, 食品衛生法と健康増進法とで規定されている食品である.「保健機能（栄養機能）食品」は, 栄養成分：ビタミン類12種とミネラル成分5種（Ca, Fe, Cu, Zn, Mg）の補給を目的としたもので, これらの許可基準を満たしていれば栄養機能表示ができる食品である.

d. 健康食品

いわゆる健康食品とは, 一般食品の範疇にあり, 健康増進食品, 栄養補助食品（サプリメント）, ダイエット食品などに分類されている.

小麦胚芽油, 大麦胚芽油, 米胚芽油, ハトムギ胚芽油, ビタミンE含有食品, クロレラ, スピルリナ, 食物繊維加工食品など規格が設けられているものもある. それぞれの業界団体による日本健康食品協会による自主規格を設けて認証マーク（図2.6）が付されている.

病者用食品
単一食品（7種類）と組み合わせ食品（4種類）とがある.

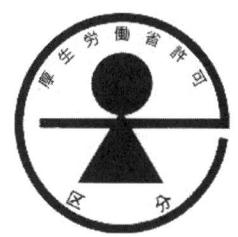

図2.4 特別用途食品マーク

高齢者用食品
咀しゃく困難者用と咀しゃく・嚥下困難者用との2種類がある.

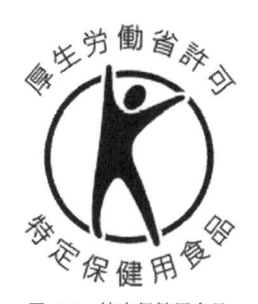

図2.5 特定保健用食品マーク

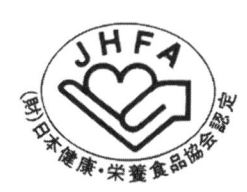

図2.6 JHFAマーク

3. 食品成分の化学構造と物性

3.1 食品成分と栄養素

● 3.1.1 五訂日本食品標準成分表 ●

　日本食品標準成分表（以下，成分表）は，昭和25年に国民栄養改善の必要性から食品成分に関する基礎データを提供するという目的で初めて公表された．それ以来，学校給食，病院給食，栄養指導，一般家庭における栄養量の計算や献立作成など，また行政面では，厚生労働省の栄養素摂取量作成，国民栄養調査，農林水産省の食糧需給表の作成，食料自給率設定など，さらに栄養学，食品学や農学等の教育・研究の場，家庭科，保健体育などの教育分野等に幅広く利用されている．このような幅広い利用目的に対応するために，我が国において日常摂取される食品について1食品1標準成分値を原則とし，年間を通じて普通に摂取する場合の全国的な平均値という概念に基づいて決定された標準成分値を成分表に収載している．

　昭和57年の四訂成分表公表から18年ぶりの平成12年に全面改訂された五訂成分表が公表された．五訂成分表には18食品群に分類された1882食品（四訂成分表では1621食品）が収載されている．その後五訂成分表の一部見直しが行われ，五訂増補成分表（1878食品収載）として公表された．

● 3.1.2 五訂成分表の概要 ●

a. 収載食品

　原材料となる食品は，動植物の種類，利用部位，季節，国産・輸入，天然・養殖，調理前後の違いにより成分値の変動幅が大きい．これより五訂成分表にはこれらの変動要因を考慮して表示している．

b. 収載食品の成分項目

　五訂食品成分表では，脂溶性成分として飽和脂肪酸，一価不飽和脂肪酸，多価不飽和脂肪酸，コレステロール値および食物繊維（水溶性，不溶性，総量）が追加され，また無機質成分に Mg, Zn, Cu, 一部については Mn が，ビタミンとして E, K, B_6, B_{12}, 葉酸，パントテン酸が新たに加わってい

表 3.1 五訂増補日本食品標準成分表（2005）の見本例

食品番号	食品名	廃棄率	エネルギー		水分	たんぱく質	脂質	炭水化物	灰分	無機質									ビタミン A					
										ナトリウム	カリウム	カルシウム	マグネシウム	リン	鉄	亜鉛	銅	マンガン	レチノール	カロテン α	カロテン β	クリプトキサンチン	β-カロテン当量	レチノール当量
		%	kcal	kJ	(……… g ………)					(…………………… mg ……………………)									(……………… μg ………………)					
	穀類																							
01001	アマランサス 玄穀	0	358	1498	13.5	12.7	6.0	64.9	2.9	1	600	160	270	540	9.4	5.8	0.92	6.14	(0)	0	2	0	2	Tr
01002	あわ 精白粒	0	364	1523	12.5	10.5	2.7	73.1	1.2	1	280	14	110	280	4.8	2.7	0.45	0.89	(0)	—	—	—	(0)	(0)
01003	あわもち	0	211	883	48.0	4.4	0.8	46.5	0.3	1	77	7	26	87	0.4	1.1	0.19	0.48	(0)	0	0	0	(0)	(0)

ビタミン												脂肪酸			コレステロール	食物繊維			食塩相当量	備考
D	E トコフェロール				K	B_1	B_2	ナイアシン	B_6	B_{12}	葉酸	パントテン酸	C	飽和	一価不飽和	多価不飽和		水溶性	不溶性	総量	
	α	β	γ	δ																	
	(……… mg ………)				μg	(……… mg ………)				(… μg …)		(… mg …)		(…… g ……)			mg	(…… μg ……)		g	
(0)	1.3	2.3	0.2	0.7	(0)	0.04	0.14	1.0	0.58	(0)	130	1.69	(0)	1.18	1.48	2.10	(0)	1.1	6.3	7.4	0
(0)	0.6	0	2.2	0	(0)	0.20	0.07	1.7	0.18	(0)	29	1.84	(0)	—	—	—	(0)	0.4	3.0	3.4	0	うるち，もちを含む 歩留り：70〜80%
(0)	0.1	Tr	1.4	0	(0)	0.05	0.03	0.3	0.03	(0)	7	0.61	(0)	—	—	—	(0)	0	1.5	1.5	0	うるち，もちを含む 原材料配合割合：もちあわ50, もち米50

る．さらに五訂増補成分表にはビタミン A として新たに α-カロテン，β-カロテン，クリプトキサンチンの成分値が加わると共にビタミン E として α-, β-, γ-, δ-トコフェロールの成分値が表示されるようになった．

1）記載成分値の表示法

成分表の各成分値は，原則としてすべて可食部100 g 当たりの数値で示してある．エネルギー単位は kcal および kJ（1 kcal＝4.184 kJ）で，一般成分，脂肪酸，食物繊維および食塩相当量は g 単位で，無機質，ビタミン B_1，B_2，B_6，ナイアシン，パントテン酸，ビタミン C，E およびコレステロールは mg 単位，ビタミン A，D，B_{12} および葉酸は μg 単位で表示されている．なお，可食部とは，原材料となる食品から廃棄部分を除いたもので，その廃棄される部分を「廃棄率」として重量％で示してある．

成分値「0」は検出されなかったこと，または含まれていても成分表の記載限度に達していないことを示す．「Tr」は微量含まれてはいるが，成分の記載限度に達していないことを示す．「—」は未測定，分別定量が困難，または四訂成分表再録食品の未収載成分を示している．

2) エネルギー

可食部100 g当たりのタンパク質，脂質および炭水化物の量（g）に各成分ごとのエネルギー換算係数を乗じて算出されている．穀類，動物性食品，油脂類，大豆及び大豆製品のうち主要なものについては，「日本人における利用エネルギー測定調査」に基づいたエネルギー換算係数，上記以外の食品については，原則としてFAO/WHO合同特別専門委員会報告のエネルギー換算係数が適用されている．適用すべき換算係数が明らかでない食品については，アトウォーターの係数（1 gあたり炭水化物4 kcal，脂質9 kcal，タンパク質4 kcal）が適用されている．アルコールを多く含む食品ではアルコールの換算係数として7.1 kcal/gを，また酢酸を多く含む食品では3.5 kcal/gが換算係数として用いられている．「いも及びでん粉類」のきくいも，こんにゃく，茶については，これまでエネルギー値を算出してこなかったが，五訂食品成分表ではエネルギー利用率を勘案して，暫定的な算出法としてアトウォーターの係数を適用して求めた値に0.5を乗じて算出している．

3) 一般成分

●水分： 食品の水分の測定は常圧または減圧加熱乾燥法が用いられ，食品の種類と性状により直接加熱法と乾燥助剤法が用いられている．

●タンパク質： タンパク質の値は，改良ケルダール法により定量した窒素量に，「窒素-タンパク質換算係数」を乗じて算出している．窒素-タンパク質換算係数はそれぞれの食品に個別の値が設定されているが，個別の係数のない食品については6.25の係数が用いられている．

●脂質： 脂質は，有機溶媒に溶ける食品中の有機化合物の総称であり，中性脂肪，リン脂質，ステロイド，ろう，脂溶性ビタミン等がそれに含まれる．脂質の測定は，食品の種類と性状によりソックスレー抽出法，クロロホルム-メタノール改良抽出法，レーゼ・ゴットリーブ法，酸分解法が用いられている．

●炭水化物： 炭水化物値は従来同様に，可食部100 gから水分，タンパク質，脂質および灰分の合計を差し引いた，いわゆる「差し引きによる炭水化物」値として表示されている．この成分値には多糖類，二糖類や単糖類の他，食物繊維も含まれている．また炭水化物が一般に微量である魚介類及び獣鳥鯨肉類については，アンスロン-硫酸法により全糖量を測定し炭水化物の値としている．

●灰分： 灰分の測定は550℃の高温炉を用いて加熱し，恒量となるまで灰化する方法が用いられている．なお，灰分は「有機物および水分を除去し

た残分」と定義されるが，灰化中に酸化物や炭酸塩が生成したり塩素などの一部は気化するため，無機質の総量とはかならずしも一致しない．

4) 無機質

ナトリウム，カリウム，カルシウム，リン，鉄，マグネシウム，亜鉛，銅，マンガンの成分値が収載されている．ナトリウム，カリウム，マグネシウム，亜鉛，銅，マンガンにはいずれも原子吸光法が用いられている．鉄は原子吸光法が用いられるが，一部については1,10-フェナントロリン吸光光度法が用いられている．カルシウムにも基本的には原子吸光法が用いられるが，一部過マンガン酸カリウム定量法が用いられている．リンにはバナドモリブデン酸吸光光度法あるいはモリブデンブルー吸光光度法が用いられている．食塩相当量は，ここで求められたナトリウム含量から算出されている．

5) ビタミン

脂溶性ビタミンであるビタミンA，D，EおよびK，水溶性ビタミンであるビタミンB_1，B_2，B_6，B_{12}，ナイアシン，葉酸，パントテン酸およびビタミンCについて収載されている．なおビタミンA，D，E，K，B_1，B_2，Cの成分値は高速液体クロマトグラフ法を用いて，またナイアシン，葉酸，パントテン酸，ビタミンB_6，B_{12}に関しては微生物学的定量法を用いて測定されている．

ビタミンAの表示
レチノール： 全トランスレチノール相当量として求められ，レチノールとして記載してある．
β-カロテン当量： ビタミンA効力のあるα-カロテン，β-カロテン，クリプトキサンチンの測定値から下記の式によりβ-カロテン当量を求めている．
β-カロテン当量(μg)＝β-カロテン(μg)＋1/2 α-カロテン(μg)＋1/2 クリプトキサンチン(μg)
レチノール当量： 上記の式によりβ-カロテン当量を算出し，次いで以下の式を用いてレチノール当量(μg)を算出している．
レチノール当量(μg)＝レチノール(μg)＋1/12 β-カロテン当量(μg)

● ビタミンA： レチノール，α-カロテン，β-カロテン，クリプトキサンチン，β-カロテン当量およびレチノール当量の表示を行っている．

● ビタミンD： 植物性食品に含まれる含まれるビタミンD_2（エルゴステロール）と動物性食品に含まれるビタミンD_3（コレカルシフェロール）があり，人に対しては同等の生理作用を示す．これまでは，ビタミンD効力（国際単位：IU）の表示を行なってきたが，五訂成分表では重量（μg）で表示されている．

● ビタミンE： 食品に含まれるビタミンEには，主にα-，β-，γ-，およびδ-の4種があり，五訂増補成分表からそれぞれの成分値が表示されるようになった．

● ビタミンK： ビタミンKにはK_1（フィロキノン）とK_2（メナキノン類）があり効力は同等であるため，両者の合計で示されている．

● ビタミンB_1： 成分値はチアミン塩酸塩相当量で示されている．

● ナイアシン： ニコチン酸およびニコチン酸アミドの総称である．成分値はニコチン酸相当量で示されている．

● ビタミンB_6： ピリドキシン，ピリドキサール，ピリドキサミン等，同等の作用をもつ化合物の総称である．成分値はピリドキシン相当量で示されている．

● ビタミンB_{12}： シアノコバラミン，メチルコバラミン，アデノシルコバラミン，ヒドロキシコバラミ等，同等の作用をもつ化合物の総称である．成

分値はシアノコバラミン相当量で示されている．

●ビタミンC： 食品中のビタミンCには，L-アスコルビン酸（還元型）とL-デヒドロアスコルビン酸（酸化型）があり，両者は生体内で相互変換するため同等の効力があるとみなされ成分値は両者の合計で示されている．

6) 脂肪酸

二重結合をもたないものを飽和脂肪酸，一つもつものを一価不飽和脂肪酸，二つ以上もつものを多価不飽和脂肪酸という．脂肪酸はガスクロマトグラフ法で分析され，脂肪酸組成に基づき飽和，一価，および多価不飽和脂肪酸が表示されている．

7) コレステロール

コレステロールはケン化後，ガスクロマトグラフィーで測定されている．

8) 食物繊維

「人の消化酵素で消化されない食品中の難消化性成分の総体」と定義され，水溶性食物繊維，不溶性食物繊維，また両者の合計を総量として示してある．ただし分別定量が困難な食品では総量のみが示されている．測定法にはプロスキー変法が用いられている．

9) 食塩相当量

食塩以外のナトリウム含有化合物もナトリウムイオンと同様な生理作用示すことから，ナトリウム量を食塩相当量に換算して示してある（ナトリウム量に2.54を乗じて算出）．

10) 廃棄率

通常の食習慣において廃棄される部分を食品全体の重量の割合（％）で示している．

11) 備考欄

食品成分値等に関連の深い重要な事項について，この欄に示してある．例えば食品の別名，性状，廃棄部位，また加工食品の材料名，主原材料の配合割合，添加物等である．また硝酸イオン，酢酸，ショ糖，アルコール等の特殊成分の含量の多いものについてはその含量を記載している．

3.2 食品成分の化学と物性

3.2.1 食品成分

a. 水分

鉱物由来の食塩を除き，ほとんどの食品は生物由来である．水分は，生物の生命活動に必要不可欠な成分であり，任意の食品に共通して存在する物質であるとともに，食品の力学物性などを決める重要な食品成分の一つである．水分という単語は，ほとんど水という意味で使われており，通常は食品を加熱（70～135℃）した際の質量変化から算出している．食品を加熱する

成分表取扱い上の留意点（厚生労働省）

食品の成分値は，動植物の種類，生産環境，利用部位，加工および調理方法等によりその値に差異が生じること，また季節変動によっても値が異なるため十分留意して活用するように指導されている．こんにゃく，キノコ類，藻類等については，エネルギー値を記載しているが，それらの食品からのエネルギー利用率には個人差が大きいこと等に留意して活用する必要があるとされている．

一方，栄養指導等における留意点としては，四訂成分表においてこれまで分類されていた「有色野菜」の分類は示されず，従来「緑黄色野菜」としてきたものに加えて成分表中，可食部100g当たりカロテン含量が600μg以上のものを「緑黄色野菜」とし取り扱うことが示されている．

五訂成分表では糖質および繊維の項目は廃止され，「炭水化物」とされたことから，国民栄養調査等においてエネルギーの栄養素別摂取構成比として示されてきた「糖質」は「炭水化物」と示すとされている．

寒天などのゼリーでは，わずか数％が寒天成分であり，残りの99％は水になる．

3.2 食品成分の化学と物性

表 3.2 主要食品の水分含量（％）

植物性食品	
野　菜	86～95
キノコ	88～95
果　実	80～90
イモ類	68～83
豆　類	12～16
穀　類	12～16
油性種実	3～6
動物性食品	
乳　類	87～89
貝　類	72～87
卵　類	71～75
魚　類	62～83
鶏　類	62～74
牛　類	53～77
豚　類	52～74

と，水の他にもアルコールやアンモニアなど揮発成分も理論上は蒸発するので食品の質量変化に寄与すると考えられるが，実際にはそれらの物質の質量変化への寄与率はほとんど無視できる程度である（アルコール飲料，食酢類は別）。

水分を含まない食品はないといわれるほどに，どのような食品にもかならず水分は存在する。表3.2に示すように，食品の種類によって含量は異なるが量的にはもっとも多い成分である。この水は動植物体内では単なる水ではなく，栄養素や老廃物を運んだり，色々な物質を溶かしたり，分散させたり，反応媒体となったり，生体高分子の構造をささえている。食品の含水量は食感や微生物の繁殖と密接な関係をもっているので水は食品の加工，貯蔵，調理および食物の摂取の際に関係が深い。

1) 水分子の構造

水分子は水素原子2個と酸素原子1個とが共有結合したもので，H_2Oで表される。図3.1に示すように酸素原子に対し，2個の水素原子が104.5°の角度をなしている。

そこで，O-H間の電子の偏りにより（酸素原子の片側に共有結合に使われない電子が偏在することになり）酸素側はわずかにマイナス（−）に帯電し（電子は陰電気を帯びている），電子を酸素側に放出した水素側はわずかにプラス（＋）に帯電している。このように水は分子内にプラスの部分とマイナスの分部が分極して存在する双極子であり，水分子同士は

$$\cdots O\text{-}H\cdots O\text{-}H\cdots O\text{-}H\cdots$$

というように，水素をはさんでの結合を生じる。この結合は，水素結合（共有結合より弱い結合で，水中で水素結合を切断するのに4.5 kcal/モル，共有結合O-Hの場合は110 kcal/モルを要する）と呼ばれている。水が結晶状態になった氷では，水分子は水素結合でしっかりとつながり，図3.2に示すような三次元構造を形成し，分子間に多くのすき間ができて，体積はふえ

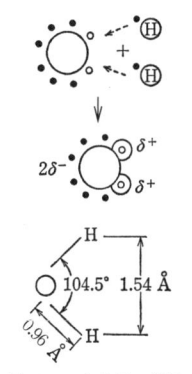

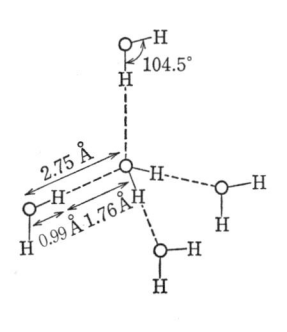

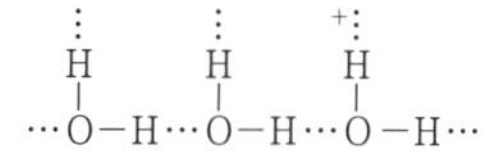

図 3.1 水分子の構造

（δ＋δ−）荷電

水素原子は電子を1個もち，酸素原子は電子を6個もっている。また，電子は負（−）の電気を帯びている

水素原子は2個の電子を酸素原子は8個の電子を周囲にもっているときに安定となるので，お互いに電子を共有しあって結合する。しかし酸素原子の方が電子を引き寄せる力が強いので，負の電気を帯びた電子は酸素の方に引き寄せられる。よって水素原子はいくらか正の電気を帯びている。

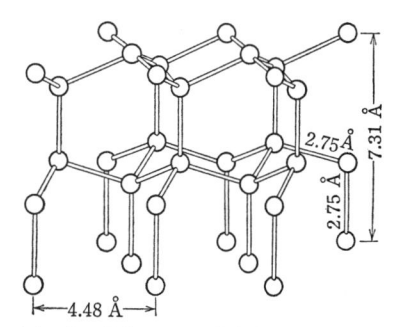

(a) 水分子の水素結合　　(b) 氷の構造における酸素原子の三次元配列

図 3.2 氷の形成

水についてまとめると，
- 分子量18と小さいのにアルコールなどより沸点および融点が高い．
- 4℃で最大密度 (1.0) を示す．0℃の氷の密度は0.917であり氷は水に浮かぶ．
- 蒸発熱や凝固潜熱が大きい．
- 双極子として存在するため，きわめて極性が大である．
- 水1gを14.5℃から15.5℃にするために要する熱量が1 calである．
- 水が氷になるとき約80 cal/gの熱量を出す．また体積も約10%ふえる．
- 氷が融けるとき約80 cal/gの熱を吸収する（融解熱）ので物を冷やすのに用いられる．

水素結合

液体で，分子は分子間力 (intermolecular force) といわれる力で互いに束縛し合いながら運動している．液体に熱を加えると，その運動が激しくなり気体になろうとする力（蒸気圧）が高くなる．さらに熱を加えると，大気圧と蒸気圧が等しくなり沸騰が起こる．この温度が沸点 (boiling point) である．一般に，分子間力が大きければ蒸気圧は低くなり，沸点が高くなる．分子の質量が大きいほど分子間力は強く，運動が鈍くなるので，液体から気体になるのはより大きなエネルギーが必要となる．したがって，物質の分子量が大きくなるに従い沸点が高くなる．ところが，水は分子量が小さいにもかかわらず，沸点はより大きなメタノール CH_3OH（分子量32, bp 64.18℃），エタノール CH_3CH_2OH（分子量46, bp 78.3℃）などと比べて高い．これは水素結合が存在しているためである．

る．氷が溶けて水になっても水素結合は水分子同士だけでなく，$-NH_2$，$-COO^-$，$-OH$，$>C=O$，$-SH$ 基などとの間にも生じる．

2) 食品中の水の状態

食品中の水は2種類の状態で存在している．一つは自由水 (free water) と呼ばれ自由に運動できる普通の水と同じ性状をもった水である．もう一つは結合水 (bound water) と呼ばれ，自由に運動することができない．すなわち他の食品成分と結合している水である．結合水は普通の水のように100℃で蒸発せず0℃に冷やしても氷結しない．また微生物が利用できない水である．

表 3.3 生鮮魚中の水分（%）

魚種類	総水分	自由水	結合水
ハタハタ	80.80	69.92	11.58
ヤリイカ	78.45	60.12	18.24
マサバ	73.38	50.21	23.17

表3.3は生鮮魚中の自由水と結合水の割合を示している．水と食品成分が結合する部分は，主として食品成分の親水基である．$-OH$ 基，$-NH_2$ 基とは水素結合を，イオン化した $-COO^-$ や $-NH_3^+$ とはイオン-双極子相互作用をする．糖類は多数の $-OH$ 基をもつので，おもに水素結合により結合水が生じ，その含有も20～40%になる．デンプンを主体とする穀類やせんべい類の水分測定に135℃が採用されているのは，このようにしてできた結合水が多いからである．タンパク質を多く含む食品の場合は，水素結合とともにイオン-双極子相互作用が関係する．もっとも多く水が結合するペプタイドはポリグルタミン酸ナトリウムであり，1分子当たり5～6分子の水と結合する．結合水は，一度形成されるとそのまま固定されているのではなく，常に他の結合水や結合水以外の自由度が大きい水（自由水）と入れ替わっている．さらに，実際の食品では，このように水に境界線がみえるわけではなく，それぞれの測定法でのパラメーターに不連続点が生じた際にその区分を示すことになる．

結合水の測定には，氷点降下法，熱量計算法，NMR（核磁気共鳴吸収法）を用いる方法などがあり，水素結合の数と配位は，その成分あるいは食

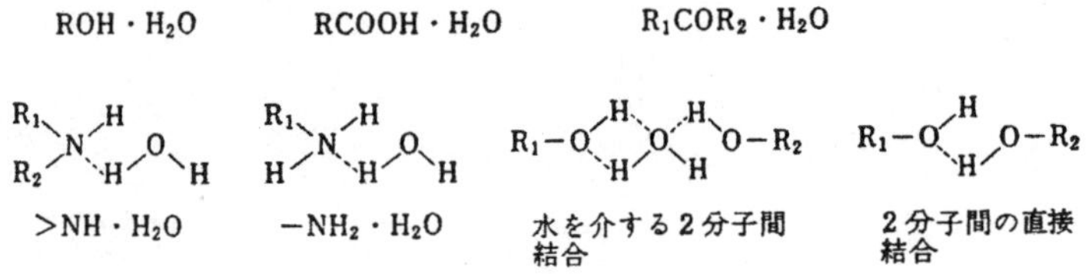

図 3.3 水素結合の例

相対湿度

一定温度，圧力において純水と食品をそれぞれ密閉した容器にいれて放置すると，容器内の気相の水分量はそれぞれ違った一定の値を示す．このときの食品の気相の水分量を純水のそれに対するパーセントで示したものが相対湿度である．

水に溶かした容質が高濃度に存在する場合，水の動きが抑制され，微生物が利用可能な自由水の存在比率が低くなるため，砂糖漬け（マロングラッセ）や塩漬け（新巻鮭など）は砂糖や食塩を含まない食品に比べて長期間保存可能である．これらの物質の食品保存の効果は，糖，ナトリウムイオン，塩化物イオンの直接的な微生物への結合というよりは，溶質添加による自由水量の減少や浸透圧を介した作用が主であると思われる．

食品の水分活性は，気象学で用いられる相対湿度（relative humidity, RH(%)）から換算されることが多い．ただし，ごま団子の例で示されるように，食品の表面が硬化（ケースハードニング）し，食品内部の水分と食品外部水分との移動が不可能になった場合，食品表面の水の活動度と食品内部の水の活動度が異なるため，この食品の水分活性を雰囲気の RH(%) から推定することはできない．

品全体の含水量や物理的性状にも重要な影響をおよぼす．実際，ジャム，ゼリー，寒天，卵などの凝固をはじめ，パンや飯の老化，デンプンの膨潤，糊化などの現象も水素結合の変化によって説明されている．

3) 水分活性

食品中には性状の異なる二つの水が存在するため，水分含量だけによって食品の水分を論じることはできない．例えば水には溶媒としての大きな役割があるが，結合水の場合は，溶媒としての能力が低下する．同じ水分含量の食品の場合，その自由水と結合水の割合によって微生物が増えたり，増えなかったりする．また，周囲の湿度が高いとか低いとかによって水分が増減する．このような性質の違いを考慮して食品の水の状態を知るために，水分活性（water activity, A_w）という概念が導入された．

A_w は，密閉容器中で水分が平衡に達した食品の示す水蒸気圧（P）と，その温度における純水の水蒸気圧（P_0）との比 P/P_0 で示される．

$$A_w = \frac{食品の水蒸気（P）}{純水の水蒸気圧（P_0）} \qquad A_w = 相対湿度（RH, \%）/100$$

A_w の最大値は 1 であり，最小値は 0 である．純水（自由水）の A_w は 1 であるが，結合水を多く含む食品は，水分含量に関係なく $A_w \ll 1$ となる．

食品の水分含量と A_w との関係は，水分収着等温線（等温吸湿脱湿曲線）と呼ばれる曲線によって表される（図 3.4）．乾燥食品を湿度の高い状態におくと，吸湿は食品の表層で起こり，内部への浸透は起こりにくく，逆に A_w が 1 に近いような食品を乾燥状態におくと，脱湿は表層から起こり，内部の水はなかなかなくならない．このような現象はタンパク質やデンプンを多く含む食品によくみられる．A_w が同じでも，脱湿過程の食品は吸湿過程の食品よりも多くの水分を含んでいる．

図 3.5，3.6 には典型的な食品の A_w と水分含量との関係を示している．加熱乾燥した食品のおかれた位置は吸湿曲線に近く，すなわち吸湿過程にあることを意味している．また A_w は微生物の繁殖や食品におけるさまざまな反応と密接な関係をもっている．

食品中の A_w を低くする手段として乾燥，凍結などの物理的方法や，砂糖

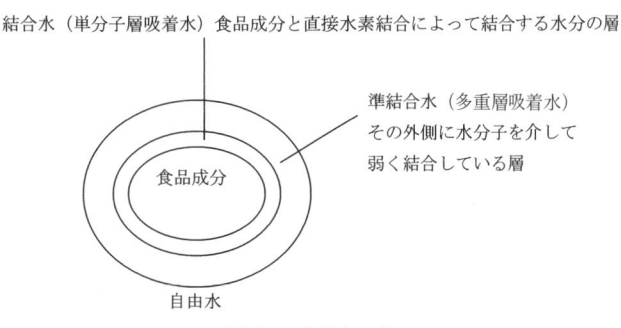

結合水（単分子層吸着水）食品成分と直接水素結合によって結合する水分の層

準結合水（多重層吸着水）その外側に水分子を介して弱く結合している層

食品成分

自由水

図 3.4 食品中の水

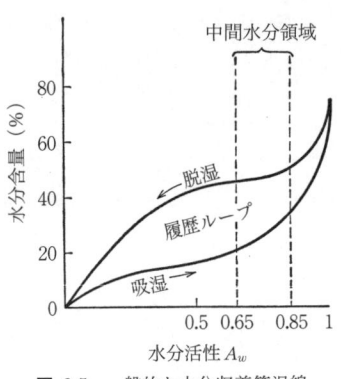

図 3.5 一般的な水分収着等温線

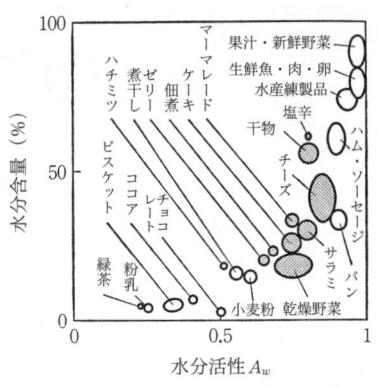

図 3.6 代表的食品の水分活性と水分含量（好井, 1975）

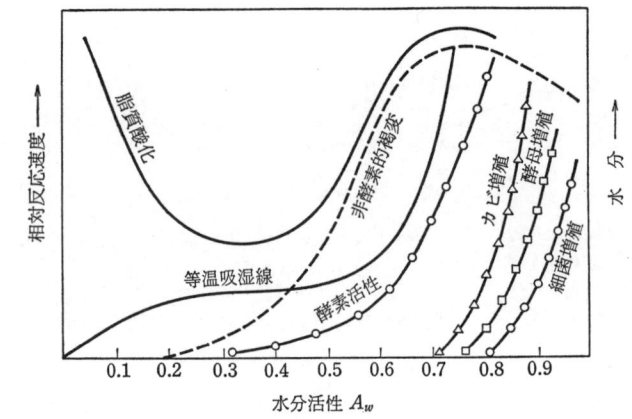

図 3.7 食品の安定性と水分活性

微生物の繁殖は $A_w<0.7$ でほとんど防ぐことができる（表3.4）。脂質の酸化は $A_w<0.1$ のときはすみやかに進行するが，$A_w=0.1～0.5$ で組織が水分子でおおわれるようになると酸化は遅れる。$A_w=0.6～0.9$ では自由水の量がふえ，それに伴って酸素の量も増加し，種々の反応も行われやすくなる。$A_w>0.9$ では，反応系が希釈されるために低下すると考えられる。このように食品の安定性に A_w が重要なかかわり合いをもっている。近年，中間水分食品（intermediate moisture food, IMF）といわれ A_w を0.65～0.85にコントロールした食品がある。これらの食品の特徴は，かなりの水分を含んでいるにもかかわらず微生物が繁殖しにくいため，長期の保蔵が可能な点である。図3.6の灰色の食品がIMFにあたる。

漬け，塩漬けのように化学的方法がある。砂糖は水素結合，塩はイオン-双極子相互作用することによって水を束縛する能力をもっている。このような物質はヒューメクタント（保湿剤）と呼ばれ，上記以外にもグリセロールやソルビトールなどがある。

食品の保蔵と水分の関係を考えると，総水分量ではなく，変化しやすい食品中の自由水の量が重要となる。乾燥による保存性は，水分量の減少ということで理解されるが，塩蔵・糖蔵といった総水分量が高い食品での保存性は，浸透圧という別の指標で説明される。そこで食品の保蔵に対する評価を

表 3.4 代表的な食品微生物の成育に必要な水分活性の下限 (Deatherage, 1975)

微生物	下限 (Aw)	微生物	下限 (Aw)
一般菌群		特定菌株	
大部分の腐敗細菌	0.91	*Pseudomonas*	0.97
大部分の腐敗酵母	0.88	*Escherichia coli*	0.96
大部分の腐敗カビ	0.80	*Bacillus subtilis*	0.95
耐塩性細菌	0.75	*Clostridium botulinum*	0.95
耐乾性酵母	0.60	*Salmonella*	0.93
		Staphylococcus aureus	0.86
		Aspergillus niger	0.85

b. 炭水化物

われわれは1日に必要とするエネルギーの50％以上を食品中の炭水化物からまかなっており、炭水化物は非常に重要な栄養素である。炭水化物は、主として炭素（C）、水素（H）、酸素（O）から構成され、一般式 $C_m(H_2O)_n$ で表される、つまり炭素と水が結合したような組成をもつため、炭水化物と名付けられた。しかしながら、この一般式にあてはまるにもかかわらず、炭水化物ではないもの（酢酸、乳酸など）が存在する。また、窒素（N）や硫黄（S）を含む炭水化物も見出されてきた。したがって、現在は、炭水化物の化学構造を「1分子中にアルデヒド基（-CHO）またはケトン基（>CO）と2個以上の水酸基（-OH）をもつ化合物とその誘導体、およびこれらの縮重合体」と定義している。

炭水化物は、エネルギー供給源となりうるかという観点から、糖質と食物繊維に大別される。糖質は、ヒトの体内で消化・吸収され、エネルギー源として利用できる成分であり、食物繊維は、ヒトの消化酵素で消化できない成分である。

炭水化物は、単糖を最小の基本単位としている。単糖が単独で存在しているものを単糖類、単糖が2～10個結合したものを少糖類（オリゴ糖）、単糖が多数結合したものを多糖類と分類される。

1) 単糖類

単糖類は1本の炭素鎖からなり、その炭素数により三炭糖（トリオース）、四炭糖（テトロース）、五炭糖（ペントース）、六炭糖（ヘキソース）と呼ばれる。これらの中で、天然に存在するのは、主として五炭糖と六炭糖である。

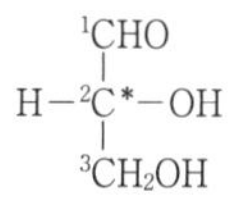

a) 単糖類の基本構造　最もシンプルな構造を有する、三炭糖のグリセルアルデヒドの構造を図3.8に示した。以下、グリセルアルデヒドを例にとり、単糖類の構造を説明する。グリセルアルデヒドは、2位の炭素原子において、アルデヒド基（-CHO）、水酸基（-OH）、ヒドロキシメチル基（-CH₂OH）、および水素（-H）と結合している。このように四つの異なった置換基と結合する炭素を不斉炭素原子という。不斉炭素原子を一つもつグリセルアルデヒドには、二つの立体異性体が存在する。これらは鏡に映した実像と鏡像の関係にあるので、鏡像異性体という。図のように、アルデヒド基を上に、ヒドロキシメチル基を下に書いた時、水酸基（-OH）が不斉炭素原子の右側にあるとD型、左側にあるとL型という。グルコースなど他の単糖では、複数の不斉炭素原子が存在する。この場合、アルデヒド基から最も離れた位置にある不斉炭素原子に結合している水酸基の向きにより、D型、L型が決まる。天然に存在する単糖は、ほとんどがD型である。

アルドースとケトース

単糖類は炭素鎖上にアルデヒド基をもつアルドース、ケトン基をもつケトースに分類することができる。グルコース、マンノース、ガラクトースなど、主な単糖の大半はアルドースである。フルクトースはケトースの代表的な糖である。

^{1}CHO
|
H-^{2}C*-OH
|
^{3}CH₂OH

D-グリセルアルデヒド

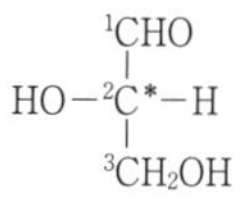

^{1}CHO
|
HO-^{2}C*-H
|
^{3}CH₂OH

L-グリセルアルデヒド

図 3.8 グリセルアルデヒドの構造

異性体間での甘味度の違い

α型とβ型の異性体間では、甘味度に差が生じる。グルコースはβ型よりもα型の方が約1.5倍甘い。また、フルクトースはβ型がα型よりも約3倍甘い。フルクトースは、低温にするとβ型の割合が増加する。フルクトースを含む果実や清涼飲料水を冷やすと、より甘く感じるのはこのためである。

糖アルコールの構造

D-キシリトール

D-ソルビトール

D-マンニトール

キシリトールやソルビトールは、甘味を示すにもかかわらず低エネルギーであり、口腔細菌に利用されにくいので、虫歯になりにくい甘味料として利用される。マンニトールは天然に広く存在し、特に干しコンブの表面の白い粉に含まれる。

ウロン酸の構造

D-グルクロン酸

D-ガラクツロン酸

グルクロン酸はアラビアガム、海藻などに含まれる多糖の構成成分である。ガラクツロン酸は果実などに含まれるペクチンの構成成分である。

D-グルコース（フィッシャー投影式）

D-グルコース（1%以下）

α-D-グルコース（36%）　　β-D-グルコース（63%）

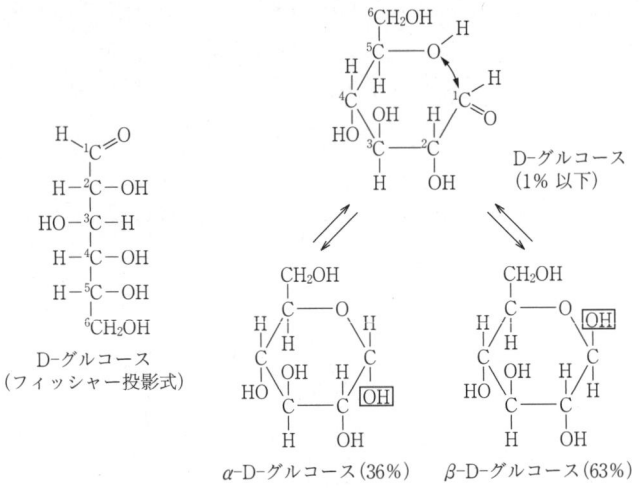

図 3.9 グルコースの鎖状構造と環状構造への変化

b) **単糖類の環状構造**　鎖状構造をとって存在する単糖類は、きわめて少ない。大半が環状構造をとって存在している。図3.9にグルコースの鎖状構造と環状構造への変化を示した。環状構造をとると、1位の炭素原子は新たに不斉炭素原子となるため、α型とβ型の二つの異性体が生じる。グリコシド性水酸基が、1位の炭素原子より下側にあるものをα型、上にあるものをβ型としている。水溶液中では鎖状構造の存在割合が圧倒的に低いが、α型、β型、鎖状構造の3者は平衡状態にある。また、環状構造をとることにより新しく生じた水酸基は、カルボニル基に由来するものであるため、反応性に富み還元性を示す。

c) **単糖類の種類**　食品中に存在する主な単糖類の名称、構造、所在および性質を表3.5に示す。

d) **単糖類の誘導体**　五炭糖や六炭糖が酸化、還元、アミノ化など化学反応により生じる物質を誘導糖という。

● **糖アルコール**：単糖のカルボニル基を還元することにより生成する多価アルコールを糖アルコールという。キシロース、グルコース、マンノースの還元により、キシリトール、ソルビトール、マンニトールがそれぞれ得られる。

● **ウロン酸**：単糖中の6位の炭素のヒドロキシメチル基（$-CH_2OH$）が酸化され、カルボキシル基（$-COOH$）になったものをウロン酸という。環状構造をとることができる。グルコース、ガラクトースを酸化すると、それぞれグルクロン酸、ガラクツロン酸が得られる。

● **アミノ糖**：単糖中の2位の水酸基（$-OH$）がアミノ基（$-NH_2$）に置換されたものをアミノ糖という。環状構造をとることができる。グルコース、ガラクトースから、グルコサミンやガラクトサミンがそれぞれ誘導される。

● **デオキシ糖**：単糖中の水酸基が水素に置き換わった糖をいう。環状構

3.2 食品成分の化学と物性

左頁のウロン酸や下のアミノ糖の構造式にある |H・OH という表記は、H の上にOH および OH の上にH の二種類の異性体（α 型, β 型）が存在することを意味している．図 3.9 を参照．

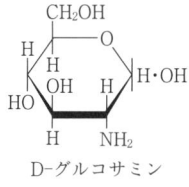

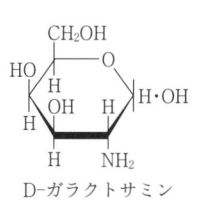

アミノ糖の構造

D-グルコサミン

D-ガラクトサミン

甲殻類の殻などに含まれる多糖類のキチンは，グルコサミンの誘導体である N-アセチルグルコサミンが重合してできている．また，ガラクトサミンの誘導体である N-アセチルガラクトサミンは，軟骨や皮膚に含まれるコンドロイチン硫酸の構成成分である．

デオキシ糖の構造

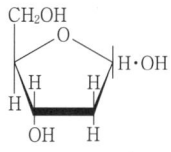

D-デオキシリボース

五炭糖であるリボースの 2 位の水酸基が水素に置換してできるデオキシリボースは，デオキシリボ核酸（DNA）の構成成分である．

表 3.5 食品中に存在する主な単糖類

	名 称	構造式（環状）	所在および性質
五炭糖	D-リボース	（構造式）	リボ核酸（RNA）などの構成糖．核酸系うま味成分（グアニル酸, イノシン酸）の構成糖．
	D-キシロース	（構造式）	キシラン（ワラ，木材に含まれる）の構成糖．甘味度はスクロースの約 1/2．
六炭糖	D-グルコース（ぶどう糖）	（構造式）	遊離状態で広く分布．マルトース，デンプン，セルロースなどの構成糖．血液中にも少量含まれる（血糖）．甘味はスクロースの約 1/2．
	D-ガラクトース	（構造式）	遊離の状態ではほとんど存在しない．ラクトース，ラフィノースの構成糖．
	D-フルクトース（果糖）	（構造式）	遊離状態で果物やハチミツなどに存在．スクロースの構成糖．ケトースの代表的な糖．甘味度はスクロースの約 1.5 倍．
	D-マンノース	（構造式）	遊離の状態ではほとんど存在しない．こんにゃくなどに含まれる多糖（マンナン）の構成糖．甘味度はスクロースの 1/2 以下．

造をとることができる．

● アルドン酸： 単糖中のアルデヒド基（-CHO）が酸化されてカルボキシル基（-COOH）になったものである．

2) 少糖類（オリゴ糖）

少糖類（オリゴ糖）は，単糖が 2〜10 個結合したものである．この単糖間にできる結合はエーテル結合であり，一方の単糖のグリコシド性水酸基が，他方の単糖の水酸基（グリコシド性水酸基でも，普通の水酸基でもよい）と縮合反応を起こすことにより生じる．このようなエーテル結合を，グリコシド結合という．少糖類の中では，単糖が 2 個結合した二糖類が，食品の中で最も多く存在する．代表的な二糖類として，スクロース，マルトース，ラクトースがある．

a) 二糖類

● スクロース（ショ糖）： 砂糖の主成分であり，サトウキビ（甘蔗）やサトウダイコン（甜菜）に多く含まれている．グルコースとフルクトースが 1

分子ずつ結合したものである．図3.10のように，グルコースの1位の炭素原子の水酸基と，フルクトースの2位の炭素原子の水酸基が結合するが，これらの水酸基は共にグリコシド性水酸基であるため，結合により生じたスクロースは還元性を示さない．また，スクロースは温度による甘味度の変化が少ない．このため，甘味物質の甘味度を比較する際の基準物質となる．

スクロースを加水分解すると，グルコースとフルクトースの等量混合物が得られる．これを転化糖という．転化糖は等量のスクロースに比べて甘く，吸湿性がある．

●マルトース（麦芽糖）： デンプンを酵素（アミラーゼ）で加水分解することにより得られる．図3.10のように，マルトースはグルコースが2分子結合したものであり，α-D-グルコースの1位のグリコシド性水酸基が，もう一方のグルコースの4位の水酸基と結合するため，この結合様式をα-1,4結合という．なお，マルトースには，結合せずに残ったグリコシド性水酸基が一つ存在するため，還元性を示す．また，マルトースの甘味度は，スクロースの30％程度である．

●ラクトース（乳糖）： 哺乳類の乳中に含まれ，人乳には約7％，牛乳には約5％存在する．図3.10のように，ラクトースは，β-D-ガラクトースの1位の水酸基と，D-グルコースの4位の水酸基が，β-1,4結合したものであり，還元性を示す．甘味度はスクロースの約20％で，甘味は少ない．

●トレハロース： グルコース2分子がα-1,1結合した非還元性二糖類であり，キノコ，藻類，酵母などに含まれる．甘味度はスクロースの45％程度である．保水性が高いため，食感の改善や保存性の向上などが期待でき，食品添加物として加工食品に広く利用されている．

●パラチノース： グルコースとフルクトースがα-1,6結合した還元性二糖類である．スクロースに酵素（グルコシルトランスフェラーゼ）を作用させて，大量生産される．虫歯になりにくい甘味料として用いられている．

b）三糖類，四糖類　ラフィノースは，ガラクトース，グルコース，フルクトースが結合した三糖類であり，非還元糖である．大豆，サトウダイコンなどに少量存在する．スタキオースは，大豆やチョロギの根に存在し，ガラクトース2分子，グルコース，フルクトースが結合した四糖類である．ラフィノース，スタキオースは共に大豆中の少糖類の主成分である．人の消化

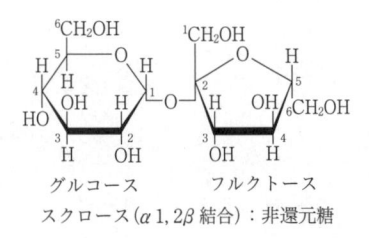

> グルコースからは，グルコン酸が生じる．グルコン酸は，分子内脱水によりエステル結合を形成し，グルコノ-δ-ラクトンとなる．これは，豆腐の凝固剤として用いられる．

アルドン酸の構造

```
    COOH
　H-C-OH
HO-C-H
　H-C-OH
　H-C-OH
　 CH₂OH
```
D-グルコン酸

⇅

```
    C=O
　H-C-OH ┐
HO-C-H   │O
　H-C-OH │
　H-C────┘
    CH₂OH
```
D-グルコノ-δ-ラクトン

スクロース（α1,2β結合）：非還元糖　　マルトース（α-1,4結合）：還元糖　　ラクトース（β-1,4結合）：還元糖

図 3.10　主な二糖類の構造

酵素により消化を受けないため，低エネルギーである．また，腸内のビフィズス菌を増殖させる働きがある．

c) その他の少糖類

●フルクトオリゴ糖： スクロースのフルクトース側にフルクトースが1～3分子結合したものである．天然には，タマネギやゴボウなどの野菜やバナナなどの果実に少量含まれている．工業的には，スクロースにフルクトース転移酵素を作用させて製造される．難消化性であるため，低エネルギーである．また，虫歯になりにくい性質とともに，ビフィズス菌増殖作用を有する．

●グルコオリゴ糖（カップリングシュガー）： スクロースのグルコース側に，グルコースを数個結合させたものである．甘味度はスクロースの半分程度だが，味質は優れており，菓子などに広く用いられている．また，虫歯になりにくい性質ももつ．

●シクロデキストリン： 6～8個のグルコースが，α-1,4結合し，環状構造をとっている化合物である．グルコースが6個，7個，8個結合したものを，それぞれα-，β-，γ-シクロデキストリンという．デンプンにシクロデキストリン合成酵素を作用させて製造される．いずれもドーナツ状の構造をとり，外部は親水性であるのに対し，内部は疎水性を示す．したがって，環状構造の内部に非極性物質を包み込むことができる．食品添加物として，食品の保色・保香，ビタミンなどの安定化，異臭のマスキングなどに利用される．

3) 多糖類

多糖類は，単糖やその誘導体がグリコシド結合により多数つながった高分子化合物である．甘味や還元性を示さない．1種類の単糖で構成される単純多糖類（例：デンプンやセルロースなど）と，複数の種類の単糖で構成される複合多糖類（例：寒天やグルコマンナンなど）に分類される．その他の多糖類として，誘導糖からなるムコ多糖，ウロン酸からなるポリウロニドなどがある．

a) 単純多糖類

●デンプン： 穀類，いも類，豆類などに貯蔵物質として大量に含まれており，ヒトの重要なエネルギー源となっている．デンプンは，グルコースが多数結合した高分子化合物であるが，アミロースとアミロペクチンという二つの成分から構成されている．アミロースはグルコースがα-1,4結合で鎖状に結合し，グルコース6個で1回りするらせん構造をとっている．分子量は5×10^5～2×10^6の範囲にある．一方，アミロペクチンは分岐した構造をとり，アミロースのところどころから，α-1,6結合により，枝分かれがみられる．分岐間のグルコース残基は約25個であり，アミロペクチン分子全体は，房状の構造をとるといわれている．分子量が15×10^6～400×10^6の範囲にある巨大分子である．

多糖類の機能による分類

多糖類は，機能の面から，エネルギー貯蔵源の役割を果たす貯蔵多糖（例：デンプンやグリコーゲンなど）と，動物や植物の細胞構造の骨格材料としての役割を果たす構造多糖（例：セルロース，キチンなど）に分類される場合もある．

デンプンの成分と粘り気

通常のデンプンには，アミロースが約20％，アミロペクチンが約80％の割合で含まれる．ただし，穀類のモチ種のデンプンは，アミロペクチンがほとんどである．アミロース・アミロペクチンの含量により食品の粘りが変化し，アミロース含量が多いと粘りが減少する．

デンプン中のアミロース含量

米（モチ種）：0％
米（ウルチ種）：17％
とうもろこし（モチ種）：0％
とうもろこし（ウルチ種）：25％
さつまいも：20％
じゃがいも：22％
小麦：24％

ヨウ素-デンプン反応

ヨウ素-デンプン反応は，デンプンの呈色反応として有名な反応である．ヨウ素がアミロースのらせん内に入り込み，青色となる．アミロペクチンは，分岐間の直鎖が短い．このため，分子内に入り込むヨウ素の数が少なく，赤紫色を呈する．

デンプンの糊化と老化

生デンプンは β-デンプンともよばれ，アミロースとアミロペクチンが規則的に集合したミセル構造をとっている．ここでは，構造が緻密なために，水分子は入りこめず，かつ消化酵素（アミラーゼ）も作用しにくい．したがって，ヒトは生デンプンを摂取しても，ほとんど消化できない．ところが，生デンプン（β-デンプン）に水を加えて加熱（55～80℃）すると，膨潤してミセル構造がくずれ，粘度の高い半透明の液体（糊）となる．この現象をデンプンの糊化（α 化）という．糊化デンプン（α-デンプン）では，ミセル構造がほどけているので，消化酵素が入り込みやすく，消化性がよい．さらに，硬さや粘りなどの物性（テクスチャー）も改善される．なお，デンプンが糊化する温度は，デンプンの種類，濃度，保存条件などにより異なる．炊飯は，このようなデンプンの糊化現象を利用した代表的な調理操作である．糊化デンプンを低温で放置すると，再びミセル構造をとり，硬くなる．この現象をデンプンの老化（β 化）という．老化デンプンは消化性が悪い．

(a) アミロース（α-1, 4 結合からなる直鎖多糖）の構造

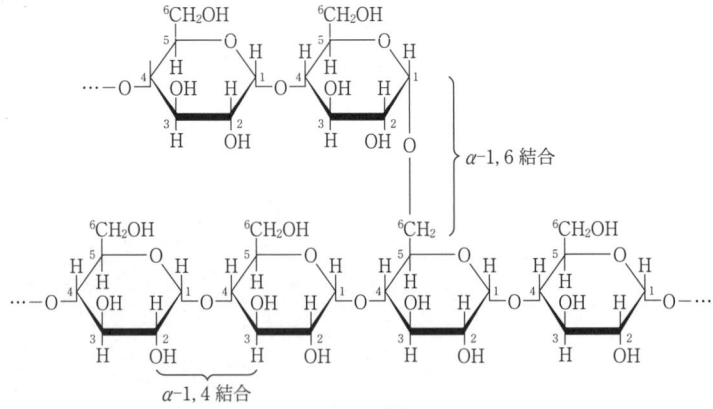

(b) アミロペクチン（α-1, 4，α-1, 6 結合からなる分岐多糖）の構造

図 3.11 でんぷんの構造

● **グリコーゲン**： デンプンが植物性の貯蔵多糖であるのに対し，グリコーゲンは動物性の貯蔵多糖である．動物の肝臓（含量約 5～6%）や筋肉（含量約 0.5～1%）に存在している．その他，貝類のカキ（旬では含量約 10%）に多く含まれている．アミロペクチンに類似した構造であり，多数のグルコースが α-1, 4 結合で鎖状に結合し，α-1, 6 結合により，枝分かれがみられる．アミロペクチンよりも枝分かれが多く，枝の長さは短い．分子量は 10^6～10^7 程度である．

● **セルロース**： セルロースは植物の細胞壁の主成分であり，多数のグルコースが β-1, 4 結合により直鎖状に結合している．この直鎖構造が集まり，束となって，繊維を形成する．ヒトはセルロースの β-1, 4 結合を切断する消化酵素（セルラーゼ）をもっていないので，セルロースを消化することができない．

セルロース誘導体のカルボキシメチルセルロース（CMC）は，水に溶け

図 3.12 セルロース（β-1, 4 結合からなる直鎖多糖）の構造

て粘性の高い水溶液となるので，食品添加物（増粘剤，分散剤，安定剤）として，広く使用されている．

●イヌリン： キクイモやゴボウなどキク科植物の根や塊茎に含まれる．スクロースのフルクトース残基にフルクトースが20～30個，β-2,1結合により直鎖状に結合した構造を有する．ヒトの消化酵素では分解されない．

b） 複合多糖類　複数の単糖により構成される多糖類である．代表的な複合多糖である，寒天，グルコマンナンを以下に示す．これらは，ヒトの消化酵素により消化できないため，食物繊維に分類される．

●寒天： 海藻のテングサやオゴノリなどに含まれており，細胞壁の成分である．寒天はアガロースが約70%，アガロペクチンが約30%の割合で構成されている．アガロースはD-ガラクトースと3,6-アンヒドロ-L-ガラクトースが交互に直鎖状に結合したものである．アガロペクチンは，アガロースに硫酸基やピルビン酸などが少量結合したものである．

寒天は熱水に溶解し，冷却するとゼリー状に凝固（ゼリー化）する．この性質を利用して食品，特にところてん，ようかん，ゼリーなどの製菓に広く用いられている．

●グルコマンナン（コンニャクマンナン）： コンニャクイモの根茎に含まれている．グルコースとマンノースが約1：1.6の割合で多数結合した多糖である．グルコマンナンは水を大量に吸収すると，膨潤し粘度が高くなる．これを加熱して消石灰（水酸化カルシウム）などのアルカリ性の塩類を加えると，弾力性のあるゲルになる．これがコンニャクである．

c） ムコ多糖類　アミノ糖などの誘導糖から構成される多糖類をムコ多糖と呼ぶ．代表的なムコ多糖であるキチン，ヒアルロン酸，コンドロイチン硫酸を以下に示す．これらは，前述の複合多糖と同様に，ヒトの消化酵素により消化できないため，食物繊維に分類される．

●キチン： エビ，カニなどの甲殻類や，キノコ類に含まれる．N-アセチル-D-グルコサミンがβ-1,4結合で直鎖状につながっている．キチンからアセチル基を外したものがキトサンである．

●ヒアルロン酸： 動物の軟骨，腱，皮膚などに含まれる．N-アセチル-D-グルコサミンとD-グルクロン酸が交互に結合してできた直鎖状の高分子多糖である．ムコイチン硫酸は，ヒアルロン酸に硫酸が結合したものであり，唾液や胃液などに含まれている．

●コンドロイチン硫酸： 動物の軟骨や皮膚などに含まれる．軟骨では乾燥重量の20～40%を占めるといわれている．N-アセチル-D-ガラクトサミンとD-グルクロン酸からなるコンドロイチンに硫酸が結合したものである．

d） ポリウロニド　ウロン酸を構成単位とする多糖類をポリウロニドと呼び，ペクチンやアルギン酸などがある．これらもヒトの消化酵素により消化できないため，食物繊維に分類される．

草食動物は，なぜ草を食べられるのか？

草食動物も，ヒトと同様セルラーゼをもっていない．しかし，消化管に存在する微生物がセルラーゼを分泌するため，セルロースを消化・吸収し，エネルギーとして利用することができる．

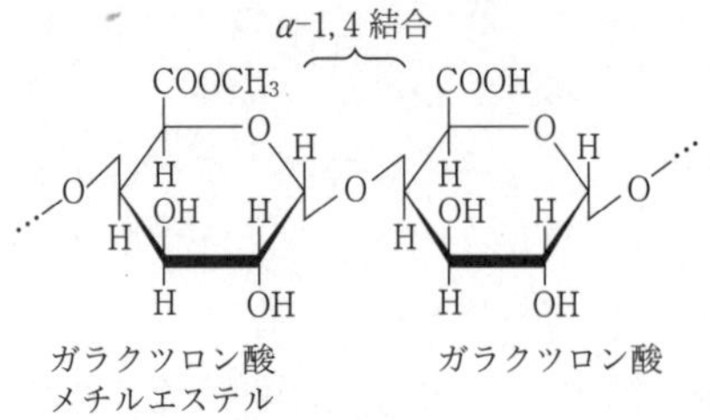

ペクチンの特性

食品中に存在するペクチンは、メトキシル基含量などの異なるポリガラクツロン酸の複合体であるので、ペクチン質またはペクチン類ともいう。

ペクチン中のガラクツロン酸のすべてのカルボキシル基がメチルエステル化されていれば、メトキシル基含量は理論上約16%であるが、適熟期の果実では、メトキシル基含量は7～13%である。ペクチンは、メトキシル基含量が7%以上である高メトキシルペクチンと、7%未満である低メトキシルペクチンとに分類される。高メトキシルペクチンは、1～2%の濃度で、pH 2.8～3.2の酸性下、糖60～70%とともに加熱するとゲル化し、ゼリー状になる。これを利用してジャムやマーマレードなどが製造される。一方、低メトキシルペクチンは糖が存在しなくても、二価の金属イオン（Ca^{2+}やMg^{2+}）を加えるとゲル化する。これを利用して、低糖度のジャムやゼリーが製造されている。

アルギン酸ナトリウム

アルギン酸のナトリウム塩であるアルギン酸ナトリウムは、水に溶けて粘性の高い水溶液を作り、多量の水分を保持する性質がある。このため、食品の増粘剤、安定剤として、食品の加工に広く利用されている。また、アルギン酸ナトリウム溶液にカルシウム塩を加えるとゲル化する。これに色や味をつけて、イクラなどのコピー商品の製造に利用される。

図 3.13 ペクチンの基本構造

●ペクチン：果実、野菜などの高等植物の細胞間に存在し、細胞どうしをつなぐ役割を担っている。また、セルロース、ヘミセルロース、リグニンとともに、細胞壁の主要構成成分となっている。ペクチンは、ガラクツロン酸とガラクツロン酸メチルエステルが直鎖上に多数結合した基本構造をもつ。つまり、D-ガラクツロン酸がα-1,4結合した基本構造をもち、カルボキシル基（-COOH）の一部がメチルエステル化され、メトキシル基（-$COOCH_3$）になったものである。

ペクチンは果実や野菜類中で、通常、セルロース、ヘミセルロース、タンパク質、無機質などと結合して、水に不溶性のプロトペクチンとして存在している。果実などが熟すと、プロトペクチンは酵素（プロトペクチナーゼ）の作用により分解を受け、水溶性のペクチンとなり、軟化する。一般に、熟した果実では水溶性ペクチンが多い。また、過熟の状態では、ペクチンは、酵素（ペクチンエラスターゼ）によりメチル基が除かれ、ペクチン酸となる。

●アルギン酸：昆布やわかめなど褐藻類に多く含まれる。D-マンヌロン酸とL-グルロン酸が、β-1,4結合した多糖で、これらの組成割合は一定でない。

4）食物繊維

食物繊維は、「ヒトの消化酵素で消化されない食品中の難消化性成分の総体」と定義されており、主として難消化性多糖類であるが、非多糖類のリグニンも含まれる。また、広義には、ラフィノース、スタキオースのような難消化性少糖類（難消化性オリゴ糖）、糖アルコール、難消化性デンプン（レジスタントスターチ）も食物繊維に含めることがある。

食物繊維は消化されないために、基本的にエネルギー源にはならない。しかし、食物繊維の一部は大腸内の腸内細菌により発酵され、短鎖脂肪酸、メタン、水素などに代謝される。このうち、短鎖脂肪酸（プロピオン酸、酪酸、酢酸など）は、大腸から吸収され、エネルギー源として利用される。

食物繊維は水溶性と不溶性の二つに大別される。水溶性食物繊維には、ペクチン（水溶性）、グルコマンナン、アルギン酸、イヌリンなどがある。水溶性食物繊維は、消化管内で膨潤して体積を増し、粘性を生じる。このため、食物繊維が食品成分を包み込み、その吸収を遅らせる。その結果、糖吸収の遅延による血糖値上昇の抑制、コレステロールや胆汁酸の吸収阻害によ

る血中コレステロール上昇抑制，ナトリウムの排出増加による高血圧の予防効果などの生理作用を有する．また，有益な腸内細菌の増殖を促進し，腸内細菌叢を改善させる．

不溶性食物繊維は，摂取食物繊維の約80％にあたる．不溶性食物繊維には，セルロース，ヘミセルロース，キチン，ペクチン（不溶性），リグニンなどがある．不溶性食物繊維は，不消化物の容積を増加させ，消化管内通過時間を短縮させる．このため，排便回数・便量を増大させ，便秘を予防する．また，発がん物質などの有害物の排泄を促進する．

c. タンパク質

卵，牛乳，肉類，穀類，大豆をはじめ，あらゆる食品には，それぞれに特有なタンパク質が含まれている．われわれが，食品成分としてのタンパク質に求める条件は，無毒であり，豊富に存在していることに加えて，容易に消化され，アミノ酸の供給源として栄養特性（一次機能）にすぐれていることである．また，加工・調理により，ゲル化（凝固），泡立ち，乳化などの物性変化を引き起こし，食べ物の形態形成ならびに好ましいテクスチャーの発現（二次機能）に寄与することも食品タンパク質として重要な役割である．さらに，酵素・ホルモンといった特定の種類のタンパク質が示す触媒・調節作用の利用に加えて，消化により生成するタンパク質分解物質（ペプチド・遊離アミノ酸）が示すホルモン様の生理調節機能（三次機能）も注目されている．このような食品成分としてのタンパク質を有効に利用するためには，まず，タンパク質の構造や性質に関する基礎的な知識をもつことが重要となる．

1) タンパク質の分類

タンパク質と呼ばれるものは，その大きさもかたちも千差万別である（図3.14）．例えば，われわれヒトのからだだけをみても，その中には10万種類ともいわれるタンパク質が存在している．同じはたらきをするタンパク質であっても生物種ごとに少しずつ組成などが異なるので，地球上に，いかに膨大な種類のタンパク質が存在するかがわかる．タンパク質は，さまざまな観点から分類されるが，そのうち，①分子形状（構造），②生体内でのはたらき（機能），③分子構成成分，および，④各種溶媒に対する溶解性による分類例を表3.6に挙げる．

2) タンパク質とは

このように多種多様なタンパク質であるが，次のことが共通している．タンパク質は，20種類のアミノ酸を材料として構築されていて，多数のアミノ酸同士が鎖状に連結したポリペプチド鎖からなる高分子化合物である．

遊離のアミノ酸が2個以上連なったものをペプチドと呼び，そのうち，少数のアミノ酸からなるものをオリゴペプチド，また，おおよそ50個以上の多数のアミノ酸からなるものをポリペプチドと呼ぶ．タンパク質は，このポ

日本人の食事摂取基準では食物繊維の目標摂取量は1人1日20～25g（1000kcal当たり10g）とされている．しかし，現状での摂取量は，成人で15～17g程度であり，摂取不足である．ただし，食物繊維の安易な過剰摂取には注意が必要である．食物繊維の過剰摂取では，ミネラル，とくにカルシウムや鉄の吸収阻害を起こす可能性がある．

酵素
生体内外で化学反応を触媒するタンパク質であり，食品の品質も左右する．食品の製造・加工に際して，酵素が品質を劣化する場合は抑制しなければならないが，好ましい変化に関わる場合は積極的に利用されている．利用例：紅茶・チーズなどの発酵食品やデンプン糖の製造，肉の熟成，有害成分の除去（ラクトースの分解）など．

タンパク質から派生する生理活性ペプチドとしては，オピオイドペプチド（鎮痛・鎮静作用），血圧降下ペプチド，カルシウム吸収促進ペプチドなどが知られている．一方では，タンパク質消化物は食物アレルギーのアレルゲンにもなりうる側面をもっている．

球状タンパク質は，生体内では，主に水中での様々な反応や物質運搬などに関わっている．一方，繊維状タンパク質は，細長い分子形をしたタンパク質が多く集まって皮膚，髪の毛，筋肉繊維，魚のウロコなどの，強靱な生体組織を形成している．

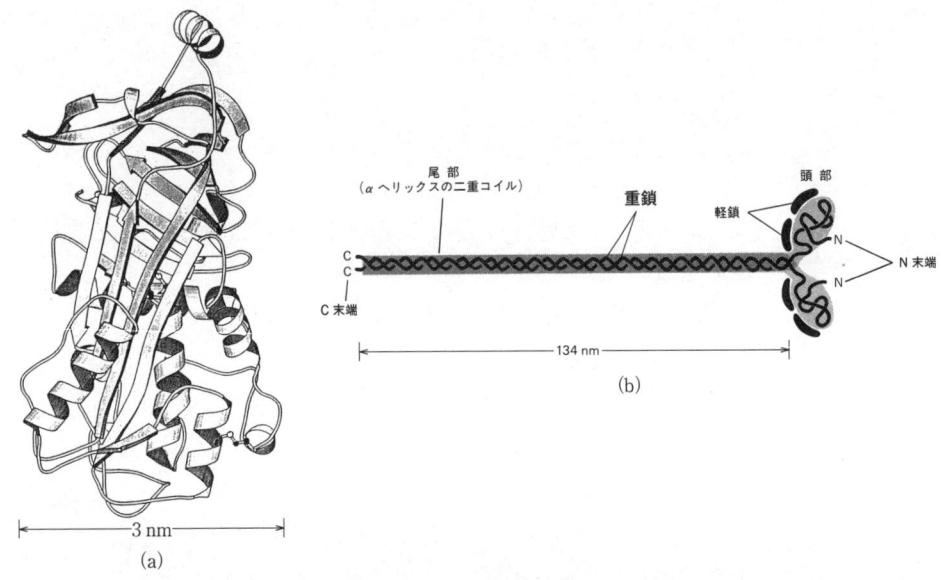

図 3.14 タンパク質の分子形状

(a) オボアルブミンの立体構造：アミノ酸 385 残基がつなかった一本のポリペプチド鎖の折りたたみ方をひもで表している．タンパク質に特徴的な領域（二次構造）をらせん（α-ヘリックス）または矢印の組み合わせ（β-シート）で描いている（リボン模型）．典型的な球状タンパク質で卵白の主要成分である．（作図：高橋延行，使用データ：PDB データ（エントリー番号＝1OVA），使用ソフト：MolScript [Per J. Kraulis, *Journal of Applied Crystallography*（1991）**24**, pp. 946-950.]

(b) ミオシン分子の模式図：ねじれあって巨大な細長い構造をつくっている重鎖（長いポリペプチド鎖）2 本と 4 本の軽鎖が複合体となって 1 分子を形成している．筋肉を形成する代表的な繊維状タンパク質である．（中村桂子・松原　謙監訳：細胞の分子生物学，教育社，1985）

> すべてのタンパク質が 20 種類のアミノ酸すべてを含んでいるわけではない．例えば，トウモロコシの主要タンパク質ツェインは必須アミノ酸のトリプトファンとリジンを含まないため栄養学的に問題になる．
>
> オリゴペプチド，ポリペプチドは分子の大きさ（構成アミノ酸の数）で区別されるが，明確な定義はなく，分類は曖昧である．オリゴペプチドは，おおよそ 2〜10 個あるいは数十個程度のアミノ酸から構成されるペプチドといえる．タンパク質は，およそ 100 アミノ酸残基以上と記してある場合もある．

リペプチドの別称である．

ポリペプチド鎖はアミノ酸同士がペプチド結合により連続して結合して形成される枝分かれのない一本鎖である．アミノ酸は，タンパク質やペプチドの構成要素として結合型で存在する場合はアミノ酸残基と呼ばれ，ポリペプチド鎖の繰り返し単位となる．アミノ酸残基をつなぐペプチド結合の連なりを主鎖と呼び，アミノ酸残基ごとに主鎖から突き出ている部分を側鎖と呼ぶ（図 3.15）．側鎖部分は 20 種類それぞれの構成アミノ酸ごとに異なる構造をもち，それぞれの特質を示す．

タンパク質は，その種類ごとに，ポリペプチド鎖を構成する 20 種類のアミノ酸の構成比率（アミノ酸組成），数（アミノ酸残基数），並ぶ順番（アミノ酸配列）が，それぞれの遺伝子情報により決定されている．したがって，主鎖上に位置する側鎖の並び方はタンパク質の種類ごとに異なっていて，その並び方によってポリペプチド鎖は複雑に折りたたまれていき，タンパク質の種類ごとに固有の立体構造を形成している（図 3.14）．

3）タンパク質の構成成分

a）**タンパク質の構成元素**　タンパク質を構成する元素は，炭素，水素，酸素のほかに，窒素，硫黄である．特に，窒素は，糖質や脂質にはほとんど含まれていないのに対して，タンパク質には平均で 16% も含まれている．

表 3.6 食品中に存在する主なタンパク質

分子形状による分類	所在	例
球状タンパク質	水中に存在しているタンパク質に多い	オボアルブミン, ミオグロビン, ラクトアルブミン
繊維状タンパク質	生体組織を構成しているタンパク質に多い	コラーゲン, ミオシン, アクチン, エラスチン

生体内機能による分類	機能	例
酵素	生体反応の触媒	キモシン, リポキシゲナーゼ, グルコースイソメラーゼ
構造タンパク質	生体組織の形成	コラーゲン, ミオシン, アクチン
貯蔵タンパク質	次世代（子孫）への栄養貯蔵	オボアルブミン, カゼイン, グリシニン
輸送タンパク質	生命活動に必要な物質の運搬	ヘモグロビン, トランスフェリン, 低密度リポタンパク質
防御タンパク質	生体防御（免疫・血液凝固など）	免疫グロブリン, トロンビン
調節タンパク質	代謝の調節（ホルモン作用）	インシュリン, グルカゴン

構成成分による分類	特徴	例
単純タンパク質	加水分解によりアミノ酸だけを生じるタンパク質	ラクトアルブミン, ツェイン
複合タンパク質	アミノ酸以外に非タンパク質成分も含んでいるタンパク質	糖タンパク質, リポタンパク質, リンタンパク質, 色素タンパク質などに分類される.
糖タンパク質	糖質を結合している	オボアルブミン, コラーゲン
リポタンパク質	脂質を結合している	低密度リポタンパク質, リポビテリン
リンタンパク質	リン酸を結合している	カゼイン, フォスビチン, オボアルブミン
色素タンパク質	色素を含んでいる	ヘモグロビン, ミオグロビン
誘導タンパク質	天然タンパク質を加工したもの（変性タンパク質あるいはタンパク質分解物）	ゼラチン, パラカゼイン

溶解性に基づく分類	溶解性				例
	水	塩溶液[*1]	酸・アルカリ[*2]	アルコール[*3]	
アルブミン	可溶	可溶	可溶	不溶	オボアルブミン, ラクトアルブミン
グロブリン	不溶	可溶	可溶	不溶	グリシニン, ミオシン, オボグロブリン
グルテリン	不溶	不溶	可溶	不溶	グルテニン, オリゼニン
プロラミン	不溶	不溶	可溶	可溶	ツェイン, グリアジン
硬タンパク質	不溶	不溶	不溶	不溶	コラーゲン

[*1] 半飽和硫酸アンモニウム水溶液より薄い中性塩溶液
[*2] pH2以下あるいはpH12以上
[*3] 70％エタノール

タンパク質は鎖状高分子物質といわれるが, 一本の細長いひもの状態を想像してはいけない. タンパク質は, 生体内で担う働きに応じて, 決まった特徴のある立体的な構造を形成している. タンパク質も多糖類も同じ鎖状高分子物質であるが, 構造上には大きな違いがある.

したがって, 食品中の窒素は, そのほとんどがタンパク質由来といえる. そのため食品に含まれている窒素量を測定することによってタンパク質の量を求めることができる（ケルダール法）.

b）タンパク質を構成するアミノ酸

アミノ酸とは,「アミノ基をもつカルボン酸」のことであり, 1分子内にカルボキシル基とアミノ基を少なくとも一つずつもつ化合物である. 地球上には700種類以上のアミノ酸が存在するが, そのうち, タンパク質の材料となりうるアミノ酸は, 地球上の全生物に共通していて, わずか20種類であ

非タンパク質態アミノ酸

食品の風味に関係するテアニン, タウリン, アリインや生体内の代謝に関わるオルニチン, シトルリン, クレアチンなどもアミノ酸であるが, タンパク質の構成員とはならない.

α-アミノ酸

α位の炭素原子にアミノ基が結合したアミノ酸. カルボキシル基が結合している炭素を基準にして, アミノ基が結合している炭素原子の位置により, α-アミノ酸, β-アミノ酸, γ-アミノ酸, …と区別する.

$$-C^\varepsilon-C^\delta-C^\gamma-C^\beta-C^\alpha-COOH$$

L型とD型

タンパク質を構成するアミノ酸は, 異性体が存在しないグリシンを除いて, すべてL型である. L-アミノ酸とは, α炭素がキラル中心(不斉炭素)の場合, カルボキシル基を上端にしてFischerの投影式で示すときに, アミノ基がα炭素の左側に位置するアミノ酸である(グリセルアルデヒドのD, L形の構造参照). 透視式で書くとはっきりする(紙面の背後に向かう結合は点線で, こちら側に出てくる結合はくさび型の線で表す).

Fischerの投影式

```
    COOH         COOH
     |            |
H₂N-C-H      H-C-NH₂
     |            |
L-アミノ酸   D-アミノ酸
```

透視式

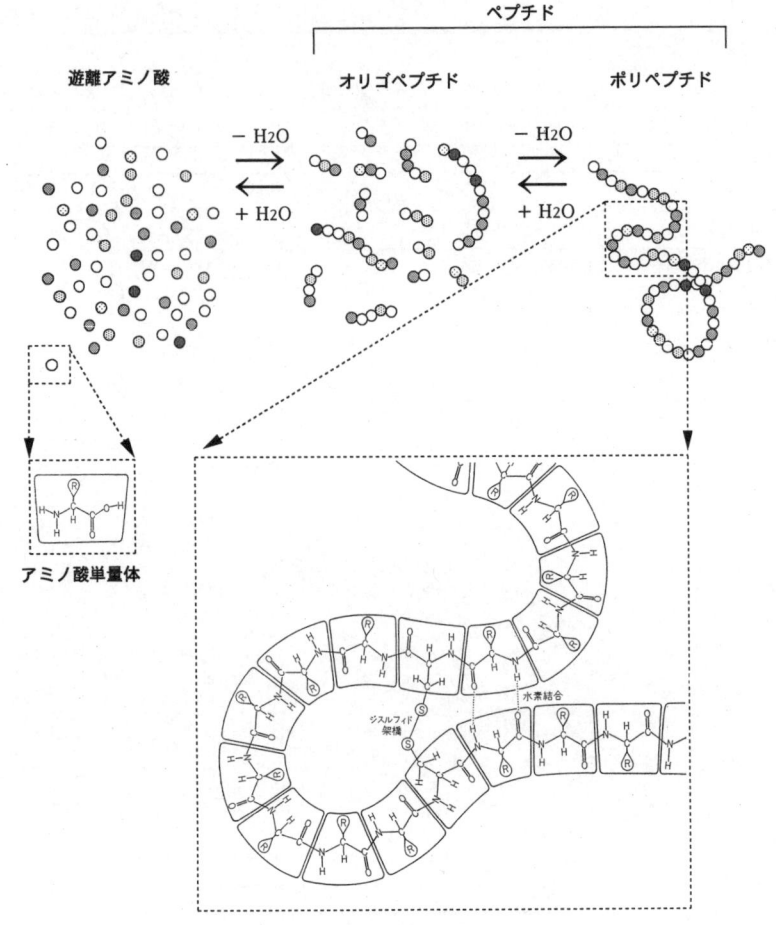

```
    COOH         COOH
     |            |
H₂N-C—H      H—C-NH₂
     |            |
     R            R
L-アミノ酸   D-アミノ酸
```

図 3.15 遊離アミノ酸とペプチド(結合アミノ酸)
遊離アミノ酸同士がペプチド結合で連なる(脱水縮合する)ことによりポプチドが形成される. 矩形部分を拡大して, 遊離アミノ酸(単量体構造および水溶時の双性イオンの状態)およびポリペプチド鎖(側鎖部分はRとして省略)の構造を示している. 主鎖や側鎖間でもいろいろな結合が形成されている(例:水素結合, ジスルフィド結合). ポリペプチド鎖の3次元的な折りたたみ方については図3.18〜20を参照. (山崎 誠他訳:タンパク質の構造と作用, 共立出版, 1975より改変)

る. タンパク質を構成するアミノ酸20種類に共通する構造は, カルボキシル基が結合している炭素原子(α-炭素原子)にアミノ基(プロリンのみはイミノ基)と水素原子が一つずつ結合していることである. α-炭素原子の残されたもう一つの結合手には, 側鎖(R)と呼ばれるアミノ酸の種類ごとにことなる原子団が結合している(グリシンだけは水素1原子のみ).

プロリンを除けば, 側鎖部分以外は共通の構造をしている. 側鎖によって, それぞれのアミノ酸の特徴が決定されているため, アミノ酸は側鎖部分の化学的性質に基づいて分類される(図3.16).

側鎖に, 水素を受け取りやすいアミノ基(あるいはイミノ基)をもつ塩基性アミノ酸(Lys, Arg, His)や水素を放出しやすいカルボキシル基をもつ酸性アミノ酸(Asp, Glu)は生理的条件では側鎖部分にそれぞれ正負の

ヒドロキシプロリン，ヒドロキシリジン，フォスフォセリン，メチルリジンなどのアミノ酸誘導体がタンパク質に含まれている場合があるが，これらはタンパク質生合成後に修飾されたものである．

必須アミノ酸
ヒトが体内で合成できないアミノ酸．Ile, Leu, Lys, Met, Phe, Thr, Trp, Val, His の9種類がそれにあたる．

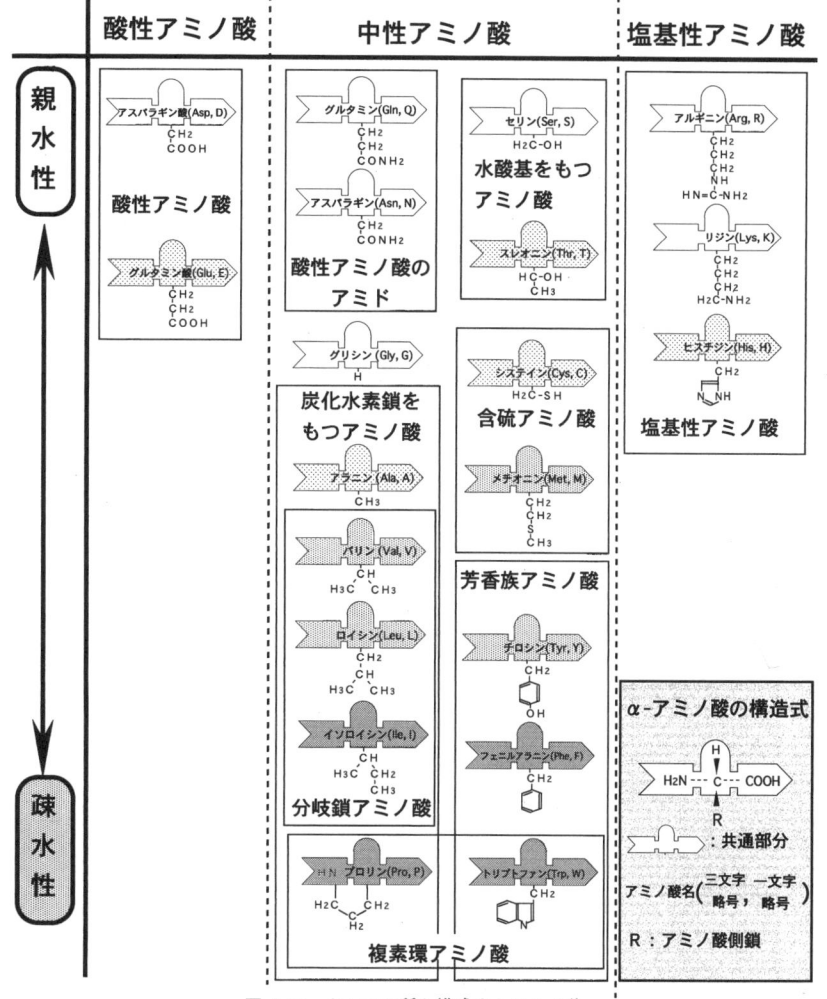

図 3.16 タンパク質を構成するアミノ酸
アミノ酸名の横のカッコ内には，それぞれのアミノ酸の三文字略号と一文字略号を記載している．アスパラギン，グルタミンは，日本食品アミノ酸組成表では，それぞれアスパラギン酸，グルタミン酸に含めて表示される．プロリンはイミノ基（＝NH）をもつイミノ酸である．ヒスチジンは複素環アミノ酸でもある．（参考図：北岡正三郎：入門栄養学，培風館，1994）

電荷をもつため，水に溶けやすい（親水性アミノ酸）．また，中性アミノ酸のなかで-OH基やアミドなどの極性基をもつアミノ酸（Ser, Thr, Asn, Gln）も水和しやすい．一方，炭化水素鎖など電荷を帯びにくい非極性側鎖を持つアミノ酸（Val, Leu, Ile など）は水に溶けにくく，炭化水素鎖の場合は鎖長が延びるにつれて疎水性になる（疎水性アミノ酸）．アミノ酸はタンパク質分子中では結合型で存在するが，これらアミノ酸側鎖の性質は，タンパク質の構造形成やその溶解性において重要な役割をもっている（図3.22）．

c）ペプチド　2分子の遊離アミノ酸が結合する場合，一方のアミノ酸分子の α-カルボキシル基と，もう一方の α-アミノ酸分子のアミノ基から水（H_2O）が失われ，2分子のアミノ酸はペプチド結合により連結されてジペ

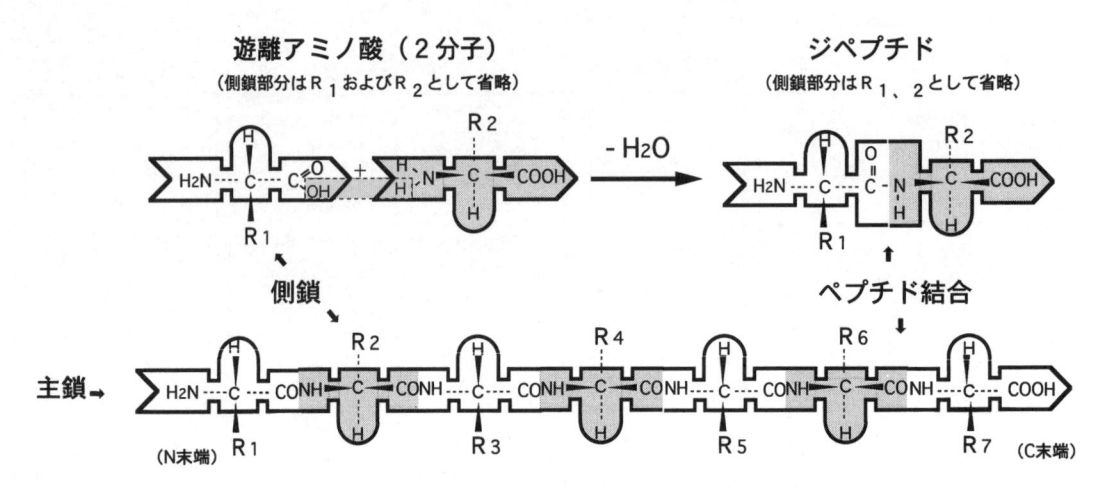

図 3.17 ペプチド結合の形成とペプチド
（参考図：北岡正三郎：入門栄養学，培風館，1994）

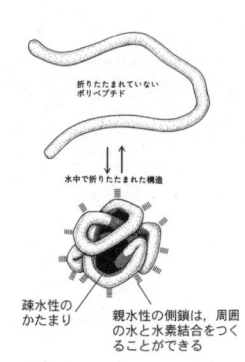

図 3.18 水中におけるポリペプチドの折りたたみ（タンパク質分子の立体構造形成の模式図）
ポリペプチド鎖は細部を省いたソーセージモデルで描かれている．極性（親水性）のアミノ酸側鎖は周囲の水と"手をつなごう"として外側に露出し，非極性（疎水性）のアミノ酸側鎖は内側に集まってから，水から"かくれようとする"傾向がある．（中村桂子・松原謙一監訳，細胞の分子生物学，教育社，1983）

プチドを形成する（図3.17）．この過程が繰り返されて，オリゴペプチドやポリペプチドが形成される（図3.15も参照）．ペプチド結合を形成していないアミノ基がある末端をアミノ末端（N末端），一方，カルボキシル基がある末端をカルボキシル末端（C末端）と呼ぶ．

4）タンパク質の構造

一次元的なポリペプチド鎖は，水中では，主に疎水性のアミノ酸側鎖が水を嫌って互いに集まろうとする力（疎水性相互作用）によって折りたたまれて，球状の三次元構造を形成する（図3.18）．このようにして形成されるタンパク質の複雑な立体構造を理解するため，タンパク質の構造は，デンマークの科学者Linderstrom-Langが提唱した一次，二次，三次構造という階層性に基づいて分けられている．

a）一次構造　タンパク質の種類を決定するアミノ酸配列のことをタンパク質の一次構造と呼ぶ．ポリペプチド鎖に沿ったアミノ酸の並び方である．何個のアミノ酸が，どのような順番でつながっているのか，ということをさす．

b）二次構造　タンパク質の立体構造を調べていくうちに，ポリペプチド鎖の一部分がらせん状に曲がっている構造（図3.19 a，b）や，また，折り返した数本のポリペプチド鎖がある部分で並んで形成するシート状の構造（図3.19 c，d）が，いろいろな種類のタンパク質に共通してみられることがわかってきた．そこで，らせん状の特徴をもつ部分をα-ヘリックス構造，また，シート状の部分をβ-シート構造と名付けた（図3.14も参照）．このようにポリペプチド鎖上に部分的に形成される規則的な構造をタンパク質の二次構造と呼ぶ（図3.19 a，bおよび図3.20 a）．また，それぞれの二次構

4個のアミノ酸からなるテトラペプチドのとりうる一次構造を数学的に単純に計算してみると，$20×20×20×20＝160000$ 通りも考えられ，アミノ酸 100 個では 20^{100} 通りにもなる．しかし，実際に生物が利用している安定な立体構造を形成することができる並び方は，そのほんの一部にすぎない．

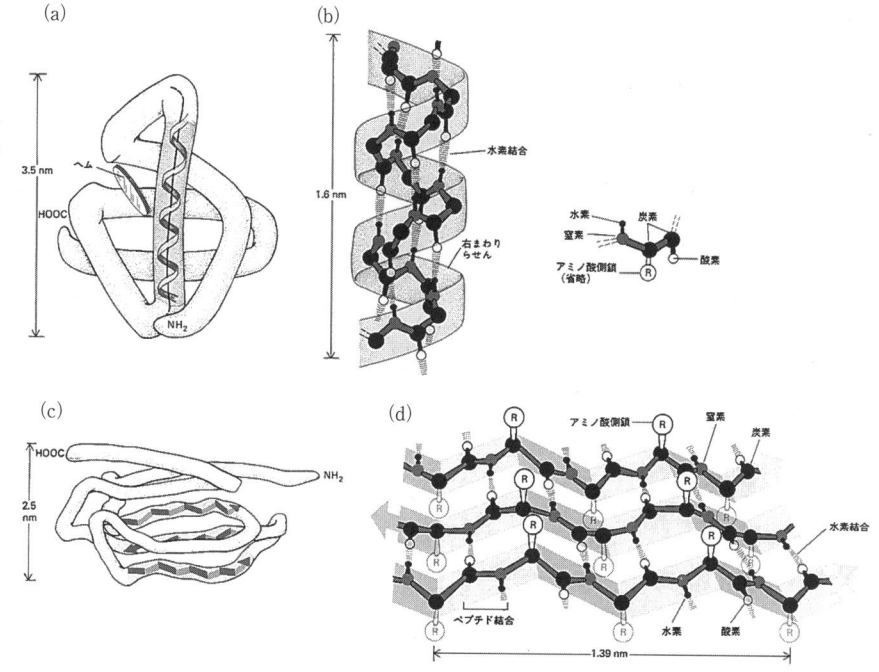

図 3.19 タンパク質の二次構造
(a) α-ヘリックス構造を多く含むミオグロビン（アミノ酸残基数 157）のソーセージモデル．α-ヘリックス部分の一つが存在する様子を図中に示してある．(b) α-ヘリックス構造の詳細図．主鎖の様子をわかりやすくするためにアミノ酸の側鎖部分は省略してある．実際には，側鎖はらせんの外側に沿って放射状に突き出ている．(c) β-シート構造を多く含む免疫グロブリン（アミノ酸残基数 115）の分子モデル．β-シート構造が分子中に存在する様子を示してある．(d) β-シート構造の詳細図．図中の矢印は N 末端方向を示す．平行して隣り合ったペプチド主鎖間に水素結合が形成され波打つようなシートが形成されるため，β-プリーツシート構造ともよばれる．（中村桂子・松原謙一監訳，細胞の分子生物学，教育社，1985）

造をつないでいる領域を，規則的に決まった形はないが，ターン構造あるいはループ構造と呼んでいる．

c) 三次構造　一本のポリペプチド鎖上に部分的に形成された二次構造同士が集まって形成される分子全体の立体構造をタンパク質の三次構造と呼ぶ（図 3.20 b）．図 3.20 b には示していないが主鎖から突き出している側鎖も，

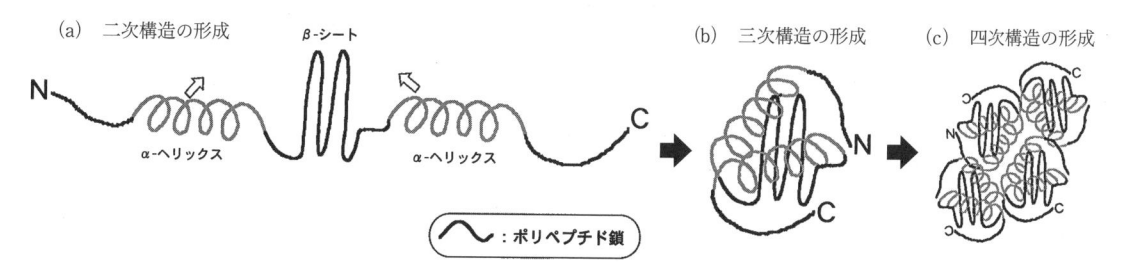

図 3.20 タンパク質の高次構造の形成（模式図）
(a) 二次構造の形成：ひもで表したポリペプチド鎖上にヘリックス/シート/ヘリックスの順に形成された例を模式的に示している．(b) 三次構造の形成：(a)で示した二次構造が集まって，分子全体がまとまった立体構造を形成する例を示している．図 3.18 の水中で折りたたまれた状態に相当する．(c) 四次構造の形成：(b)で示した三次構造が集まって，同等なサブユニット 4 個からなるサブユニット構造（四次構造）の例を示している．タンパク質によっては，種類の異なるサブユニットが集まる場合もある．

それぞれ隣接することになった領域と相互作用して最も構造が安定するようにコンパクトに収まる．このように，タンパク質は，それぞれが置かれている環境で最も安定になろうとしてポリペプチド鎖の空間配置を形成している．一般に，球状のタンパク質では，分子表面に親水性アミノ酸側鎖が，分子内部には周囲の水をさけるように疎水性アミノ酸側鎖が存在して安定している（図3.18）．一分子が一本のポリペプチド鎖から形成されているタンパク質では，立体構造は三次構造で完成する．

アミノ酸が連なった鎖状の主鎖が折れたたまれて作り出す二次構造以上の立体構造をまとめてタンパク質の高次構造と呼ぶ．

> ヘモグロビン1分子が4個のサブユニットから形成されていることはよく知られているが，一般的には大豆タンパク質のグリシニン（12個のサブユニットから形成）など植物由来のタンパク質にサブユニット構造をもつものが多い．

d) **四次構造** タンパク質の中には何本かのポリペプチド鎖が集まって1分子を形成しているものもある．その場合，ポリペプチド鎖ごとに形成された三次構造（立体構造）が集まってさらに大きな分子を作っている．この三次構造同士の空間配置（集まり方）をタンパク質の四次構造と呼ぶ（図3.20 c）．そして，1本のポリペプチド鎖が形成している部分をサブユニットと呼ぶ．

> α-ヘリックス内では約4個先の残基と，また，β-シートではポリペプチド鎖がUターンして平行に並んだところに主鎖間の水素結合が形成されて二次構造が安定化されている（図3.19参照）．

e) **タンパク質の構造形成および安定化に関わる結合** タンパク質の一次構造を作っているアミノ酸同士のつながりはペプチド結合であり，共有結合の一種である．また，一次構造上離れた位置にある二つのシステイン残基を結ぶジスルフィド（S-S）結合も共有結合である．一方，高次構造は非共有結合により形成・維持されている．二次構造は，アミノ酸配列上では離れていても，ポリペプチド鎖が折りたたみまれることによって立体的に近づいたアミノ酸残基間の水素結合により形成されている．タンパク質の三次構造は，S-S結合がその安定化に寄与している場合もあるが，一般の球状タンパク質の場合，立体的に隣接した主鎖や側鎖の間で形成される水素結合，イオン結合，分子間力（ファンデルワールス力），および疎水性相互作用（疎水結合）といった非共有結合によって構造が維持されている．その中でも，疎水性相互作用の働きが三次構造形成の原動力として大きく寄与している．

5) **タンパク質の物性に関わる因子**

タンパク質は，多糖類とともに，多くの食品の口当たり，歯ざわり，喉ごしといった口腔内感覚，いわゆるテクスチャーを生みだしている．これら食品の物性発現（食感の向上）に特に大きな影響を与えるのが，タンパク質とそれを取り囲んでいる水との相互作用（タンパク質の水和，水溶性）である．タンパク質の水に対する溶解性は，食品学においてきわめて重要な因子である．

a) **タンパク質の溶解性** タンパク質の溶解性は，溶媒環境（pH，塩濃度，有機溶媒濃度など）の変化やタンパク質分子自身の構造変化（変性）などにより変わる．その特性を理解するためには，まず，タンパク質を構成しているアミノ酸の水中における挙動を知る必要がある．

アミノ酸の等電点：アミノ酸名 (pI 値)
　Asp (2.98), Glu (3.22),
Lys (9.74), Arg (10.76),
His (7.59), Ser (5.68),
Thr (5.60), Asn (5.41),
Gln (5.70), Gly (5.97),
Ala (6.00), Val (5.96),
Leu (5.98), Ile (6.02),
Cys (5.02), Met (5.06),
Phe (5.48), Tyr (5.67),
Trp (5.88), Pro (6.30)

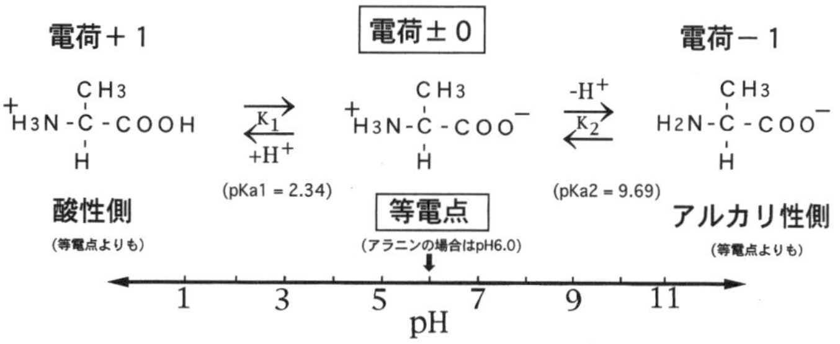

電荷 +1　　　　　　　電荷 ±0　　　　　　　電荷 −1

$$\begin{array}{c} CH_3 \\ ^+H_3N-C-COOH \end{array} \underset{+H^+}{\overset{K_1}{\rightleftarrows}} \begin{array}{c} CH_3 \\ ^+H_3N-C-COO^- \end{array} \underset{K_2}{\overset{-H^+}{\rightleftarrows}} \begin{array}{c} CH_3 \\ H_2N-C-COO^- \end{array}$$

酸性側　　　　(pKa1 = 2.34)　等電点　(pKa2 = 9.69)　アルカリ性側
(等電点よりも)　　　　　　(アラニンの場合はpH6.0)　　　　(等電点よりも)

　1　　3　　5　　7　　9　　11
　　　　　　　pH

図 3.21 遊離アミノ酸の水溶液中における電離状態
遊離アミノ酸は，中性付近では正負の電荷を帯びて双性イオンとして存在するが，酸(H^+)を加えていくと陽イオン（カチオン）型に，塩基(OH^-)を加えていく（あるいは H^+ 濃度が減少する）と陰イオン（アニオン）型に変化する．アラニンの場合はpH6で電気的に中性（総電荷ゼロ）になる．

　i) **アミノ酸の酸–塩基特性**　遊離のアミノ酸は，分子内に酸性の性質を示す α-カルボキシル基と塩基性を示す α-アミノ基の両方をもつ両性電解質であるため，食品中の水（中性付近）に溶けると双性イオンとして存在する．アミノ酸の電離状態は溶媒環境（pH）により変化して，電気的に少なくとも三つのイオン型をとることができる．側鎖の構造が簡単なアラニンを例として図3.21に示す．アミノ酸の電離状態が変化するなかで，＋と－の電荷量がちょうどつり合って分子全体としての電荷量の合計がゼロになるpHをアミノ酸の等電点（pI）という．等電点は側鎖部分の構造の違いによってアミノ酸の種類ごとに固有の値をとる．側鎖に解離基をもたない場合，アミノ酸の等電点は5〜6，側鎖に解離基を持つ酸性アミノ酸および塩基性アミノ酸（His以外）の等電点は，それぞれ3付近と10付近になる．

主に＋あるいは－の電荷をもつ側鎖がそれぞれ水和することによりタンパク質は溶けている．

　ii) **タンパク質の水中での挙動**　アミノ酸がポリペプチド鎖に組み込まれると，ほとんどの α-カルボキシル基と α-アミノ基はペプチド結合を形成するため，これらの電荷は消える．タンパク質分子でイオン化できる部分は，N末端とC末端の両端と側鎖上の解離基だけになる（図3.22）．タンパク質の水への溶けやすさは，主に，水と接するタンパク質分子表面の荷電状態（親水性のアミノ酸側鎖の電荷）によって決められる．

タンパク質の等電点：タンパク質名（pI 値）
　ペプシン (2.2), グリシニン (4.3), カゼイン (4.6), α-ラクトアルブミン (4.6), オボアルブミン (4.7), ラクトグロブリン (5.2), ミオシン (5.4), リゾチーム (10.8)

　(1) **pHの影響**：　タンパク質分子は，水中では，分子コロイドの特性を示し，タンパク質分子上には多くの＋－が存在している（親水コロイドでもある）．分子表面の荷電状態は，アミノ酸と同様，周囲の溶媒環境（溶液のpH）により変化する．＋と－の電荷量がつり合って，分子全体として電荷量の合計がゼロになるpHをタンパク質の等電点という（図3.23）．等電点においては，タンパク質分子間の静電的な反発力（斥力）と水に対する親和性（水和量）が最も小さくなるため，タンパク質分子同士の凝集が起こり，タンパク質の溶解度は最も小さくなる．タンパク質は種類によって固有の等電点をもつ．タンパク質が等電点で溶けにくくなることを利用して凝集・沈殿させることを等電点沈殿と呼び，食品の製造においても利用されている．例

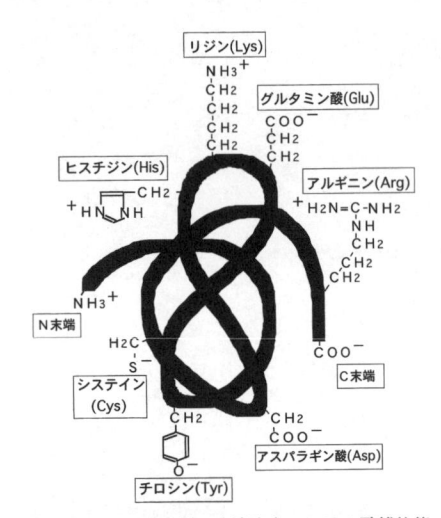

図 3.22 タンパク質の水溶液中における電離状態
タンパク質分子では，解離基をもつ側鎖は酸性アミノ酸・塩基性アミノ酸の側鎖のほかに，システインとチロシンの側鎖が溶媒条件によって解離する．タンパク質分子内で解離するpHは遊離アミノ酸のときとは若干変化する．解離基を乗つ側鎖は電荷をもつため，水と接する分子表面に存在する．

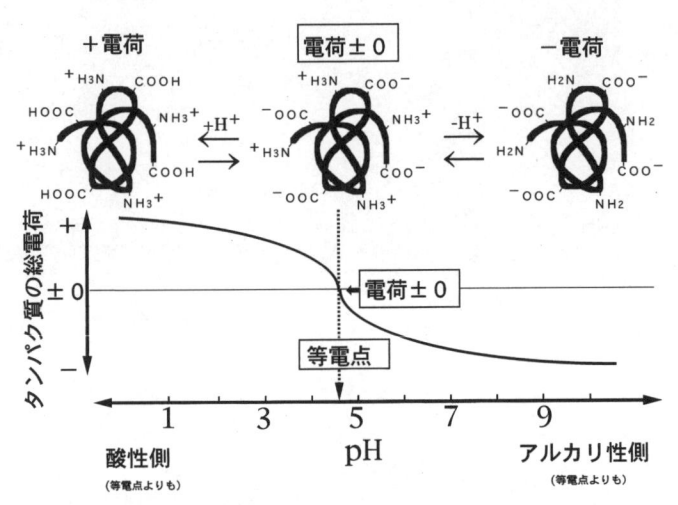

図 3.23 タンパク質の水溶液中における電離状態
pH変化に伴うタンパク質の電離状態の変化（模式図）と総電荷量の変化例を示している．タンパク質は，等電点(pI)においては総電荷はゼロ（電気的に中性）であるが，分子表面には＋と－の電荷が存在している．弱酸性に等電点をもつタンパク質が多い．

えば，ヨーグルトの製造では，乳酸菌を増殖させることにより牛乳のpHを主要な乳タンパク質であるカゼインの等電点まで低下させて，凝集沈澱を引き起こさせている．

(2) **塩の影響**：タンパク質の塩溶液に対する溶解性は，アルブミンとグロブリンのように，様々であるが，溶液中の塩濃度を高くしていくと，いったん溶けていたタンパク質も凝集し，沈澱する（塩析）．タンパク質は，分子表面の電荷が反対符号の塩イオンによって消されたり，高濃度の塩によって水和している水を奪われることが原因となり，タンパク質分子間の静電的斥力や水和状態が弱められ，等電点から離れていても，凝集・沈澱しやすくなる．

(3) **有機溶媒の影響**：エタノールやアセトンなど水と混和する有機溶媒を高濃度になるようにタンパク質溶液に加えても，タンパク質は水和状態が変化して沈澱する．

b) **タンパク質の変性**　外部から化学的あるいは物理的な力をうけることによりタンパク質の高次構造（二～四次構造）が変化する現象をタンパク質の変性という．タンパク質の変性では一次構造の変化は伴わない．

タンパク質の変性ということばは一定の決まった構造への変化を意味するものではなく，完全にポリペプチド鎖がほどけたランダムコイル状態から天然構造が多く残っている状態までを含めた，いろいろな程度の高次構造の変化を指している．変性要因の種類や強度，タンパク質の種類などによるが，食品中ではタンパク質がランダムコイル状態まで変化するのはまれであり，

変性に伴うタンパク質の性質の変化には，次のものがある．
栄養的な変化：構造がゆるむことによりプロテアーゼが近づきやすくなり，分解（消化）されやすくなる．
物理化学的な変化（物性変化）：疎水性相互作用により凝集し，沈澱・凝固（ゲル化）したり，吸着膜を形成したりする．
生理的な変化：酵素活性や抗体タンパク質の抗原結合能などの生物的機能が失われる．

本来，変性過程は可逆的な現象であるが，実際の食品の場合，ほとんどが不可逆的である．それは，変性したタンパク質分子が互いに凝集したり，他の成分と相互作用するために，もとに戻れなくなってしまうためである．ゆで卵を冷やしても生卵にならない理由である．

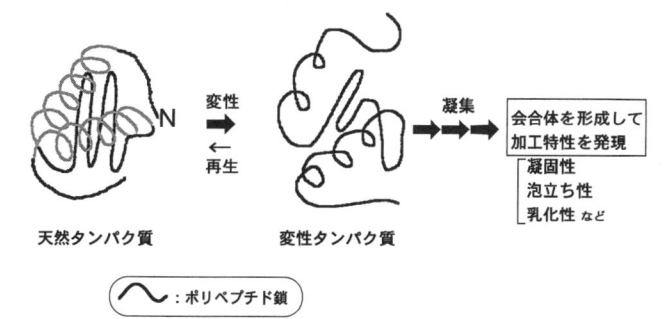

図 3.24 タンパク質の変性（模式図）
強いペプチド結合で形成されている一次構造は容易には切断されないが，弱い水素結合・イオン結合・疎水性相互作用などで形成されている高次構造は壊れやすい．ペプチド結合が切断されて，より小さなペプチドやアミノ酸などに分かれるタンパク質の分解（一次構造の切断）とタンパク質の変性は区別する．変性にともない形成される会合体（凝集体）の形態により，加工特性が発現する．

天然状態の二次構造や三次構造が部分的に壊れた（あるいはゆるんだ）状態と考えてよい（図 3.24）．四次構造のみの変化はサブユニットの解離あるいは会合といって変性とは区別する．

食品の調理・加工は，比較的温和な条件（中性pH，200℃以下）で行われるものが多いので，タンパク質の非酵素的な分解（ペプチド結合の切断）はほとんど起こらない．

タンパク質分子内部に埋もれていた疎水性アミノ酸側鎖が，変性に伴い，分子の外側に露出されると，変性タンパク質分子間に生じる疎水性相互作用によりタンパク質は凝集して，会合体を形成する．形成される会合体の形態は，調理・加工時の変性条件によってさまざまであるが，タンパク質は会合体を形成することにより食品として好ましい性質（加工特性）を新たに生み出すことができる．代表的なタンパク質の加工特性としては，加熱による凝固性（ゲル形成性），撹拌による泡立ち性および乳化性などが挙げられる．タンパク質の加工特性の利用例を表 3.7 に示す．

表 3.7 食品製造におけるタンパク質の加工特性の利用

凝集の原因	利用例
加熱変性	カマボコ，ゆで卵，プリン，豆腐*1
表面変性＋加熱変性	湯葉，メレンゲ
界面変性	マヨネーズ
アルカリ変性	中華麺，ピータン
等電点沈殿*2	ヨーグルト，カッテージチーズ

*1 豆腐の製造（豆乳の凝固）には金属塩も併用される．
*2 カゼインは特定の高次構造をもたないタンパク質であるので，等電点沈殿は変性とは区別して考えた方がよい．

d. 脂質

マーガリン，ドレッシング，天ぷら，ケーキ，チョコレート，パンなど，油脂を用いた食品はわれわれの食生活に大きな比重を占めてきた．と同時に，油脂の過剰摂取が健康面から問題にされている．

一方，生命活動の基本単位である細胞を構築している細胞膜は，タンパク

近年の油脂摂取

　乳脂由来のバターに代わって，植物性油脂を材料としたマーガリンが多量に消費されるようになった．チョコレートには20%近くも油脂が加えてあり，この油脂はカカオ脂でなくてはならない．パン等にもきめ細かさと歯ざわりをよくするために油脂を加える場合がある．ポテトチップスも油脂を利用したスナック菓子である．これらの食品には，その目的に適した性質（化学的あるいは物理的）を有する油脂（加工油脂）が使われており，同時に，種々の目的のために微量ではあるが乳化剤が添加されている．必須脂肪酸のリノール酸やα-リノレン酸は油脂食品，特に植物油脂を用いた食品から多量に摂取できるが，逆に二重結合を多く含有しているため，その食品は酸化されやすいので注意を要する．

　コレステロールは病気の元凶のようにいわれているが，我々の体には1～2 g/kg体重存在しており，ステロイドホルモンの重要な材料であり，細胞膜の機能に重要な役割を果たしている不ケン化物の脂質である．コレステロールの供給源としては卵以外には肉や魚などである（しかし，摂取する量より体内で合成される量が圧倒的に多い！）．

質と脂質から構成されている．その脂質の主成分はリン脂質であり，ほかに糖脂質やコレステロールがわずかに存在している（植物ではコレステロールはわずかで，植物ステロールが主体である）．リン脂質には，動物ではプロスタグランディン類の前駆体である脂肪酸のアラキドン酸（リノール酸より合成される）が，植物ではリノール酸が多量にエステル結合している．リン脂質には主としてホスファチジルコリン（レシチン）やホスファチジルエタノールアミンがあり，とくに卵黄（タンパク質との複合体リポプロテインとして存在し，ケーキやマヨネーズをつくるときの乳化剤としての役割も果たしている）や大豆に多く含まれている．大豆レシチンは，食品添加物として利用されている．また細胞に微量存在しているカロチン類やトコフェロール類は，リノール酸やアラキドン酸など多価不飽和脂肪酸に対する抗酸化剤としての役目も有している．一方，魚類にはとくに二重結合を5個あるいは6個も有する多価不飽和脂肪酸（イコサペンタエン酸，ドコサヘキサエン酸）が多量に含まれているが，これらの脂肪酸はヒトの健康維持に重要であることがわかった．

　このように，油脂食品以外からも多種多様な脂質を日常の食生活の中で摂取している．

1）　分類

　上に述べたような物質はいわゆる脂質に分類されているものである．油脂という言葉は食品の分野でよく使われる言葉で，その本体は中性脂質のトリアシルグリセロールである．一般に常温で固体の脂肪を脂（例えば牛脂やカカオ脂など），一方液体のものを油（例えば大豆油やコーン油など），と呼んでいる．脂質はおおまかに，① 水に溶けにくくエーテル，クロロホルム，ベンゼンのような有機溶媒に溶ける，② 高級脂肪酸など長鎖炭化水素鎖が結合したもの，③ 生物に利用される，といった性質をもつとされている．一般的な分類を表3.8に示したが，糖脂質の中にエーテルに溶けず，水に溶ける物質（ガングリオシド）がある．また，ステロール，あるいはトコフェロールやカロチンなども脂質に属する．

2）　脂肪酸

a）　脂肪酸の命名と種類　　天然の脂質に存在する脂肪酸は一般に直鎖状で，分子内に二重結合を有する不飽和脂肪酸（unsaturated fatty acid）と二重結合を有しない飽和脂肪酸（saturated fatty acid）に大別される．大部分は偶数個の炭素よりなるが，羊脂，バター，魚油などには奇数炭素の脂肪酸や分枝した脂肪酸が数量含まれている（表3.9, 3.10）．

　一般的には，炭素数8から10の脂肪酸を中鎖脂肪酸（炭素数6や12を含めている文献もある），炭素数2から4の脂肪酸を短鎖脂肪酸（炭素数6や8を含めている文献もある）と呼んでいる．中鎖および短鎖脂肪酸から構成される油脂は，長鎖脂肪酸から構成される一般の油脂とは吸収・代謝過程が

表 3.8 脂質の分類

(1) 単純脂質 (simple lipid)
  A. 中性脂質 (neutral lipid, 油脂：oil and fat)
    トリアシルグリセロール，ジアシルグリセロール，モノアシルグリセロール
  B. ロウ (wax)
    脂肪酸と高級一価のアルコールとのエステル，脂肪酸とステロールのエステル
(2) 複合脂質 (complex lipid)
  A. リン脂質 (phospholipid)
    a. ホスファチジルコリン（レシチン），b. ホスファチジルエタノールアミン，c. ホスファチジルイノシトール，d. ホスファチジン酸，e. その他
  B. 糖脂質 (glycolipid)
    a. グルコシルジグリセリドなど，b. スルホリピド，c. セレブロシド，d. ガングリオシド
  C. リポ多糖 (lipopolysaccharide)
    細菌の表層にみられる物質で脂質と多糖類のポリマー
  D. リポタンパク質 (lipoprotein)
(3) 酸およびアルコール
    a. 脂肪酸，高級アルコール，ステロールなど（主として単純脂質，複合脂質の構成成分）
    b. 胆汁酸やプロスタグランディン類など
(4) 炭化水素 (hydrocarbon)
    ポリイソプレノイドなど
(5) 脂溶性ビタミンとホルモン (lipidsoluble vitamin and hormone)

表 3.9 天然に存在するおもな飽和脂肪酸

慣用名（系統名）	略　号	融点（℃）	主な所在
ブチリン酸 butyric acid (n-butanoic acid)	$C_{4:0}$*	−5.3	バター
ヴァレリン酸 valeric acid (n-pentanoic acid)	$C_{5:0}$	−34.5	〃
カプロイン酸 caproic acid (n-hexanoic acid)	$C_{6:0}$	−3.2	バター，ヤシ油，パーム油
カプリリン酸 caprylic acid (n-octanoic acid)	$C_{8:0}$	16.5	〃
カプリン酸 capric acid (n-decanoic acid)	$C_{10:0}$	31.6	〃
ラウリン酸 lauric acid (n-dodecanoic acid)	$C_{12:0}$	44.8	ヤシ油，パーム油
ミリスチン酸 myristic acid (n-tetradecanoic acid)	$C_{14:0}$	54.4	〃
パルミチン酸 palmitic acid (n-hexadecanoic acid)	$C_{16:0}$	62.9	一般動植物脂質
ステアリン酸 stearic acid (n-octadecanoic acid)	$C_{18:0}$	70.1	〃
アラキジン酸 arachidic acid (n-eicosanoic acid)	$C_{20:0}$	76.1	ラッカセイ油
ベヘン酸 behenic acid (n-docosanoic acid)	$C_{22:0}$	80.0	〃
リグノセリン酸 lignoceric acid (n-tetracosanoic acid)	$C_{24:0}$	84.2	ラッカセイ油，脳脂質
セロチン酸 cerotic acid (n-hexacosanoic acid)	$C_{26:0}$	87.8	植物や昆虫のロウ

*1 はじめの数字は炭素数を，次の数字は二重結合の数を示す．

表 3.10 天然に存在する主な不飽和脂肪酸

慣用名（系統名）	略号	融点（℃）	主な所在
I．モノ不飽和脂肪酸 monoenoic acid			
ミリストオレイン酸 myristoleic acid (c*1-9-tetradecenoic acid)	$C_{14:1, c9}$	−4	バター
パルミトオレイン酸 palmitoleic acid (c-9-hexadecenoic acid)	$C_{16:1, c9}$	−0.5	バター
オレイン酸 oleic acid (c-9-octadecenoic acid)	$C_{18:1, c9}$	13.4	一般動植物脂質
トランスヴァクセン酸 t-vaccenic acid (t-11-octadecenoic acid)	$C_{18:1, t11}$	44.0	バター，羊脂
ガドレイン酸 gadoleic acid (c-9-eicocenoic acid)	$C_{20:1, c9}$	24.0	サメ肝油，ニシン
ゴンドレイン酸 gondoleic acid (c-11-eicocenoic acid)	$C_{20:1, c11}$	23.5	鯨油
エルカ酸 erucic acid*2 (c-13-dococenoic acid)	$C_{22:1, c13}$	34.7	ナタネ油，カラシ油
セトレイン酸 cetoleic acid (c-11-dococenoic acid)	$C_{22:1, c11}$	32.5	魚油
ネルボン酸 nervonic acid (c-15-tetracocenoic acid)	$C_{24:1, c15}$	43.0	サメ肝油
II．ジ不飽和脂肪酸 dienoic acid			
リノール酸 linoleic acid (c-9, c-12-octadecadienoic acid)	$C_{18:2, c9c12}$	−8.0	植物油
III．トリ不飽和脂肪酸 trienoic acid			
α-リノレン酸 α-linolenic acid (c-9, c-12, c-15-octadeca trienoic acid)	$C_{18:3, c9c12c15}$	−11.0	アマニ油，大豆油
γ-リノレン酸 γ-linolenic acid (c-6, c-9, c-12-octadeca trienoic acid)	$C_{18:3, c6c9c12}$	—	月見草油
α-エレオステアリン酸 α-eleostearic acid (c-9, t-11, t-13-octadeca trienoic acid)	$C_{18:3, c9t11t13}$	44.0	キリ油
IV．アラキドン酸 arachidonic acid (c-5, c-8, c-11, c-14-eicosatetraenoic acid)	$C_{20:4, c5c8c11c14}$	−49.5	一般動物脂質
イコサペンタエン酸 eicosapentaenoic acid (c-5, c-8, c-11, c-14, c-17-eicosapentaenoic acid)	$C_{20:5, c5c8c11c14c17}$	−54.4	魚油
ドコサヘキサエン酸 docosahexaenoic acid (c-4, c-7, c-10, c-13, c-16, c-19 docosahexaenoic acid)	$C_{22:6, c4c7c10c13c16c19}$	−44.5	魚油

*1 c, t；シス，トランス（$cis, trans$）の略．
*2 エルシン酸とも呼ばれていた．

やや異なることが知られている（後述）．

脂肪酸には慣用名と系統名がある．不飽和脂肪酸では系統名の語尾を二重結合の数によって変化させる．すなわち，例えば，炭素数が18個で二重結合がゼロのときはステアリン酸（octadecanoic acid），二重結合が1個，2個，3個のときはそれぞれオレイン酸（octadecenoic acid），リノール酸（octadecadienoic acid），リノレン酸（octadecatrienoic acid）となる．また，二重結合の位置はカルボキシル基末端から数える．例えば，リノール酸の場合は9と10, 12と13番目の炭素のところに二重結合があるので，9,12-octadecadienoic acid,

$$\overset{18}{C}H_3CH_2CH_2CH_2CH_2CH=\overset{12}{C}H-CH_2-CH=\overset{9}{C}HCH_2CH_2CH_2CH_2CH_2CH_2\overset{1}{C}OOH$$

3.2 食品成分の化学と物性

α-リノレン酸は 9, 12, 15-octadecatrienoic acid となる．二重結合の位置によって脂肪酸を分類する方法として，メチル基末端から数える方法がある．例えば，さきほどのリノール酸の場合，メチル基末端から数えて6番目と7番目の炭素間に二重結合があるので，n-6 系の脂肪酸という．一方，α-リノレン酸は n-3 系，同じく魚油によく含まれているイコサペンタエン酸 IPA（エイコサペンタエン酸 EPA ともいう）やドコサヘキサエン酸 DHA も n-3 系である．一方，オレイン酸は n-9 系である．ヒトの体内では，二重結合はカルボキシル基側にしか作ることができない．つまり，リノール酸（n-6）からはアラキドン酸ができるが，オレイン酸（n-9）からは必須脂肪酸のリノール酸（n-6）は合成されない．カルボキシル基末端から数えて，3番目と4番目や6番目と7番目に二重結合ができてしまうのである．一方，二重結合が2個以上ある脂肪酸を総称して多価不飽和脂肪酸と一般に呼んでいる．表 3.9，3.10 に天然に存在する脂肪酸を示す．

n-6 の不飽和脂肪酸であるリノール酸やアラキドン酸からは，プロスタグランディンやトロンボキサンなどの重要な生理活性物質が作られ，血栓症とも深いかかわりをもっている．また，n-3 の IPA は血栓症の発症を抑える効果をもっている．魚にはまた二重結合を6個有する DHA（n-3）も多量に含まれており（表 3.10 参照），抗動脈硬化作用や多くの保健効果があるといわれている．また，魚油は業務用として硬化油に変換して使われている．

b) 脂肪酸の異性体 飽和脂肪酸にシス（cis）型の二重結合が導入されると，図1にみるように折れ曲がってくる．さらに，シスに二重結合が導入されるとさらに折れ曲がってくる．分子全体の長さは短くなるが，分子運動による1個の分子の占有面積は大きくなる．しかし，トランス（$trans$）型の二重結合が導入されると，分子の長さは飽和脂肪酸とほとんどかわらなくなる．このようなシス-トランス異性を幾何異性という．天然にはほとんどトランス型はないが，反芻動物の脂には若干含まれている（表 3.10 参照）．一方，位置異性には二重結合の位置の違いによるものがある．例えば，エルカ酸はシス-13-dococenoic acid で，13番目と14番目の炭素間に二重結合

トロンボキサン
血小板を凝集させる物質．

IPA の抗血栓症効果
血小板凝集を阻害するプロスタグランディン I_3 が合成される．

DHA の保健効果については多くの報告があるが，生理作用と保健効果を混同している部分もあり，保健効果に関する機構解明や真の効果の立証には時間がかかるであろう．

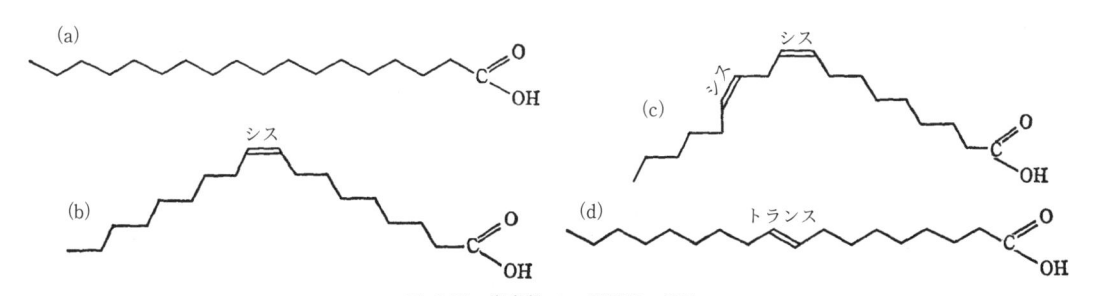

図 3.25 炭素数 18 の脂肪酸の構造
(a) ステアリン酸，(b) オレイン酸，(c) リノール酸，(d) エライジン酸

トランス酸と疾病については，疫学的な結果から米国を中心に動脈硬化の原因となることが再びいわれ始めた（2006年1月1日から表示の義務）が，更なる疫学的調査が必要であろう．米国人は5g以上，日本人1～2g程度トランス酸を摂取しているといわれている．

共役リノール酸
反芻動物の第一胃に存在する微生物によって生産される．最近では，いろんな植物から共役ジエン構造を有する脂肪酸が見つかっており，欧米を中心に研究され，現在日本でも積極的に研究されている．

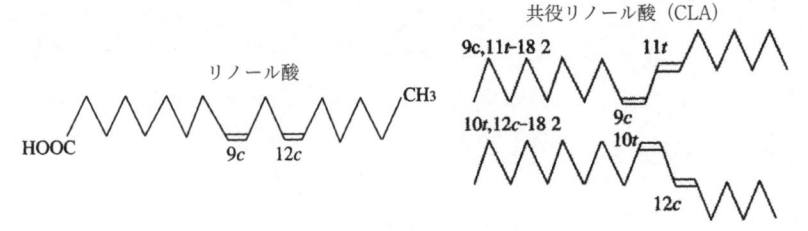

図 3.26 共役リノール酸の構造

があり，セトレイン酸はシス-11-docqcenoic acid で，11番目と12番目の炭素間に二重結合がある．リノレン酸にも数種の位置異性体が存在する．

また，最近では，肥満予防あるいは癌予防などその生理機能の多様さから共役ジエン構造を有する共役リノール酸（conjugate linoleic acid）が注目されてきた．その構造の一例を図に示す．もともと，このCLAは日常食べている乳製品に微量含まれている（図3.26）．

c) **脂肪酸の化学的性質**　脂肪酸はすでにみたように疎水性を示す長鎖炭化水素基と親水性を示すカルボキシル基からなる．カルボキシル基はアルカリ金属と反応していわゆる石けんを形成する．

$$RCOOH + NaOH \longrightarrow RCOO^-Na^+ + H_2O$$

また，カルボキシル基はアルコールと反応し，メチルあるいはエチル誘導体を形成する．脂質の脂肪酸組成をガスクロマトグラフィーによって分析するときによく用いられる方法である．酸としては硫酸や塩酸がよく用いられる．

$$R-\underset{}{\overset{O}{\overset{\|}{C}}}-OH + HO-CH_3 \underset{酸触媒}{\overset{H^+}{\rightleftarrows}} R-\overset{O}{\overset{\|}{C}}-OCH_3 + H_2O$$

一方，不飽和脂肪酸の二重結合は反応性に富み，付加反応（下に示すようなヨウ素化の反応は油脂の二重結合数を求めるときに利用される）や後述するような酸化反応，重合反応などを起こす．また，二重結合の側のメチレン基，特に二重結合にはさまれたメチレン基は，電子を失いやすくなるので活性メチレン基という．

$$-CH=CH- \xrightarrow{ICl} \begin{array}{c} H \ H \\ -C-C- \\ | \ | \\ I \ Cl \end{array}$$

d) **脂肪酸の融点**　脂肪酸の融点は油脂やリン脂質の物性に大きな影響を与える．表3.9，10からわかるように飽和脂肪酸の融点は炭素数が長くなるとともに高くなり，不飽和脂肪酸の融点は二重結合数が増すにつれて低くなる．トランス酸の場合は相当するシス酸より高く，飽和脂肪酸より低く，両者のほぼ中間の値をとる．シス酸では二重結合の位置が炭素鎖の中央から一方にずれると高くなる．例えば，シス-9-octadecenoic acid は 13.4℃ で

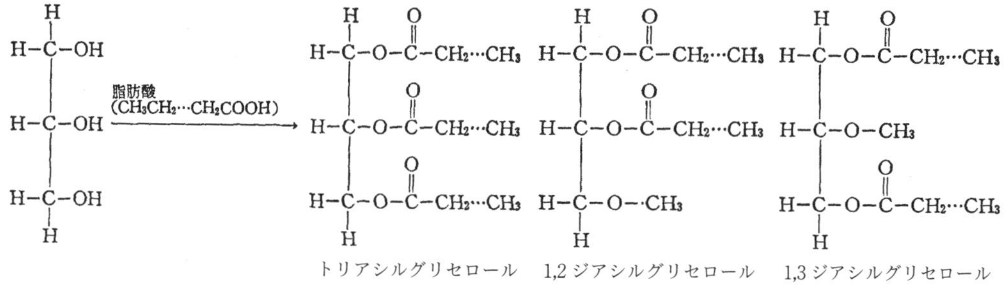

図中: トリアシルグリセロール　1,2 ジアシルグリセロール　1,3 ジアシルグリセロール

図 3.27 脂質の種類

あるが，シス-2-octadecenoic acid で 50.5℃，シス-17-octadecenoic acid では 56℃ である．

3) 油脂

a) 油脂の種類　脂肪酸が遊離の型で食品に存在するのは極微量で，ほとんどの場合エステル結合した型で存在している．天然油脂の場合 97～98％ 以上はグリセロール（グリセリン）に 3 分子の脂肪酸がエステル結合したトリアシルグリセロール（トリグリセリド）である．天然には多くの種類の脂肪酸が存在するので，種々の脂肪酸から構成される多種類のトリアシルグリセロールが存在すると考えられる．が，実際には，主要な脂肪酸はそれほど多くはなく，かつ，原料によって，脂肪酸の組成に特徴があるので，特定の（かたよった）種類のトリアシルグリセロールによって油脂は構成されている．このことが，油脂の化学的・物理的性質を特徴づけているのであり，食品の目的に応じた油脂を得やすくしている．

動物では，脂は脂肪組織に貯えられており，植物の場合，油はリピドボディ（lipid body）あるいはスフェロゾーム（spherosome）という顆粒に貯えられている．天ぷら油には大豆油やナタネ油が主原料として使われている．サラダ油にはほとんどの植物油脂が使われ，低温処理によって沈殿物を除いた精製油である（ウィンタリング）．

b) 油脂の性質

● 酸価（acid value, AV）：　油脂中の遊離脂肪酸（free fatty acid）量を知ることができる．試料 1 g に含まれる遊離脂肪酸を中和するのに要する KOH の mg 数をいう．酸価の高い油は食用に適さない．日本農林規格によって，例えば精製大豆油では 0.2 以下と定められている．

● ケン化価（saponification value, SV）：　脂肪酸の分子量または鎖長に関係があり，油脂の鑑定に役立つ．試料 1 g を完全にケン化（$RCOO^-K^+$）するのに要する KOH の mg 数で表す．

● ヨウ素価（iodine value, IV）：　脂質中の不飽和結合の量を知ることができる．100 g の油脂に消費されるヨウ素の g 数をチオ硫酸ナトリウムで逆滴定する．

（側注）

生物では，グリセロールリン酸からホスファチジン酸が合成され，ジアシルグリセロールになり，続いて 1 分子の脂肪酸がアシル化して脂肪（油脂）であるトリアシルグリセロール（TG）が合成される．すべての反応段階に酵素が関与している（グリセロリン酸経路）．一方，摂取された油脂が脂肪酸とモノアシルグリセロール（MG）に分解され，吸収されたこの MG に新たに 2 分子の脂肪酸が酵素的にアシル化されて TG が合成される経路も動物体内にある（MG 経路）．

ウィンタリング
温度を低下させると飽和度の高いトリグリセリドは沈殿し，不飽和度の高いトリグリセリドは溶けたままである．

$$-CH=CH- + ICl \longrightarrow -CHI-CHCl-$$

$$ICl + KI \longrightarrow KCl + I_2$$

$$2\,Na_2S_2O_3 + I_2 \longrightarrow 2\,NaI + Na_2SO_4O_6$$

● 過酸化物価（peroxide value, POV）： 油脂の変敗，酸化の程度を知ることができる．試料にヨウ化カリウムを加えた場合に遊離されるヨウ素を試料1kgに対するミリ当量数で表したもの．ほかに油脂の酸化の程度を知るために，チオバルビツール酸（TBA）法や試料中のカルボニル基の量を測定する方法がある．

$$-CH_2-\underset{OOH}{CH}-CH=CH- + 2\,KI \longrightarrow$$

$$-CH_2-\underset{OH}{CH}-CH=CH- + I_2 + K_2O$$

$$I_2 + 2\,Na_2S_2O_3 \longrightarrow Na_2S_4O_6 + 2\,NaI$$

4) 複合脂質

リン脂質および糖脂質は生体膜の主要な成分である．リン脂質は血漿および卵黄のリポプロテインの構成成分でもある．

a) リン脂質　動植物において主要リン脂質はホスファチジルコリン（レシチン）とホスファチジルエタノールアミンであり，両者で全リン脂質の約70～80％を占めている．リン脂質の構造を図3.28に示す．共通の構造として分子中に脂肪酸，リン酸，グリセリンを含み，有機塩基（-X）の違いによって種類が分かれてくる．図からわかるようにリン脂質は疎水性部分（脂肪酸部分）と親水性部分（リン酸と塩基部分）からなる両親媒性の化合物である．水中では会合体（リポゾーム）を形成する．

PIはリン脂質の中でも微量成分であるが例外的に大豆には多量に含まれ

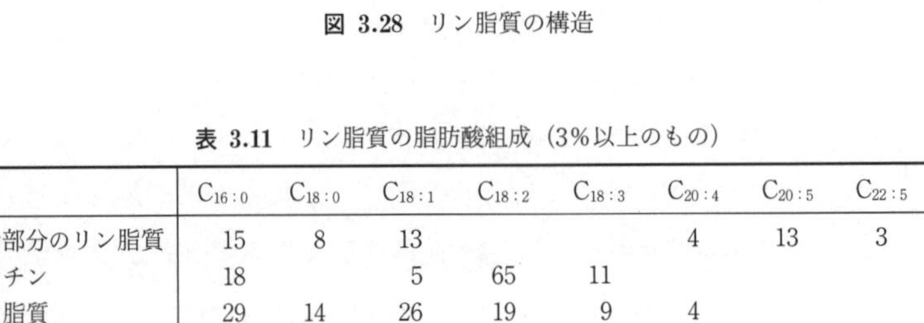

海産および淡水産無脊椎動物には図3.28中のリン酸が酸素（O）を介さずに直接P-X結合をしたホスホノリピドが存在している．

図 3.28　リン脂質の構造

表 3.11　リン脂質の脂肪酸組成（3%以上のもの）

	$C_{16:0}$	$C_{18:0}$	$C_{18:1}$	$C_{18:2}$	$C_{18:3}$	$C_{20:4}$	$C_{20:5}$	$C_{22:5}$	$C_{22:6}$
サバ白身部分のリン脂質	15	8	13			4	13	3	35
大豆レシチン	18		5	65	11				
卵黄リン脂質	29	14	26	19	9	4			
牛肉リン脂質	18	14	34	19	3	9			

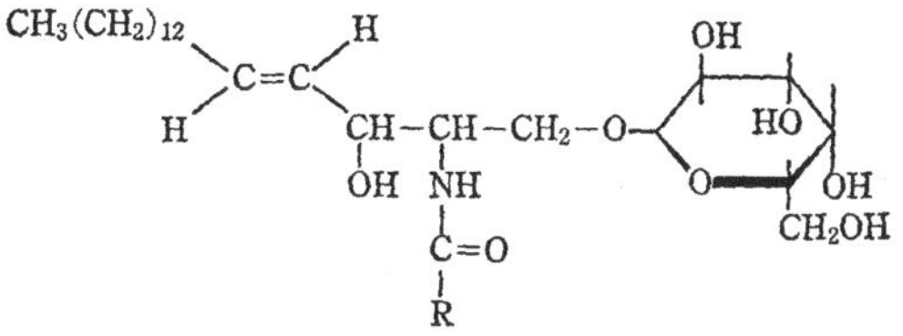

図 3.29 セレブロシド（ガラクトセレブロシド）
R：炭化水素側鎖

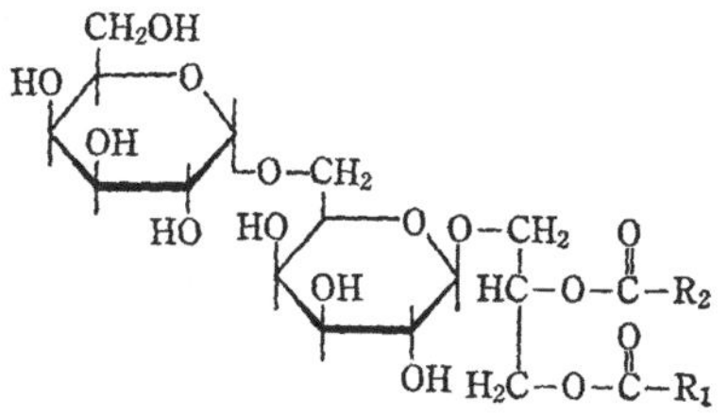

図 3.30 ガラクトシルジグリセリド
R_1, R_2：脂肪酸の炭化水素側鎖

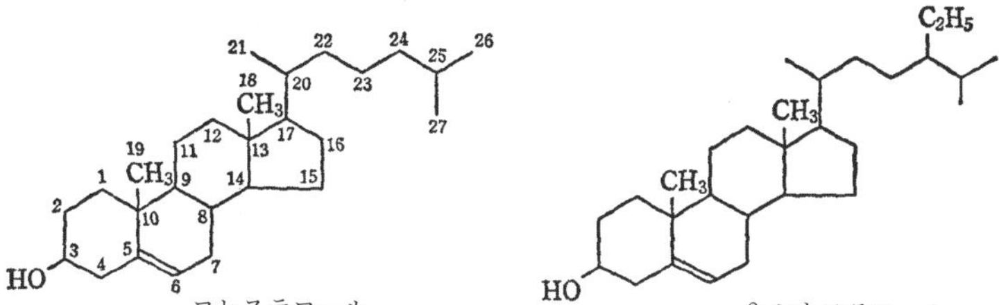

コレステロール   β-シトステロール

図 3.31 ステロールの構造

ている．

リン脂質は脂質のうちで多価不飽和脂肪酸を最も多く含んでいる．表3.11に食品中のリン脂質の脂肪酸組成を示した．このようにリン脂質は多価不飽和脂肪酸を多量に含むので酸化されやすい．大豆レシチンは後述するように乳化剤以外に色々な目的で食品に添加されている．日本人は1日に2g程度のリン脂質を摂取しており，ほとんどがレシチンである．

b) 糖脂質　セレブロシド（図 3.30）とガングリオシドは動物にのみに存在し，脳や神経組織に多量含まれており，ホルモン受容体（レセプター）として重要である．一方，植物ではモノガラクトシルガラクトシドやジガラクトシルガラクトシドが存在し，葉緑体を構成している重要な成分である（図 3.31）．糖脂質は食品との関係がうすい．

その他の複合脂質，リポ多糖と食品との関連は不明である．一方，リポプロテイン，とくに卵黄のそれはマヨネーズ，ケーキ中では乳化剤としての機能も果たしている．

5) ステロール

油脂の不ケン化物の中でステロール類が主成分である．ステロイドはシクロペンタフェナントレン炭素骨格を有する化合物の総称で3位に水酸基（-OH）をもち，炭素数が27～30のものをステロールと呼んでいる．動物，植物にそれぞれ代表的なステロールを図3.32に示した．コレステロールはステロイドホルモン合成に重要な成分である．以前は植物にコレステロールはないとされてきたが，最近，たいていの植物油脂にも含まれていることがわかった（全ステロールの数パーセント以下）．代表的なステロールと種々の油脂中のステロール含量を表3.12, 13に示した．植物ステロールは血中

ステロール以外の不ケン化物として，先に述べたトコフェロール，カロチノイド，クロロフィルなどが含まれている．動物性脂肪の場合は種々の脂溶性ビタミン類も含まれている．また，海産動物の肝油には炭化水素が含まれ，その代表的なものがスクアレンである．

表 3.12 種々の生物の代表的ステロール

名　称	C-24位の置換基	二重結合の位置	おもな所在
コレステロール		5	動物組織
カンペステロール	メチル	5	大豆油，ベニバナ油
β-シトステロール	エチル	5	穀類，綿実油
ブラシカステロール	メチル	5, 22	ナタネ油
スチグマステロール	エチル	5, 22	大豆油

表 3.13 油脂および穀類のステロール含量

油　脂	ステロール含量（%）	油　脂	ステロール含量（%）
カカオ脂	0.17〜0.3	米ぬか	0.35〜1.80
トウモロコシ	0.58〜1.50	ベニバナ	0.35〜0.57
綿実	0.26〜0.43	ゴマ	0.19〜0.61
アマニ	0.37〜0.50	大豆	0.15〜0.42
カラシナ	0.6〜0.75	ヒマワリ	0.25〜0.75
オリーブ	0.16〜0.60	小麦麦芽	1.3〜2.6
ナタネ	0.35〜1.80		

(Kochhar, 1983)

コレステロール濃度を低下させる作用をもつため，注目を集めている．

コレステロール（1〜2 g/Kg 体重）は細胞膜の固さ柔らかさを調節し，かつステロイドホルモンの材料でもある．血清脂質中のコレステロール（体内の全コレステロール量のわずか4%ぐらい）はトリアシルグリセロールとともに高脂血症や動脈硬化症と関係が深いと考えられている．揚げ物の衣に卵（250 mg/1 ヶ（50 g））を使うが，この衣中のコレステロールは揚げ油に溶出するので，実際の摂取量は少ない．

e. ビタミン

ビタミン（vitamin）は「生命維持に必須の微量作用低分子化合物で，必要量だけ自己体内で合成できないもの」と定義される有機化合物で，ヒトは食品から摂取する必要がある．

ビタミン類は欠乏症を治す栄養素として発見され，その生理作用は栄養素としての作用であるが，近年は栄養素としての生理作用とは別に薬理作用があることがわかり，健康維持・促進の面からも注目されている．

現在ビタミンとして一般に認められているものには，水溶性ビタミン9種類と，脂溶性ビタミン4種類がある．これらは発見の順番にしたがってアルファベットで命名されてきたが，現在は化合物名で表すことも多い．また，食物として摂取したあと体内でビタミンに変換する前駆体をプロビタミンという．このほかに，ビタミンに似ているが，その作用の主体が薬理作用であることから"ビタミン様作用物質"と呼ばれるものがある．

1) 脂溶性ビタミン

水には不溶で，油脂や有機溶媒に溶ける性質をもつ脂溶性ビタミンにはビタミン A，D，E，K がある．一般的に脂溶性ビタミンは熱に対して安定であり，調理による損耗が少なく，その吸収は食事中の脂肪により促進され

通常の検診で要注意と言われない限り，脂肪やコレステロールの摂取に気をもむ必要はない．また，2005年版の食事摂取基準では一般成人のコレステロール摂取の上限が男性 750 mg/日，女性 600 mg/日となった）．

"必要量だけ"

ここ50年間の研究で，ビタミンの中には動物体内で合成できるものもあることがわかってきている．ただ必要量には及ばないため，外部からとらねばならないということで，定義に"必要量だけ"という言葉が加わった．

例えばナイアシン（ニコチン酸アミド）は腸内細菌でも作れるし，トリプトファンからも高等動物の細胞内で作られる．しかし必要量に足りないので今でもビタミンとされている．

る．また，必要量以上を摂取すると，体外に排泄されずに肝臓に沈着して過剰症を引き起こしやすい．

a）ビタミンA（レチノール，retinol）　ビタミンAは視覚作用物質で，視紅（ロドプシン）の生成に関与しており，欠乏すると夜盲症を発症する．また表皮細胞を正常化する作用もあり，この作用により角膜乾燥症や皮膚炎の発生を予防する．そのほか成長促進機能，生殖作用，感染予防など多様な機能が明らかになっている．

ビタミンAの供給源としては，動物性食品に含まれるビタミンAと，植物性食品に由来するプロビタミンAであるカロテノイド色素がある．ビタミンAにはA_1（レチノール）とA_2（デヒドロレチノール）の2種類が存在するが，A_2は淡水魚の肝臓のみに存在することから一般的にA_1をビタミンAとしている．レチノールはβ-ヨノン核の環状部分とイソプレノイド鎖からなり，その末端に水酸基をもつものであるが，そのほかにアルデヒド（レチナール），酸（レチノイン酸）の形をとる（図3.32）．イソプレノイド鎖の二重結合はほとんどトランス型である．また，多数の二重結合をもつことからビタミンAは酸化されやすく，特に光，熱，重金属イオン，酸化酵素などの存在下で非常に不安定である．

緑黄色野菜などの植物性食品に含まれるカロテノイド色素のうち，プロビタミンAとして効力をもつのは，レチノールと同じβ-ヨノン核を有するα-カロテン，β-カロテン，γ-カロテン，クリプトキサンチンなどである（図3.33）．小腸で吸収されたβ-カロテンは中央開裂により2分子のビタミンAを生成するが，α-カロテン，γ-カロテン，クリプトキサンチンのプロビタミンA活性はβ-カロテンの半分である．そして，食品由来のβ-カロテンのビタミンA活性はレチノールに比べると低く，日本人の食事摂取基準（2005年版）ではレチノールの1/12と見積もっている．これらのカロテノイド色素にはプロビタミンAとしての作用のほかに，抗酸化作用，抗発

> ビタミンAはうなぎ，肝臓，乳・乳製品，卵黄などの動物性食品に多く含まれており，植物性食品には含まれていない．一方，プロビタミンAであるβ-カロテン類は緑黄色野菜などの植物性食品に多く含まれ，良好なビタミンA供給源となっている．卵黄や乳・乳製品などの動物性食品に含まれるカロテン類は飼料由来で蓄積したものである．
>
> 食品中のレチノールやカロテン類は，脂肪と共存することで効率よく腸管（小腸）から吸収されることから，調理法や一緒に食べる食物によってその吸収効率はかなり異なる．

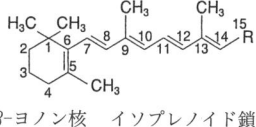

R	ビタミンA_1	ビタミンA_2
CH_2OH	レチノール	3-デヒドロレチノール
CHO	レチナール	3-デヒドロレチナール
COOH	レチノイン酸	3-デヒドロレチノイン酸

図3.32　ビタミンA構造

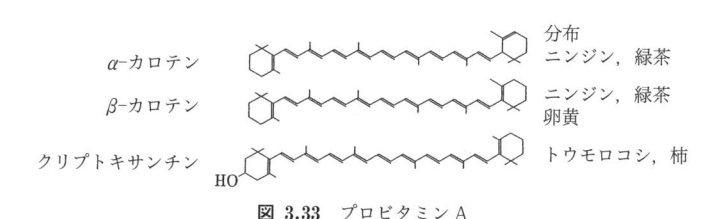

α-カロテン　　ニンジン，緑茶
β-カロテン　　ニンジン，緑茶，卵黄
クリプトキサンチン　　トウモロコシ，柿

図3.33　プロビタミンA

ガン作用，免疫賦活作用などがある．

ビタミンAの過剰摂取による症状としては，成人では肝臓障害，乳児では頭蓋内圧亢進などが挙げられている．また，妊婦の場合には胎児奇形の症例が報告されている．

ビタミンDを多く含有するのは魚類とキノコ類で，特にキクラゲの含有量が高い．肉類ではあひる肉に多く含まれている．

b)　ビタミンD（カルシフェロール，calciferol）　ビタミンDは小腸や腎臓でのカルシウムやリンの吸収促進と骨形成に関与し，欠乏するとくる病や骨軟化症，骨粗鬆症などを発症する．

ビタミンD作用を示す物質は数種類存在するが，食品に含まれるものとしてはビタミンD_2（エルゴカルシフェロール）とD_3（コレカルシフェロール）の2種類が主なものである（図3.34）．主にきのこ類に含まれるビタミンD_2と魚肉類に多いD_3は，体内では同様に代謝され，同等の生理活性を示す．食品として摂取されたビタミンDは，肝臓において25-ヒドロキシビタミンDに代謝され，さらに腎臓で活性型の1α25-ジヒドロキシビタミンDに代謝されて作用する．さらに，きのこ類にはプロビタミンD_2（エルゴステロール），ヒトの皮膚にはプロビタミンD_3（7-デヒドロコレステロール）が存在し，紫外線照射によってビタミンDに変換する．このため日光浴によってくる病などを防止できる．

ビタミンDは酸，アルカリ，熱には比較的安定であるが，二重結合が多いため空気酸化されやすく，光にも不安定である．

ビタミンDの過剰症としては，血管壁や肺，脳などにカルシウムが沈着することによる食欲不振，悪心，嘔吐，便秘，さらには体重低下，神経の興奮性亢進などが報告されている．

c)　ビタミンE（トコフェロール，tocopherol）　ビタミンEの生理作用の本態は，体内における抗酸化作用である．生体膜を構成する高度不飽和脂

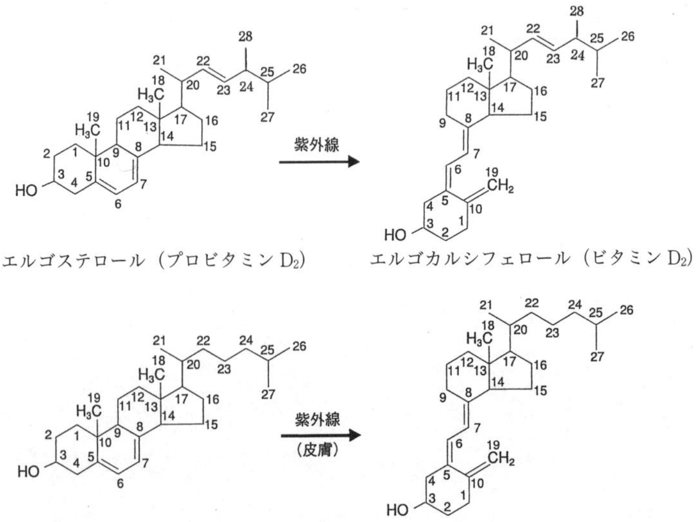

エルゴステロール（プロビタミンD_2）　エルゴカルシフェロール（ビタミンD_2）

7—デヒドロコレステロール（プロビタミンD_3）　コレカルシフェロール（ビタミンD_3）

図 3.34　プロビタミンDとビタミンDの構造

3.2 食品成分の化学と物性

	トコフェロール	トコトリエノール
$R_1=R_2=R_3=CH_3$	α	α
$R_1=R_3=CH_3, R_3=H$	β	β
$R_1=H, R_2=R_3=CH_3$	γ	γ
$R_1=R_2=H, R_3=CH_3$	δ	δ
$R_1=R_2=R_3=H_3$	トコール*	トコトリエノール*

*自然界には存在しない.

図 3.35 トコフェロールとトコトリエノールの構造

ビタミンEは植物性油脂や種子類,穀類の胚芽部,緑黄色野菜,魚介類に多く含まれているため,通常の食事で不足することはない.ビタミンEの過剰症は現在報告されていないことから,健康維持のために積極的な摂取が勧められている.

肪酸は酸化されて過酸化脂質に変換すると,膜は弱くなり,膜としての機能が低下して様々な症状を呈する.ビタミンEはフリーラジカルの捕捉や過酸化脂質の分解などに関与して酸化防止作用を示す.ビタミンEは抗不妊症因子として発見されたが,そのほかの欠乏症としては溶血による貧血,白内障,心筋梗塞や脳卒中などが挙げられる.

ビタミンEには4種類のトコフェロールと4種類のトコトリエノールの合計8種類の同族体がある(図3.35).クロマン環のメチル基の数によりα-,β-,γ-,δ-体と区別されており,抗不妊症に対する生理活性は$\alpha>\beta>\gamma>\delta$の順に大きい.体内における作用は主として$\alpha$-トコフェロールの形で行われることから,ビタミンEの食事摂取基準(2005年度)はα-トコフェロール量で示されている.

ビタミンEは酸,熱,アルカリ処理などには安定であるが,光により分解されやすい.

d) ビタミンK(K_1:フィロキノン,phylloquinone;K_2:メナキノン,menaquinone)　ビタミンKの主な生理作用は血液凝固因子の活性化である.Kはドイツ語の血液凝固koagulationに由来する.血液凝固に関係するプロトロンビンの生合成に関与するγ-カルボキシラーゼの補酵素として働く.そのほか骨形成の促進および動脈硬化の抑制作用も報告されている.ビタミンKの欠乏症としては血液凝固の遅延が主な症状である.母乳栄養児における新生児メレナ(消化管出血)や生後1ヵ月くらいで起こる突発性

フィロキノンは主に緑黄色野菜や植物油に含まれ,メナキノン類は肉類,卵,発酵食品に含まれる.また,腸内細菌によっても産生される.栄養上特に重要なものは動物性食品に含まれるメナキノン-4と納豆菌が産生するメナキノン-7である.母乳栄養児に欠乏症が多く発症するのは,母乳中のK含量が低いこと,新生児は腸内細菌数が少ないことなどが原因と考えられている.

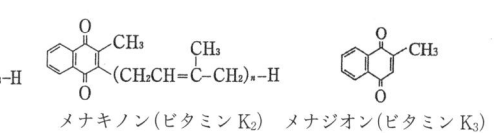

フィロキノン(ビタミンK_1)　　メナキノン(ビタミンK_2)　　メナジオン(ビタミンK_3)

図 3.36 ビタミンKの構造

乳児頭蓋内出血はビタミンK不足に起因する．

ビタミンKの作用を有する物質は，ナフトキノン核にイソプレノイド鎖が結合したもので，天然に存在するのはK_1（フィロキノン）とK_2（メナキノン類）である．そのほか鎖をもたない合成品のK_3（メナジオン）がある（図3.36）．メナキノンは図のイソプレン単位の数nによって4から14まで異なったものがあり，メナキノン-n（MK-n）と呼ばれている．合成品のメナジオンは，大量摂取すると毒性が認められるが，天然由来のK類については過剰症の報告はない．

2） 水溶性ビタミン

水溶性ビタミンはB群とCからなる．B群にはB_1，B_2，ナイアシン，B_6，葉酸，B_{12}，パントテン酸，ビオチンがあり，それぞれ構造式や作用は異なるが，生体内の重要な反応において補酵素として作用するという共通した性質をもつ．ビタミンCはB群とは異なった作用を示す．

水溶性ビタミンは食品として摂取した場合，過剰分は尿中に排泄されることからあまり過剰症はみられないが，サプリメントやビタミン剤として大量摂取した場合には過剰の害が認められている．

a） ビタミンB_1（チアミン，thiamine）　1910年，鈴木梅太郎とFunkによって，米ぬかから抗脚気成分，すなわちビタミンB_1が分離されたことが，ビタミンという概念確立の端緒となった．現在，このビタミンB_1には2種類の作用が考えられている．一つは糖代謝系の補酵素としての作用である．ビタミンB_1が欠乏すると糖代謝が円滑に動かなくなり，中間代謝物の焦性ブドウ糖や乳酸が増加し，血液が酸性となる（アシドーシス）．また，糖類や炭水化物を多く摂取した場合に欠乏症がみられる．もう一つは神経組織に関する作用で，欠乏によってさまざまな神経症状が現れる．ヒトの欠乏症としては脚気とウェルニッケ・コルサコフ症候群がある．脚気は末梢神経が侵されて生じる症状であるのに対して，ウェルニッケ・コルサコフ症候群は中枢神経の病気であり，特にアルコール中毒患者の発症例が多い．

ビタミンB_1はピリミジン骨格とチアゾール環からなる化合物で，生体内ではチアゾール部に2分子のリン酸が結合したチアミン二リン酸

> ビタミンB_1は米ぬか部に多く含まれることから，玄米における含有量が高い．そのほか，小麦胚芽，乾燥酵母，焼のり，大豆，ゴマなどが供給源となる．肉類では豚肉に特に多く含まれるのが特長である．一方，淡水魚や貝類の内臓，ワラビ，ゼンマイなどにはビタミンB_1分解酵素であるチアミナーゼが存在する．

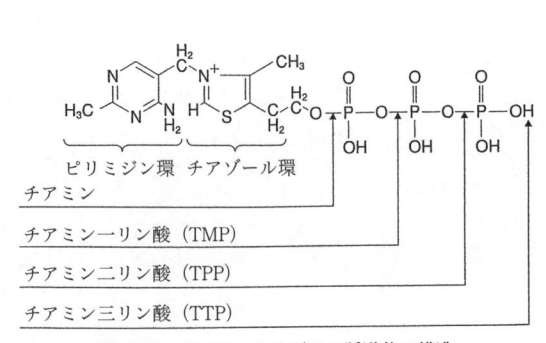

図3.37　チアミンおよびその誘導体の構造

(thiamine pyrophosphate, TPP) として存在し，補酵素として働いている（図 3.37）．

ビタミン B_1 塩酸塩や硝酸塩などの結晶は比較的安定であるが，その水溶液は不安定であり，特にアルカリ性で容易に分解する．調理における損耗は煮汁への溶出によることが多い．ビタミン B_1 とニンニクの臭気成分であるアリシンが結合したアリチアミンは，水に難溶性となり，吸収されやすい．化学的に合成されたジベンゾイルチアミン（DBT）も水難溶性で，精白米にコーティングされて強化米として用いられている．

b） ビタミン B_2 （リボフラビン，riboflavin）　ビタミン B_2 は，生体内ではリン酸がエステル結合したフラビンモノヌクレオチド（FMN），さらにFMN にアデニル基がついたフラビンアデニンジヌクレオチド（FAD）の型で生理活性を示す．FAD と FMN は，フラビン酵素群と呼ばれる，主に生体内酸化還元反応に関与する酵素群の補酵素としてエネルギー獲得過程で重要な役割を果たしている．また，FAD はグルタチオンレダクターゼの補酵素として体内の過酸化脂質の分解に関与し，老化を防止する作用も注目されている．

ビタミン B_2 は発育ビタミンともいわれ，欠乏すると発育不良，口内炎，眼球炎，脂漏性皮膚炎などが起こる．

リボフラビンは，イソアロキサンジン核と呼ばれる環状部と鎖状の多価アルコールであるリビトール部からなる化合物（図 3.38）で，その水溶液は緑黄色蛍光を有する．アルカリ性で加熱すると分解するが，中性や酸性条件下では熱に対して比較的安定であり，調理による損耗は主に煮汁への溶出による．しかしながら，光によって分解されやすく，直射日光にさらした牛乳などの日光臭の原因となる．

c） ナイアシン（niacin）　ナイアシンはニコチン酸とニコチンアミドの総称である．生体内では，主にニコチンアミドアデニンジヌクレオチド

> ビタミン B_2 を多く含む食品としては，大豆，キノコ類，アマノリ，肝臓，卵，乳および乳製品，酵母などがある．ヒトの場合，普通の食事をしていれば欠乏することはほとんどない．
>
> ナイアシンは魚類に豊富に含まれており，そのほか肝臓，肉類，豆類，種実類の含量も高い．また，ニコチンアミドはアミノ酸のトリプトファンからも生体内で生合成される．摂取食品に含まれるトリプトファン量の 1/60 がニコチンアミドに転換するといわれている．このことからナイアシン当量という用語が用いられ，ナイアシン当量（mg）はニコチン酸（mg）とニコチンアミド（mg）と 1/60 トリプトファン（mg）の合計量である．しかしながら，五訂日本食品標準成分表に記載されているナイアシン量は微生物学的定量法で得られたニコチン酸とニコチンアミドの合計値のニコチン酸相当量である．

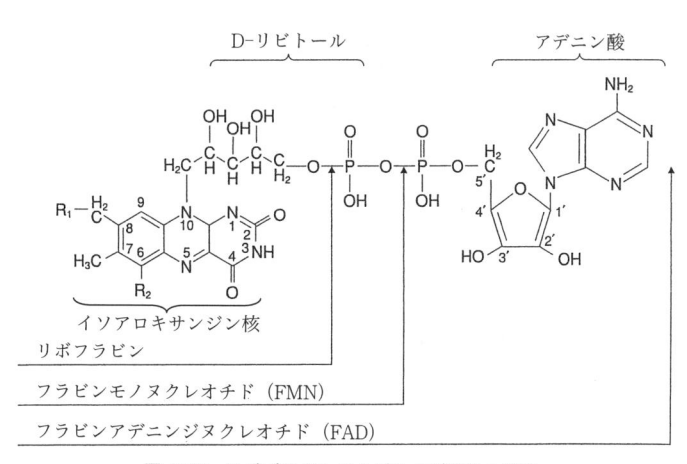

図 3.38 リボフラビンおよびその誘導体の構造

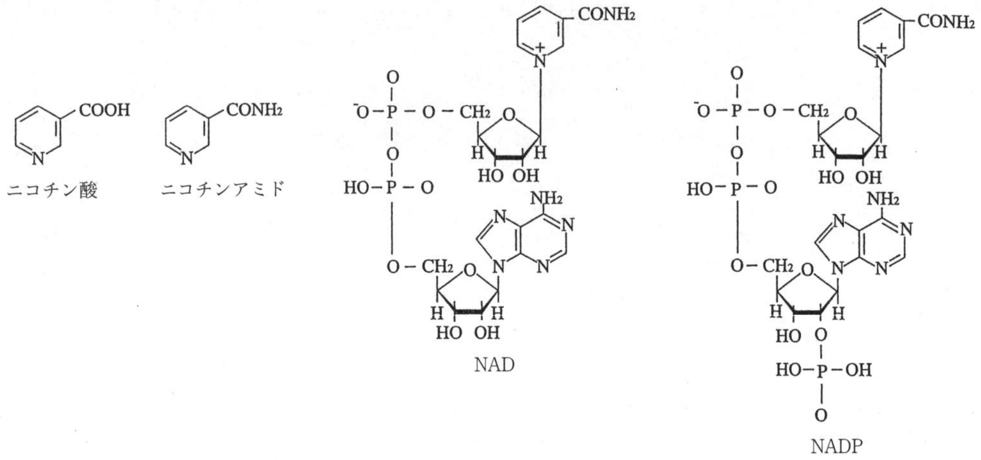

図 3.39 ナイアシンおよびその誘導体の構造

(NAD) やニコチンアミドジヌクレオチドリン酸 (NADP) として存在し，多くの脱水素酵素群の補酵素として働く．欠乏症の代表はペラグラで，その症状として3Dとよばれる皮膚炎 (dermatitis)，下痢 (diarrhea)，痴呆 (dementia) がある．また，摂取されたアルコールは，アルコール脱水素酵素，アルデヒド脱水素酵素が働いて代謝されるが，いずれもNADを補酵素としていることから，アルコールを大量に飲むとナイアシン欠乏状態を生じる．

ニコチン酸はピリジンのカルボキシル誘導体であり，ニコチンアミドはそのアミドで (図3.39)，熱，酸，アルカリ，光，酸化剤などに対して安定なビタミンである．

> ビタミン B_6 はニンニクや種実類などに特に多く含まれている．そのほか魚類，肉類，大豆，玄米，小麦などの含量も高く，普通の食事をしている場合は不足することはない．

d) ビタミン B_6（ピリドキシン pyridoxine, ピリドキサル pyridoxal, ピリドキサミン pyridoxamine）　ビタミン B_6 は，ピリドキサルリン酸の形で，アミノ酸から糖質，脂質への変換，糖質や脂質からアミノ酸への変換などアミノ酸代謝酵素の補酵素として作用する．また，神経伝達物質である γ-アミノ酪酸（γ-amino butyric acid, GABA）の生成にも関与しており，ビタミン B_6 が欠乏するとGABAが産生されなくなり，けいれんなどの症状を示すことがある．ビタミン B_6 欠乏症としては皮膚炎，食欲不振，吐き気，口唇炎，口炎などがあるが，食事中のビタミン B_6 量が不足していなくてもその他の条件で欠乏症が現れることがある．妊娠中はホルモンの関係で B_6 の需要が高まり，余分の B_6 を必要とするといわれ，またビタミン B_2 欠乏状態ではビタミン B_6 の利用に障害を生じる．

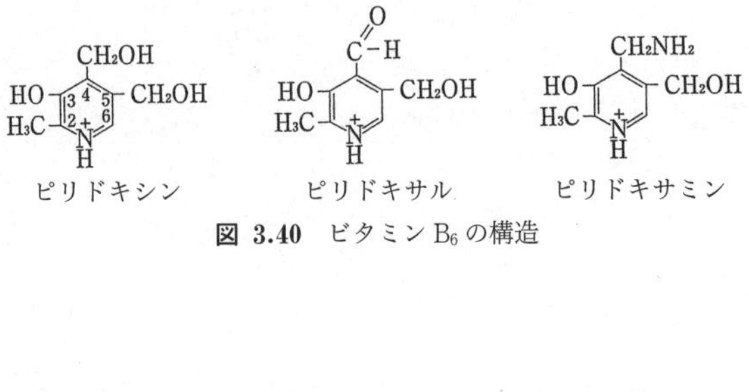

図 3.40 ビタミン B_6 の構造

ビタミン B_6 は，ピリジンの誘導体であるピリドキシン，ピリドキサル，ピリドキサミンとそれぞれのリン酸エステルの総称であるが，補酵素として活性はピリドキサルリン酸で現れる（図 3.40）．

e) **葉酸（folic acid）** ホウレンソウから抗貧血因子として発見，分離されたことから葉酸と命名された．葉酸は，一炭素代謝系の補酵素として作用し，核酸代謝やアミノ酸代謝に関与している．葉酸欠乏症としては，巨赤芽球性貧血があり，そのほかに動脈硬化症，食欲不振，舌炎，口内炎なども引き起こす．また，母親が葉酸欠乏になると奇形児が生まれる可能性が高まる．

> 葉酸は肝臓，緑黄色野菜，海藻，大豆などに多く含まれており，その他キノコ，小麦などの含量も高く，通常の食事をしている限り欠乏症を発症することはない．

葉酸の基本構造はプテロイルモノグルタミン酸であるが，補酵素としては 7,8-ジヒドロ，または 5,6,7,8-テトラヒドロ葉酸に一炭素単位が結合したもの，あるいはこれらのポリグルタミン酸誘導体の形で作用する（図 3.41）．

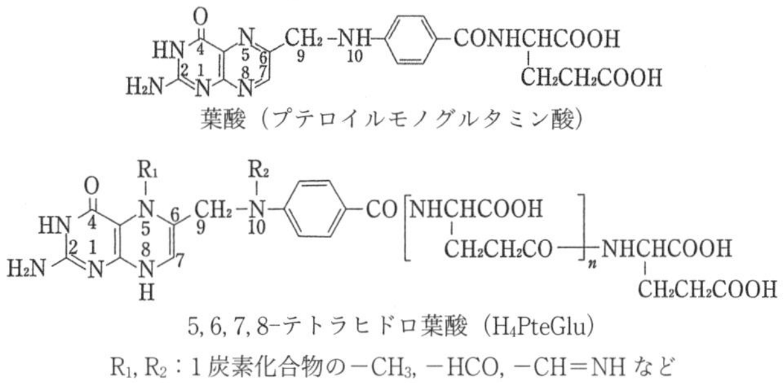

葉酸（プテロイルモノグルタミン酸）

5,6,7,8-テトラヒドロ葉酸（H_4PteGlu）

R_1, R_2：1炭素化合物の $-CH_3$，$-HCO$，$-CH=NH$ など

図 3.41 葉酸およびテトラヒドロ葉酸誘導体の構造

> ビタミン B_{12} は植物性食品にはほとんど含まれず，動物性食品，特に牛の肝臓に多く含まれている．また腸内細菌によっても合成される．

f) **ビタミン B_{12}（コバラミン，cobalamin）** ビタミン B_{12} は抗悪性貧血因子として発見された，コバルトを含有する化合物で，赤い色をしたビタミンである．食品中に含まれるビタミン B_{12} は，胃粘膜から分泌される糖タンパク質である内因子（intrinsic factor, IF）と結合して回腸粘膜から吸収される．ビタミン B_{12} は補酵素としてメチル基転移反応などに関与し，核酸，タンパク質，リン脂質等の代謝に関係している．ヒトにおける必要量は一日 $2\ \mu g$ 程度と非常に微量である．欠乏症には悪性の巨赤芽球性貧血があるが，これはビタミン B_{12} 不足というより，胃切除や高齢などのために内因子が分泌されないことによって引き起こされる場合が多い．そのほかの欠乏症としては，知覚異常や振動覚の消失などの神経障害がある．

ビタミン B_{12} は非常に複雑な環状構造式（コリン環）をしており（図 3.42），その中心にコバルトが配位結合している．補酵素として働く活性型はメチルコバラミンとデオキシアデノシルコバラミンであり，市販されている安定型はシアノコバラミンである．

g) **パントテン酸（pantothenic acid）** パントテン酸は，補酵素A（コエンザイムA，CoA）およびアシルキャリアータンパク質の構成成分とし

図 3.42 ビタミンB_{12}およびその同族体

R=CN：シアノコバラミン
R=CH_3：メチルコバラミン
R=OH：ヒドロキソコバラミン
R=5′-デオキシアデノシル基：5′-デオキシアデノシルコバラミン

て重要なビタミンである．コエンザイムAはアセチル化酵素の補酵素として，脂肪酸，糖質，アミノ酸の代謝に関与し，また，4′-ホスホパンテテインの形でもコレステロール，アセチルコリンや各種ホルモンの生合成に関与している．欠乏症としては成長阻害，皮膚・毛髪の障害，末梢神経障害などがあるが，通常の食事をしていれば欠乏することはほとんどない．

パントテン酸はパントイン酸にβ-アラニンがアミド結合した構造をもち，水やアルコールに可溶の黄色油状物質で，酸，アルカリ，熱に不安定である．パントテン酸，コエンザイムA，パンテテインの構造式を図3.43に示した．

> パントテン酸は肝臓，酵母，落花生，卵，カリフラワーなどに多く含まれるが，そのほかの植物性食品，動物性食品にも広く存在する．

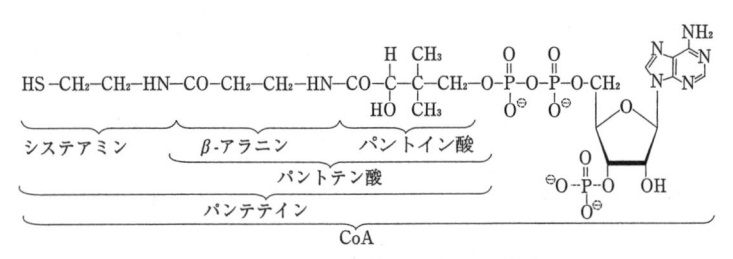

図 3.43 パントテン酸およびCoAの構造

h) ビオチン（biotin）　ビオチンはネズミの抗皮膚炎因子として発見されたビタミンで，ビタミンHとも呼ばれる．ビオチンは炭酸ガスを取り込んで有機化合物をつくる酵素の補酵素として炭酸固定・転移反応に作用し，アミノ酸代謝，脂質代謝，糖質代謝に関与している．

> ビオチンは食品中に広く存在するが，特に酵母，肝臓，豆類に多い．

ヒトのビオチン欠乏症の主な症状は皮膚炎，脱毛などであるが，食品中に広く存在し，また腸内細菌による合成もあることからほとんど欠乏することはない．しかしながら，卵白に含まれるタンパク質のアビジンと強く結合して腸から吸収されにくくなることから，大量の生卵を摂取するとビオチン欠乏になることがある．一日2, 3個の摂取では影響されず，加熱することによってアビジンは変性してビオチンとの結合能力はなくなる．ビオチンの構造式を図3.44に示す．

図 3.44 ビオチンの構造

i) ビタミンC（アスコルビン酸，L-ascorbic acid）　古代から航海者や軍隊を悩ました壊血病を予防する化合物として発見されたのがビタミンCである．ビタミンCの作用は，生体内の種々の酸化還元反応への関与である．結合組織の主要タンパク質であるコラーゲンの生合成においては，コラーゲン構成アミノ酸，ヒドロキシプロリンをプロリンから変換する場合に必要とされ，ビタミンCが欠乏すると，コラーゲンの合成が妨げられ，毛細血管が弱くなり出血する．そのほか3価の鉄を2価に還元し，鉄の腸管からの吸収を促進して，貧血防止に働く．さらに，ビタミンCの抗酸化作用や生体異物の解毒作用なども期待されている．

欠乏症は壊血病であり，ヒトでは歯肉の出血，炎症などの症状を示す．喫煙者やストレス環境下にある人は余分のビタミンC摂取を必要とするといわれている．

ビタミンC（アスコルビン酸）は，γ-ラクトン環を有する糖誘導体で，エンジオール構造をもつので強い還元性を示す（図3.45）．酸化されるとデヒドロアスコルビン酸（dehydroascorbic acid）になるが，体内で酵素的，非酵素的に還元される．そのため，五訂食品成分表では，デヒドロアスコルビン酸の生理活性はアスコルビン酸と等価とみなされ，両者の合計量が総ビタミンC量として示されている．デヒドロアスコルビン酸がさらに酸化されると2,3-ジケトグロン酸になるが，これにはビタミンC活性はない．ビタミンCの水溶液は酸化されやすく，熱，アルカリ，光などによって促進される．

> ビタミンCは植物性食品に広く存在し，特にかんきつ類やイチゴなどの果実類，パセリ，小松菜などの緑黄色野菜，ジャガイモやサツマイモなどのイモ類，煎茶などに多く含まれている．しかしながら，カボチャ，キュウリ，ニンジンなどにはビタミンC酸化酵素，アスコルビナーゼが存在し，切断，磨砕，剥皮などの操作で減少する．

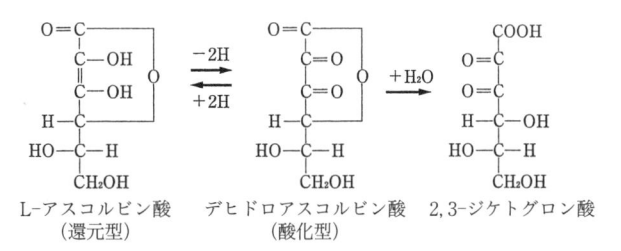

図3.45　アスコルビン酸からデヒドロアスコルビン酸と2,3-ジケトグロン酸の生成

3）　その他のビタミン様作用物質

ビタミンとして扱われているものもあるが，ヒトの体内で合成可能なことから，ビタミンの定義にあてはまらないものもある．

a）　ユビキノン（ubiquinone）　ユビキノンはコエンザイムQとも呼ばれる脂溶性の化合物で，イソプレン側鎖が1から12までの同族体がある．ヒトには $n=10$ のものが存在する（CoQ-10）．

ユビキノンは呼吸鎖の電子伝達系で補酵素として作用しているが，そのほか，抗酸化作用や，心筋梗塞などの心臓病の症状改善作用の面でも効果が期待されている．

b) リポ酸（lipoic acid）　脂溶性のビタミン様作用物質で，糖代謝系におけるピルビン酸およびα-ケトグルタル酸の酸化反応に関与しており，ヒトの体内で生合成できるといわれている．肝炎や肝硬変などの肝臓疾患や脳血管疾患，糖尿病などの予防，治療に有効であるという報告がある．

c) ビタミンP　毛細血管の透過性（permeability）を正常に維持し，血管の脆弱化を予防する作用をもつ水溶性の化合物で，ヘスペリジン骨格を有するフラボノイド化合物である．ソバのルチン，柑橘類のヘスペリジンやエリオシトリン，タマネギ外皮のケルセチンなどが活性を示す．

d) ビタミンU（キャベジン，cabagin）　新鮮なキャベツから単離された水溶性の化合物で，抗消化管潰瘍活性を有する食事性因子である．メチル基供与体として，クレアチンやアドレナリンの合成に関与する．

f. 無機質

無機質（ミネラル，minerals）とは，人体を構成する元素のうち，約96.6%を占める酸素，炭素，水素，窒素などの主要元素以外の元素の総称である．したがって無機質全体で約3.4%を占めるに過ぎない．ヒトに対する必須性が証明されている無機質は16種あるが，その中で比較的多く存在するのはカルシウム，リン，硫黄，カリウム，ナトリウム，塩素，マグネシウムの7元素で，これらを準主要元素あるいは主要ミネラルといい，これらの合計は約3.2%である．残りの0.2%の元素は微量元素あるいは微量ミネラルといい，鉄，フッ素，亜鉛，銅，ヨウ素，セレン，マンガン，ニッケル，モリブデン，クロム，コバルトなどがある．

ミネラルの役割を全般的にまとめると，大きく次の3点にまとめられる．

①体液中でイオンとして存在し，体液のpHと浸透圧を調節する．

②生理活性物質の構成成分や補助因子として，さまざまな生理作用の調節を行う．

③骨や歯の構成成分として生体に硬さを与える．

食品成分表ではミネラルはナトリウム，カリウム，カルシウム，マグネシウム，リン，鉄，亜鉛，銅，マンガンの量が記載されている．その他，灰分（食品を550℃で燃焼して残った灰の重さ）も測定されている．

1) ナトリウム（sodium, Na）と塩素（chlorine, Cl）

ナトリウムのほとんどは細胞外液の陽イオンとして浸透圧維持，体液の酸塩基平衡，糖の吸収，神経伝達機能などに関与する．また骨にも存在し，骨格の構成にも関係する．一般に植物性食品には少なく，ほとんどは食塩（NaCl）として摂取している．食塩は調味料や加工食品にも多く含まれるので，過剰摂取になりがちである．食塩の過剰摂取は高血圧症発症の原因となるが，血圧上昇に影響のない量は3～5 g/日とされている．しかし，わが国では食習慣上，食塩摂取が多くなりがちなので，摂取目標量は1日当たり成人男子10 g未満（Na 3940 mg），女子8 g（Na 3150 mg）未満と多めに設

灰分はミネラルの総量にほぼ等しいと考えられるが，灰化中にミネラルの一部は揮散して失われたり，空気中の二酸化炭素を吸収して重くなったりするので，灰分量がミネラルの量を正確に反映するものではないことを知っておく必要がある．また，灰分量は食品成分表における炭水化物量（下記のように差し引き法で求められる）を算出する項目としても重要である．

100(g)−(水分(g)+タンパク質(g)+脂質(g)+灰分(g))＝炭水化物(g)

定されているが，国民の平均食塩摂取量は 12 g/日を超えているのが現状である．なお，食品成分表では原子吸光法により測定されたナトリウム量に2.54 を乗じて算出した食塩相当量が記載されている．

塩素は生体中では主に塩素イオンとして，ナトリウムイオンとともに細胞外液の酸塩基平衡に関わっている．また胃液の塩酸として大量に分泌される．

2) カリウム (potassium, K)

カリウムは細胞内液の陽イオンとして浸透圧維持や酸塩基平衡，神経の刺激伝達と活動，筋肉の収縮と弛緩など重要な機能を担っている．植物性食品に多く含まれるので，通常，不足することはない．しかし，カリウムが食塩の過剰摂取による高血圧を抑制する効果があり，また，ナトリウムの排泄量が増加するとカリウムの排泄量も増加するので，ナトリウムを多く摂取する場合にはカリウムの摂取も多くする必要がある．そのためカリウムの摂取はナトリウム摂取との対比で考えられ，生活習慣病予防の観点から見た望ましい摂取量は 1 日当たり 3500 mg とされている．

3) カルシウム (calcium, Ca)

カルシウムは人体に最も多く存在するミネラルで（人体の 1.5〜2%），その 99% は骨や歯などの硬組織にリン酸塩，炭酸塩，フッ化物などとして存在し，残りの 1% がイオン態として血中，細胞内に存在している．このわずか 1% しかないイオン態のカルシウムが筋肉の収縮，血液の凝固，神経細胞の興奮，白血球やリンパ球の活性化など様々な重要な機能に関わっている．血漿中のカルシウム濃度は常に正確に 9.2〜11 mg/100 ml の濃度に保たれている．この濃度はカルシウムの骨への取り込み（骨形成）と骨からのカルシウムの溶出（骨吸収），腸管からの吸収，腎臓での再吸収や排泄などによって厳密に調整されている．

カルシウムの摂取目標量は 18〜29 歳男性で 650 mg/日，女性で 600 mg/日であるが，現状は平均で 550 mg 程度しか摂取されていない．特に若い世代では 500 mg 以下と摂取量が少ない傾向にあることは問題である．また，カルシウムはリンとのバランスが大切で，Ca：P 比が 2：1〜1：1 が適当であるが，1：2 程度までなら大きな影響はないとされている．

カルシウムは穀類では外皮に多く，精白で失われる．また，不溶性の塩として存在することも多く，吸収が悪い．乳製品，小魚類，豆類などが良い供給源である．カルシウムは乳酸塩，クエン酸塩，グルコン酸塩などでは吸収がよく，炭酸塩は不溶であるが，乳酸の存在下では吸収は悪くない．その他，ビタミンD，カゼインホスホペプチド（CPP），乳糖などはカルシウムの吸収を良くするが，脂肪酸，フィチン酸（穀類や大豆に多い），シュウ酸（ホウレンソウに多い）は吸収を悪くする．

表 3.14 主な食品のカルシウム含量と吸収率

食品名	Ca 含量 (mg/100 g)	人体のおよその吸収率 (%)
牛乳	110	40
煮干し（かたくちいわし）	2200	38
切干し大根	540	18
こまつな（葉, ゆで）	150	18

4) マグネシウム (magnesium, Mg)

マグネシウムは成人の組織中では約 70% が主にリン酸塩として骨に存在

マグネシウムはクロロフィルの中心金属なので，緑葉植物に多く含まれる．その他，海藻，ナッツ類，未精製の穀類などに多い．

カルシウムは十分与え、マグネシウムの欠乏した飼料でラットを飼育すると、骨のカルシウム濃度が低下し、腎臓、心臓、血液などに遊離カルシウムが増加する。

一方、カルシウム欠乏・マグネシウム十分のラットでも、骨のマグネシウム濃度が低下し、遊離マグネシウムは血液と肝臓に移行する。

しており、残り30％が歯、筋肉、脳、神経、体液に含まれる。多くの酵素の補因子としてエネルギー生産やエネルギー代謝、神経の興奮、筋肉の収縮、ホルモンの分泌などに関与している。またカルシウムとともに骨の代謝にも関わっている。マグネシウムはカルシウムとの摂取バランスが大切でCa：Mg比は2：1が適切とされている。以前はマグネシウムの摂取不足はあまりみられなかったが、近年、摂取不足の人、およびカルシウム強化食品やサプリメント摂取によるカルシウムとの相対不足の人が多くなっている。

5） リン（phosphorous, P）

人体ではカルシウムについで多い金属で、成人では約80％がカルシウムやマグネシウムのリン酸塩の形で骨や歯などの硬組織を形成する他、約10％が脳、筋肉、神経組織で機能している。またリン酸エステルとして核酸、リン脂質、リンタンパク質の構成成分、ATPなどの高エネルギーリン酸化合物として重要な役割を担っている。このように重要な役割をもつミネラルであるが、リンはほとんどの食品に存在しているので不足することはなく、従来の日本人の食生活でも十分に摂取されていた。その上、リン酸が清涼飲料水の酸味料として、重合リン酸塩が水産練り製品や食肉加工品の結着剤などとして広く加工食品に用いられているため、むしろ過剰摂取が問題となっている。

鉄は肝臓、赤身の食肉や魚肉、シジミ、海藻、ゴマ、大豆、緑黄色野菜などに多く含まれる。鉄の体内への吸収は、摂取した鉄の形態や量、摂取する人の鉄の存在状態により影響を受ける。動物性食品に多いヘム鉄（ヘモグロビンやミオグロビン）は吸収率が20〜40％と高いが、非ヘム鉄の吸収は約5％と低い。しかし、非ヘム鉄もアスコルビン酸の存在下ではFe^{3+}がFe^{2+}に還元され、吸収が高まるので、鉄とビタミンCを同時に持つ緑黄色野菜の鉄の吸収は比較的高い。また鉄鍋などでの調理も鉄の補給になる。一方、穀類や豆類に多いフィチン酸、卵黄中のホスビチン、茶などに多いタンニンは鉄と強く結合し、鉄の利用率を低下させる。

6） 鉄（iron, Fe）

人体内の鉄は65％が赤血球のヘモグロビン、3〜5％が筋肉のミオグロビンの構成成分として、0.2〜0.3％が細胞内の鉄含有酵素に存在し、酸素運搬や酸化還元反応に関与している。残りの約30％が貯蔵鉄として肝臓や脾臓、骨髄に蓄えられている。

鉄はカルシウムとともに最も不足しやすいミネラルであり、女性は出産や生理で失われるため不足しやすい。また妊娠中は特に不足に注意が必要である。

7） 亜鉛（zinc, Zn）

亜鉛はDNAポリメラーゼやスーパーオキシドジスムターゼ（SOD）など200以上の酵素の補因子として核酸合成、タンパク質合成、生体内酸化還元など、さまざまな生体反応に関与している。したがって代謝の活発な組織

表 3.15 亜鉛を多く含む食品（単位：mg/100g）

食 品	亜鉛含有量	食 品	亜鉛含有量
カキ・養殖・生	13.2	凍り豆腐	5.2
ココア	7.0	湯葉・干し	5.0
抹茶	6.3	ささげ・乾	4.9
タラバガニ・水煮缶詰	6.3	ソラマメ・乾	4.6
松の実・いり	6.0	牛肉・もも・赤肉・生	4.4
ゴマ・いり	5.9	アーモンド・フライ	4.4
するめ	5.4	えんどう・乾	4.1

ほど多く必要とされ，不足すると皮膚炎，脱毛症，発育不全，味覚障害，生殖機能不全，免疫機能の低下などが起こる．ポリリン酸塩やフィチン酸は亜鉛の吸収を妨げ，食物繊維も利用率を低下させる．通常の食事では欠乏することはないが，潜在的な亜鉛不足状態の人は多くなっている．また人工栄養児では不足の恐れがあるため，乳児用調製粉乳には亜鉛の添加が認められている．

8) 銅（copper, Cu）

銅は血中タンパク質，セルロプラスミンの構成成分として銅の輸送や鉄の吸収促進に関与し，またシトクロムやチロシナーゼの構成成分としてヘモグロビンやコラーゲン合成，メラニン代謝にも関与している．銅欠乏の主な症状は，鉄投与に反応しない貧血，骨折や骨格異常などである．甲殻類，肝臓，ゴマ，豆類に多く含まれ，必要量も少量なので，通常，欠乏症はあまり見られないが，人工栄養の未熟児では銅が不足する傾向にある．そのため，乳児用調製粉乳には亜鉛と同様，銅の添加が認められている．

9) マンガン（manganese, Mn）

マンガンはピルビン酸カルボキシラーゼやアルギナーゼの構成成分として，また多くの酵素の活性化剤として酸化的リン酸化やタンパク質合成に関与している．動物性食品には少なく，植物性食品，特に穀類，豆類，種実類，抹茶に多く含まれている．煎茶にも多いが，浸出液にはあまり含まれていない．

10) その他のミネラル

その他のミネラルの機能や欠乏症，多く含む食品などを表3.16にまとめた．

g. 食品に含まれる有害成分

食品には，① 本来，食品がもっている固有の化学物質に加えて，② 保

表 3.16 その他のミネラルの概略

ミネラル	所在・作用部位・機能	欠乏症状	多く含む食品
硫黄（S）	含硫アミノ酸やビタミンB_1の構成成分として，タンパク質の構造形成や糖質代謝に関与		食肉類，魚肉類，卵
クロム（Cr）	耐糖因子（GTF）の構成成分として糖代謝，脂質代謝に関与	耐糖能低下，成長・生殖・寿命低下，動脈硬化症	ビール酵母，肉類，穀類
ヨウ素（I）	甲状腺ホルモンの構成成分として細胞酸化過程に関与	甲状腺腫，甲状腺機能低下症	海産魚，海藻
コバルト（Co）	ビタミンB_{12}の構成成分として造血作用，核酸，タンパク質，脂質，糖質代謝に関与	悪性貧血，メチルマロン酸尿	肝臓，肉類，貝類
セレン（Se）	グルタチオンペルオキシダーゼの構成成分として細胞内過酸化物の分解，グルタチオン酸化による解毒に関与	肝壊死（ラット），克山病（ヒト）	魚介類，卵，肉類，穀類
モリブデン（Mo）	フラビン酵素の構成成分としてキサンチン・ヒポキサンチン代謝に関与	成長遅延，尿酸クリアランス障害	乳および乳製品，豆類，穀類

食品中に存在する微生物が産生する有害物質

ボツリヌス毒素にみられる毒素型食中毒によるエンテロトキシン，腸管出血性大腸菌が産生するベロ毒素，かびの産生するアフラトキシンなどがある．

フグ毒テトロドトキシン（TTX）もフグの腸内細菌であるビブリオ属の海洋細菌などが産生する．

急性症状を呈する毒物として，とくに注意を要するものはキノコ毒，フグ毒，貝毒である．これらの毒による死亡例は後を絶たない．

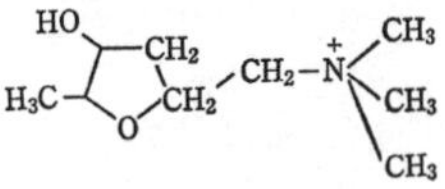

図 3.46 ムスカリンの化学構造

存・加工調理のために加えられた化学物質やそれによって生じた化学物質，あるいは周囲から混入してきたいろいろな化学物質が含まれている．したがって，食品がヒトの健康をそこなう場合，その原因として，① 食品自身に存在していたもの，いわゆる自然毒，② 食中毒菌，食品添加物，あるいは農薬や環境汚染物質（カドミウム，メチル水銀，PCB など）など外から加わったもの，そして加工調理によって二次的に生じたもの，に大別される．近年，食品添加物，農薬，環境汚染物質は発ガン性や公害の問題でよく取りあげられ関心も深い．

1) 自然毒

a) 植物毒

ⅰ) キノコ毒　植物毒の中でもっとも著名なものである．わが国には約1500種のキノコが自生しているといわれ，うち食用にできるのは120種，人工栽培できているのは約10種，30種が有毒キノコである．中毒発生の一番多いのがツキヨタケ，イッポンシメジおよびクサウラベニタケである．症状として，下痢，嘔吐や散瞳などをひき起こす．ほかにベニテングダケやテングダケ（ムスカリン，図3.46），シビレタケ（シロシビン），中毒死の多いタマゴテングダケ（ファロトキシンやアマニタトキシン）などがある．アマニタトキシンの中でもα-アマニチンは致死量の0.1 mgといちじるしく毒性が強い．

ⅱ) 配糖体

(1) 青酸配糖体：　キャッサバ，豆類および亜麻種子にはリナマリン，アーモンド，青梅や苦へん桃にはアミグダリンが含まれている（図3.47）．

分解していない青酸配糖体は無毒であるが大腸菌などの腸内細菌のβ-グルコシダーゼにより青酸が遊離され毒性を発揮する．生体内での反応例を次に示す．

$$\text{アミグダリン} \xrightarrow[\beta\text{-グルコシダーゼ}]{} \longrightarrow \longrightarrow \text{グルコース} + \text{ベンズアルデヒド} + \text{青酸}$$

アミグダリンは苦へん桃に，HCNとして250 mg/100 g含まれており，約60粒の摂取で成人は中毒死する（ちなみにヒトの致死量は青酸カリで約0.2 gである）．食品を煮物にしたり，長時間浸漬することによりかなり除去できる．HCNは呼吸系の酵素を阻害する．体内での解毒はチオシアンやシアノコバラミンの生成による．

(2) ソラニン：　ジャガイモの発芽部位に含まれるアルカロイド配糖体であ

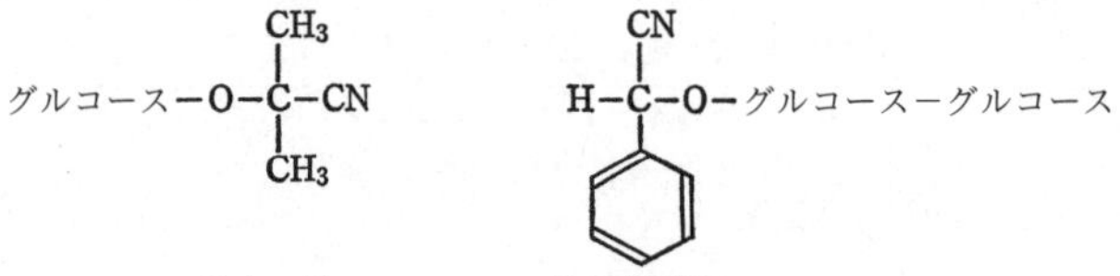

図 3.47 青酸配糖体
リナマリン / アミグダリン

る（図 3.48）．一般に 0.04〜0.116 g/kg の含量であるが，発芽部位になると 5〜10 倍多くなり，中毒の危険が出てくる．コリンエステラーゼを阻害し，症状は嘔吐，下痢，呼吸中枢の麻痺などである．発芽防止のため放射線照射が行われている．

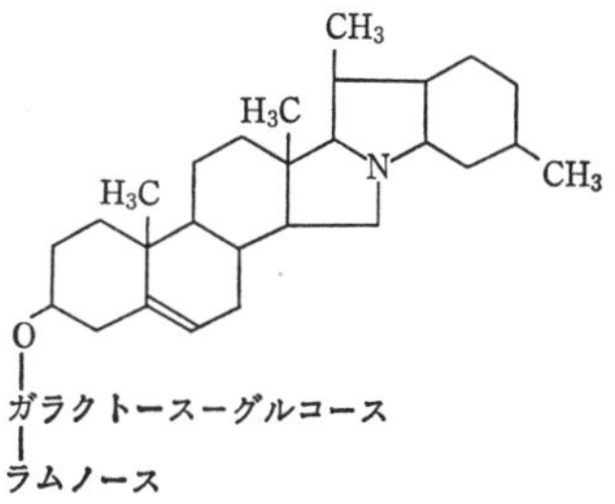

図 3.48 ソラニン

(3) チオ配糖体： キャベツ，カリフラワー，ブロッコリー，ダイコンなどのアブラナ属にはチオグリコシドであるプロゴイトリンが存在している（数 μg/kg〜数百 μg/kg）．図 3.49 に示すように，自己酵素チオグルコシダーゼによってイソチオシアネート，ゴイトリンが生ずる．これらは甲状腺肥大をもたらし，ヨウ素の吸収を防げる．症状は長期間偏食したときに現れる．

(4) サイカシン： ソテツの実や茎に含まれている．神経毒で発ガン性（ラット，ウサギなど）がある．配糖体のままでは無毒であるが，腸内細菌の β-グルコシダーゼによって分解され，毒性を発揮する（ソテツの実を 1〜2％以上含む飼料を与えたとき）．その機構を図 3.50 に示す．

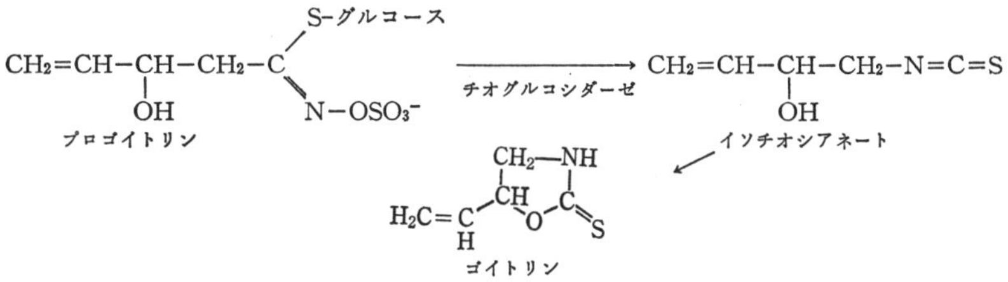

図 3.49 チオグルコシドの酵素による分解

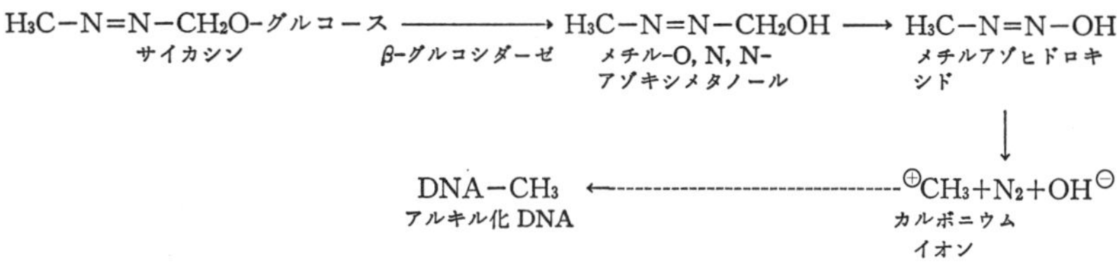

図 3.50 サイカシンの生体内活性化機構

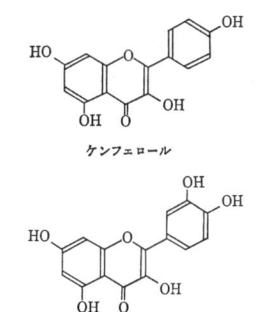

iii) フラボノール　フラボン化合物の中で水酸基（−OH）をもつもので，西洋ワサビ，ワラビ，西洋ムラサキタマネギなどには，ケルセチンやケンフェロール（図 3.51）が含まれている．ケンフェロールは発ガン性物質であり，ケルセチンは強い変異原性物質である．これらは熱湯処理や塩蔵で除去できる．また，ワラビにはラットに乳ガンを発生させるノルセスキテルペン配糖体（プキタロサイド）も含まれている．

図 3.51 フラボノール化合物の構造

iv) ピロリジンアルカロイド　フキノトウに含まれるペタシテニン

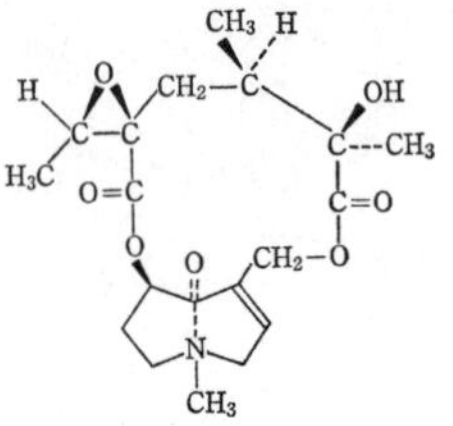

図 3.52 ペタシテニンの構造

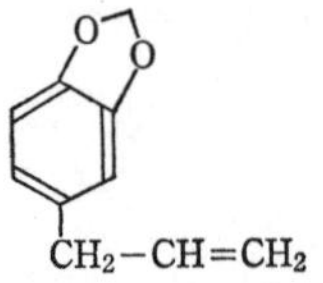

図 3.53 サフロール

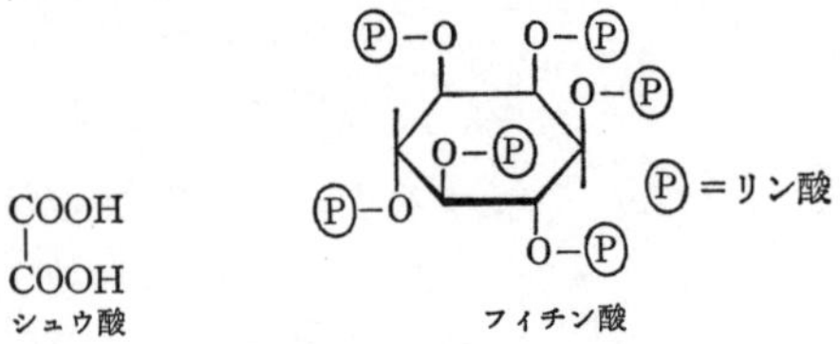

図 3.54 シュウ酸とフィチン酸

（図 3.52），コンフリーに含まれるシンフィチンはいずれも発ガン物質（ラット）として知られている．

v） サフロール　種々の精油（果実や緑色植物の香気性成分）に含まれているサフロール（図 3.53）に発ガン性（ラット）があることがわかった．

vi） シュウ酸とフィチン酸　ホウレンソウ，ダイオウの葉，サトイモ，ヤマイモにはシュウ酸（図 3.54）やシュウ酸カルシウムが多量に含まれている．フィチン酸（図 3.54）は穀類に多量に含まれるリン酸化合物である．シュウ酸もフィチン酸も金属とキレート結合を形成し，金属の腸管吸収を阻害すると同時に，多量の場合は腎障害をもたらす．

vii） ステルクリン酸，マルフェン酸，エレオステアリン酸　ステルクリン酸やマルフェン酸（図 3.55）は，ゼニアオイやアオギリの油および綿実油に含まれるシクロプロペン環をもつ脂肪酸である．これらの脂肪酸を 2 mg 含む飼料を与え続けたとき，ニワトリや性成熟ラットの繁殖を抑制する．α-エレオステアリン酸はアブラギリ種子に含まれる脂肪酸で，嘔吐や下痢を引き起こす．

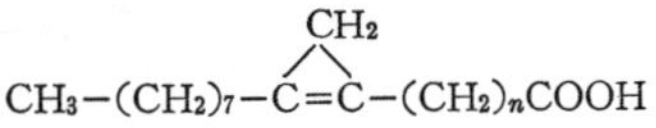

図 3.55 ステルクリン酸とマルフェル酸
$n=7$：ステルクリン酸
$n=6$：マルフェン酸

一方，ナタネ油に含まれるエルカ酸はオスのラットに対して心臓障害をもたらす．

> 近年は育種的改良が進み，ナタネ油にエルカ酸はほとんど含まれない．

viii） タンパク質分解酵素阻害剤（プロテアーゼインヒビター）　インゲン豆，大豆，ソラ豆などを生のまま，ラットに与えると膵肥大や発育阻害がみられる．これは豆類に含まれているトリプシンインヒビターやキモトリプシンインヒビターによる．ほかにジャガイモやカブラにも含まれている．加熱処理で阻害活性は消失する．

ix） 血球凝集素　豆類には上記分解酵素剤以外にタンパク質性の血球凝集素が含まれており，腸粘膜に激しい炎症を起こしたり，毛細血管に血栓を形成したりする．これらは一般にレクチン（lectin）あるいはフィトヘマグルチニン（phytohemaglutinin）と呼ばれ，血清グロブリンによく似たタンパク質で糖を含む．熱処理によって凝集活性は消失する．

> 大豆には大豆血球凝集素，インゲン豆にはファシン（phasin），トウゴマの種子にはリシン（ricin），タチナタ豆にはコンカナバリン（concanavalin）が含まれる．

x） その他　ドクゼリのシクトキシン，チョウセンアサガオのスコポ

3.2 食品成分の化学と物性

ラシン，トリカブトのアコニチン，ジキタリスのジキトニンなどがある．

b) 動物毒 以下に述べる魚や貝の毒はべん毛藻類や細菌によって産生されたものであることが最近明らかにされた．

ⅰ) フグ毒　わが国の食中毒で死亡例数がもっとも多く，致命率も50％を越えている．毒力は卵巣，肝臓で強い．フグ毒の本体はテトロドトキシンで神経伝達を阻止し，呼吸を停止させてしまう．ヒトに対する致死量は1mg以下である．

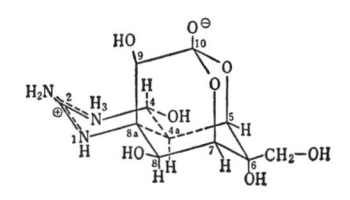

図3.56　フグ毒テトロドトキシン

ⅱ) シガテラ毒　オニカマス，バラフエダイ，ヒラマサなどに含まれる毒物で，コリンエステラーゼを阻害し胃腸および神経障害をもたらす．毒化の原因はプランクトンによる．シガトキシン（MLD$_{50}$ 2 μg/kg），パリトキシン（MLD$_{50}$ 0.6 μg/kg）などが単離されている．

ⅲ) その他の有毒魚　イシナギの肝臓には50～150万IUのビタミンAを含む．ヒトの必要量は5000IUで，とりすぎる（100万IU以上）と中毒になり，頭痛，皮膚の落屑がみられる．バラムツの筋肉には多量のロウが存在し，とりすぎると下痢を起こす．

図3.57　サキシトキシン

ⅳ) 貝毒　麻痺性貝毒と下痢性貝毒があり，いずれも毒化の原因は有毒プランクトンによる．麻痺性貝毒はキタテガイ，アサリ，アカザラガイ，カキ，ムラサキイガイなどに存在し，毒成分としてサキシトキシン（MLD$_{50}$ 0.01 mg/kg，図3.57），ゴニオトキシンなどがある．下痢性貝毒も同様にキタテガイ，ムラサキイガイやホタテガイなどに存在し，毒成分としてオカダ酸（図3.58）などがある．

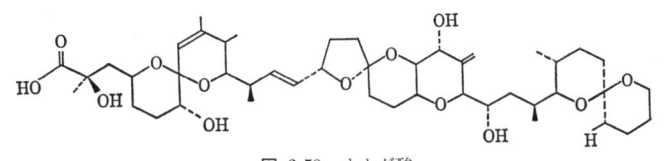

図3.58　オカダ酸

c) カビ毒（マイコトキシン）　1960年イギリスにおける七面鳥X病の原因物として発見された．おもにアスペルギルス属のカビ（*Aspergillus flavus* など）によって産生される蛍光性の化合物である．アフラトキシン類（アフラトキシンB$_1$, aflatoxin）は強い毒性があり，加熱によっても失活しない．農産物，特にラッカセイなどのナッツ類，トウモロコシ，綿実かす等に自然汚染例の報告が多い．肝出血，腎出血，肝臓に対する強い発がん作用がある．その他，麦角菌（*Clavicepus purpurea*）の産生する麦角アルカ

LD$_{50}$
50％致死量．

MLD$_{50}$
マウスにおけるLD$_{50}$．

ホタテガイやムラサキイガイなどの貝類は，麻痺性の毒（paralytic shellfish poison, PSP）や下痢性の毒を蓄積する．これらの毒は有毒貝類の中腸腺に局在しており，貝類の餌である渦鞭毛藻などの有毒プランクトンが毒化の原因である．

マウスユニット（MU）
TTXとPSPはともに神経に作用する麻痺性毒であり，毒の量（毒量，マウスユニット（MU））や単位質量あたりの毒の強さ（毒力，MU/g）は毒を腹腔内注射したマウスの致死時間から求めている．しかし，TTXの場合は1匹のマウスが毒を腹腔内投与後30分以内に死亡する毒量を1MUとしているのに対して，同じ単位名でもPSPの場合にはマウスが15分間以内に致死する毒量を1MUとしている．したがって，TTXの場合の人間の致死量は10000MU（10000匹のマウスが死亡する量という意味）であり，PSPの場合は3000MUである．いずれも，海水などの塩が同時にマウスに腹腔内投与されると，塩（浸透圧の変化）により致死時間が長くなるから，見かけ上，毒量や毒力は過小評価される．

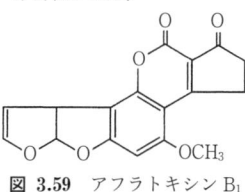

図3.59　アフラトキシンB$_1$

図 3.60　メチルグルオキサル

変異原性物質がかならずしも発ガン物質とは限らない。

食品素材に有害成分が含まれている場合

うまみ成分として知られているグルタミン酸の関連化合物には、神経興奮作用がある。ダンジネスクラブ（カニの一種）やロブスターの内臓（ミソ）などに多量に分布しているドウモイ酸と呼ばれている物質が特に中枢神経のグルタミン酸受容体に高い親和性がある。この物質は大脳の海馬を破壊し、アルツハイマー病患者の脳損傷部位に近い部位を破壊するなどの薬理作用がある。

表 3.17　日本における食物アレルギーの原因食品

食品	(%)
卵	28.2
牛乳	19.4
小麦	10.9
そば	4.2
えび	3.2
ピーナッツ	2.4
ヨーグルト	1.7
チーズ	1.5
だいず	1.4
牛肉	1.3
鶏肉	1.2
キウイ	1.1
いか	1.0
豚肉	1.0
その他	21.4

（飯倉洋治編：平成10年度報告、厚生省食物アレルギー対策検討委員会、1998）

ロイド、エルゴタミンなど約200種以上の化合物が見出されている。

d）その他

ⅰ）抗ビタミン剤　ビタミン B_1 を酵素的に分解するチアミナーゼは魚介類によく含まれ、ビタミンCを酵素的に酸化するアスコルビン酸酸化酵素は多くの野菜に含まれている。ビタミン類と結合してビタミン類を不活性化するものに、ビオチンと結合する卵白のアビジン、ピリドキサルと結合する亜麻種子のリナチンなどがある。

ⅱ）メチルグリオキサル　しょうゆやインスタントコーヒーなどに含まれているメチルグルオキサル（図3.60）は変異原性を示す。

ⅲ）亜硝酸と硝酸　これらは多くの野菜に含まれており、硝酸は酵素によって還元され亜硝酸となる。亜硝酸は酸性下でジメチルアミンと反応し、ニトロソアミンを生成し、発ガン性を示す（図3.61）。しかし、生体内でのニトロソアミンの生成条件は限定されていることも知られている。実験的には以下の化合物と亜硝酸との反応によって変異原性物質が生成する。すなわち、しょうゆのチラミン、インドール化合物、ソラマメの4-クロロ-6-メトキシインドール、ソルビン酸、コショウ中のピペリンなど。ニトロソ化反応を阻害する物質として、アスコルビン酸、システインなどのチオール化合物、アルコールやマンニトールなどの炭水化物、ピロカテコール、ピロガロールそして没食子酸などがある。

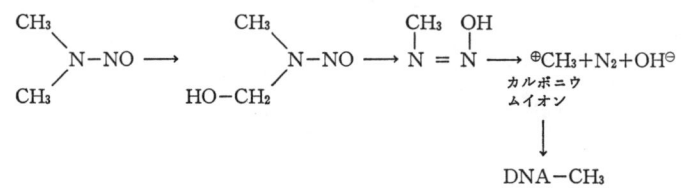

図 3.61　ニトロソアミンの生体内活性体機構

ⅳ）その他　自然毒の区分に入らないが、近年、加熱調理に起因する変異原性物質の生成が数多く知られるようになった。

2）アレルゲン

抗原・抗体反応の中で、ヒトの体に有利に反応するのを免疫、からだに不利に反応し病的現象をもたらす反応をアレルギーと呼んでいる。アレルギー体質の人は特定の食物に対しても過敏に抗原-抗体反応を起こしやすい。食物アレルギーは呼吸器、皮膚、消化器、神経などに症状が現れ、多種多様である。わが国における3大アレルゲンは牛乳、卵、小麦である。表3.17は平成10年12月厚生省がアレルギー食品について調査した結果である。

a）植物アレルゲン

ⅰ）豆類、種子類、ナッツ類　多くのアレルゲンが報告されている。大豆にも16種のアレルゲンがある。これらのアレルゲンはタンパク質であり、一部は同定され明らかにされている。外国ではナッツ類にアレルギーの

3.2 食品成分の化学と物性

アレルギー物質（アレルゲン）を含む食品に関する表示

特定原材料と特定原材料に準ずるもの
　義務表示品目：卵, 乳, 小麦, ソバ, 落花生
　推奨表示品目：アワビ, イカ, イクラ, エビ, オレンジ, カニ, キウイフルーツ, 牛肉, クルミ, サケ, サバ, 大豆, 鶏肉, 豚肉, バナナ（2006年度予定）, マツタケ, モモ, ヤマイモ, リンゴ, ゼラチン

アレルギー表示例（個別表示：原材料ごとに記載する方法）
　名　称　洋菓子
　原材料名　小麦粉, 砂糖, 植物油（大豆油を含む）, 卵, バター, 脱脂粉乳, 洋酒, ソルビトール, 膨張剤, 香料（乳・卵を含む）, 乳化剤（大豆由来）, 着色料（カラメル）, 酸化防止剤（ビタミンE, ビタミンC）

「卵が入っているかもしれません」「卵が入っている場合がある」のような可能性表示は禁止されている. コンタミネーションが想定される場合,「小麦を使用した設備で製造しています」等の表記で注意喚起できる.

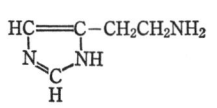

図 3.62　ヒスタミンの構造

人が多い.

ⅱ）穀物　　トウモロコシ, 小麦, ライ麦, 大麦にみられるアルブミン様タンパク質がアレルゲンとなっている. 小麦にも α-アミラーゼインヒビター以外に14種のアレルゲンが報告されている. また, ソバは抗原性の強い食品の一つである.

ⅲ）果物　　バナナ, パイナップル, マンゴーなど熱帯性果実は激しいアレルギー症状を呈す.

b）動物アレルゲン

ⅰ）牛乳　　アレルゲンとしてはカゼイン, α-ラクトアルブミン（乳糖合成酵素のサブユニット）, β-ラクトグロブリンがあり, 一番強い抗原性を示すのは β-ラクトグロブリンである. 乳糖分解酵素を欠損している人の場合も激しい下痢症状を呈するが, アレルギーとは異なる.

ⅱ）卵　　卵白に対するアレルギーがほとんどで卵黄アレルギーは少ないとされている. アレルゲンはオボアルブミン, オボムコイド, オボムチン, リゾチームなどで, 一番強い抗原性を示すのがオボムコイドである.

ⅲ）肉類　　牛肉や豚肉にみられる.

ⅳ）魚介類　　タラ, サバ, サンマ, マグロが多く, 次にサケ, マス, アジ, イカ, タコ, カニ, エビなどがある. タラにおいて, 数種の抗原のうち主要なアレルゲンの一つ（allergen M と命名されている）の一次構造および抗原決定基も明らかにされている. 生がきのむき身作業員にみられるアレルギーはカキ殻に付着している原索動物ホヤを吸入することによる.

また, 花粉症のアレルゲンと食物アレルゲン（サクランボ, リンゴ, アンズなど）とは交差性を示し, しばしば口腔粘膜アレルギーの原因となる.

アレルゲンは熱に対してかなり抵抗性があるが, できるだけ熱を通して, かつ, 多量に摂食しないように心がけることが大切である.

c）仮性アレルゲン　　ある特定の化学物質を含む食品を摂取したとき, 抗原抗体反応は起こらないが結果としてアレルギー症状を呈する場合がある. このような物質を仮性アレルゲンという. アミン類, 特にヒスタミン（アレルギー反応のメディエーター, 図3.62）は仮性アレルゲンとして作用する. ホウレンソウ, ナス, トマト, タケノコ, ゴボウ, サトイモ, フキ, サバ, アサリなどに含まれている.

人工着色料の食用黄色4号, 同じく5号, および食用赤色102号（図

食用黄色4号（タートラジン）　　食用黄色5号（サンセットイエロー）　　食用赤色102号（ニューコクシン）

図 3.63　仮性アレルゲンとなる人工着色料の構造

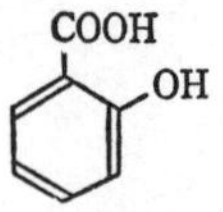

3.63）も仮性アレルゲンであり，キュウリ，リンゴ，アーモンド，トマト，アンズ，グレープフルーツなどに含まれるサリチル酸化合物や，防腐剤の安息香酸ナトリウム（図3.64）なども仮性アレルゲンとなる．

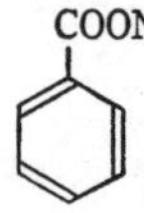

● 3.2.2 食品の色・味・香り（嗜好成分）●

われわれが"食べ物"を食べるとき，その中にタンパク質，脂肪，炭水化物，ビタミン，無機質などの栄養素が十分含まれているからといって，おいしく喜んで食べられるとは限らない．むしろその食べ物の色や香りや味などによって選択するのがわれわれの本能である．これら色，味，香りなどを総して嗜好成分という．

a. 食品の色

"料理は目で食べる"といわれるくらいに，最初に感覚に訴えるものは，食べ物の色である．一般に，赤，オレンジ系統は食欲を増し，紫，黄緑系統は食欲をなくさせるといわれている．チェスキン（Cheskin）によれば食べなれた物の色は安心感をもたせ，それらしくない場合には異和感をいだかせる．例えば，真赤なオレンジジュースや，ブルーや紫のアイスクリームでは飲みたい，食べたいという気を起こさせなかったという．

食べるときにもそのものの色はもちろんであるが，それを包んでいるケースだとか器だとかの色調もおおいに食欲に関係している．このように食品の色は，食べたいという食欲を起こさせたり減退させたり，また，食物の品質を判断したりするのに欠かせない重要な要因である．日本料理にみられるように原材料の品質をそのまま損なわないように，目でみて美しい料理をつくるには，調理方法や加工方法に注意し，原材料の特質を十分に知ることが大切である．

食品中に含まれている色素は次の様に分類される．

①ニンジンの色などに代表される色素： カロテノイド（carotenoid）類

②白菜などのうすい黄色の色素： フラボノイド（fravonoid）類

③イチゴなどの果物に含まれる色素： アントシアン（anthocyan）類

④葉の緑色： クロロフィル（chlorophyll）類

⑤肉の赤色： ミオグロビン（myoglobin）類

⑥褐変に伴う色素

1) カロテノイド

動植物中に広く分布するオレンジ系統の脂溶性色素で，炭素と水素のみからなるカロテン（carotene）類と，酸素を含むキサントフィル（xanthophyll）類とに分類される．

カロテン類は石油エーテルに溶けるがアルコールには溶けない．またキサントフィルはアルコールには溶けるが石油エーテルには溶けない．木の葉の

図 3.64 サリチル酸および安息香酸ナトリウムの構造

例外に水溶性カロチノイドとしてサフランの花やクチナシの果実に含まれるクロシン（クロセチンのジゲンチビオースエステル）がある．

表 3.18 おもなカロテノイド

	基本構造	R₁	R₂	所 在
カロテン類	α-カロテン 黄橙色			ニンジン、オレンジ、カボチャ、サツマイモ、緑黄色野菜、卵黄
	β-カロテン 黄橙色			
	γ-カロテン 黄橙色			
	リコピン 赤色			トマト，スイカ
キサントフィル類	ルテイン 黄橙色			緑葉，オレンジ，カボチャ，卵黄
	クリプトキサンチン 黄橙色			カキ，トウモロコシ，カンキツ類，卵黄
	ゼアキサンチン 黄橙色			トウモロコシ，卵黄，カンキツ類
	カプサンチン 赤色			トウガラシ，パプリカ
	アスタキサンチン 赤色			サケ筋肉，エビ，カニ（生）
	アスタシン 赤色			エビ，カニ（加熱後）
	フコキサンチン 赤紫色			コンブ，ワカメ

場合の様にクロロフィルと共存している場合には，クロロフィルの緑色の陰に隠れてみえないが，クロロフィルが分解すると，黄葉，紅葉のカロテノイド色素が現れてくる．

植物の葉に含まれるカロテノイドはクロロプラスト中のタンパク質と結合して存在し，果物やニンジンなどの場合はおもに色素体中に存在している．動物に含まれるカロテノイドは，動物が合成したものではなく食餌に含まれ

サケやエビ，カニの殻，卵黄，バター，金魚などの色素はカロテノイドである．エビやカニを加熱すると美しい赤色になる．これはエビやカニに含まれているカロテノイド色素のアスタキサンチンの変化である．すなわち，エビやカニに含まれているアスタキサンチンは，生体内でタンパク質と結合して青藍色を呈しているが，いったん加熱するとタンパク質が変性し，アスタキサンチン（赤色）が遊離し，さらに酸化してアスタシン（赤色）になるためである．

サケやマスの身の色いわゆるサーモンピンクは，エビやカニを常食とするため，餌由来のアスタキサンチンの色である．

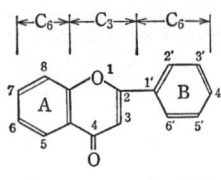

図 3.65 フラボノイド骨格

ているカロテノイドがそのままあるいは一部酸化されたものである．

表 3.18 に示すように，α-カロテン，β-カロテン，γ-カロテンは，ニンジン，オレンジ，カボチャ，サツマイモ，緑黄野菜，卵黄に，リコピンはスイカやトマトなどの果実にのみ含まれている．キサントフィル類は果実に多いが，ルテインは緑葉の主要カロテノイドである．褐藻類の赤っぽい色素はフコキサンチン，トウガラシの赤色はカプサンチンである．

抽出されたカロテノイドや合成されたカロテノイドはいろいろな食品の着色料として油にまぜて用いられる．分子内に β-イオノン環をもつカロテンやクリプトキサンチンは，プロビタミン A としての効果をもっている．

カロテノイドはふつうの加熱操作や冷凍処理には安定であるが，長時間の加熱や光，空気にさらしておくと，酸化やエポキシ化を起こして退色したり異臭を発生するので，貯蔵には注意を要する．これらの変化を防ぐにはブランチング（湯通し）が有効である．これは，植物体に含まれる酸化酵素を加熱によって失活させる操作である．また場合によっては抗酸化剤を加えたり，CO_2 ガス，N_2 ガスなどの不活性ガスをつめておくことも有効である．

2) フラボノイド（アントキサンチン）

ミカンなどのカンキツ類や淡い色の野菜など植物界に広く分布している水溶性のうすい黄色の色素である．細胞液中に配糖体としてまたは遊離の形として存在している．

フラボノイドという名称は C_6-C_3-C_6 の構造をもち，4位にケト基を有するフラボンの誘導体にちなんでつけられたものである（図 3.65）．フラボン，フラボノール，フラバノン，フラバノールそして，3-フェニル誘導体のイソフラボン（無色）がある．

フラボノイドは，フェノール性 OH 基を，A 環の 5,7 位に，そして，B 環の 3′, 4′, 5′ 位のいずれかにもち，多くの場合 3 位または 7 位の OH 基には糖が結合して存在する（表 3.19）．

これらのフラボノイドは色素としてはほとんど目立たないが，アルカリ性にすると色が出るものが多く，無色やうすい黄色だったものが黄色やオレンジ，褐色に変化する．中華そばのうすい黄色は，小麦粉をカン水（炭酸ナトリウムや炭酸カリウムを含んだ水）処理することによって生ずるフラボノイド色素の色である．Fe^{2+}，Mg^{2+}，Al^{3+} などの金属イオンが共存すると錯化合物をつくり深色変化を起こす．一般に Fe^{2+} の場合は緑色あるいは青色を呈する．例えば，パセリなどに含まれるアピインの場合，Al^{3+} では黄色，Fe^{2+} では褐色に変化する．これらの現象は調理・加工中によくみられ，特にアルミニウム鍋で煮たタマネギの黄色化，グリーンアスパラガスの缶詰にみられる黒緑色（ルチン変化）は，いずれもケルセチン配糖体によるものである．

表 3.19 フラボノイド

フラボン系アピイン	(アピオース＋グルコース) [構造式]	パセリ，セロリ：無色
フラボノール系ケルセチン	[構造式]	タマネギ，ソバ，ワラビ：黄色
ルチン	[構造式] ルチノース（グルコース＋ラムノース）	ソバ，トマト：無色
フラバノン系ヘスペリジン	ルチノース [構造式]	ミカン：無色
ナリンギン	ラムノース [構造式]	夏ミカン，ザボン：無色
イソフラボン系ダイジン	グルコース [構造式]	大豆：無色

これらの変化によってできた色は，あまりきれいなものではないから，フラボノイドを含む食品を加工，調理する場合には使用する器具とくに包丁や鍋などの金属に十分注意することが必要である．

3) アントシアン

果実や花の美しい色素の大部分は，アントシアン（anthocyan）で花青素ともいう．アントシアンも広義のフラボノイドの一種であり，アグリコンをアントシアニジン，配糖体をアントシアニンという．アントシアンはその総称である．アントシアニジンはフラビリウム，すなわち，2-フェニルベンゾピリリウム（図3.66）の構造をもち，3,5,7位が水酸基（OH基）で置換されたもので，3位または5位のOH基に糖（グルコース，ガラクトース，キシロース，ラムノース，アラビノースなど）が，単糖あるいは少糖と結合したものをアントシアニンと呼んでいる．アントシアンは，pHにより変色し，一般に酸性で赤，アルカリ性で青になるものが多いが，アントシアンの種類によってオレンジがかった赤，青味がかった赤，赤味がかった青，濃青，緑，黄色とさまざまである．シソのアントシアンをうまく利用している梅干（赤色），酢につけられた筆しょうがも，この性質を利用している．

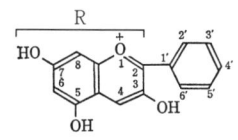

図 3.66 フラビリウム（2-フェニルベンゾピリリウム）

アントシアンは金属 (Fe^{2+}, Sn^{2+}, Al^{3+} など) が存在すると，結合して安定な錯塩を作る．錯塩はきれいな青紫色をしている場合が多い．ナスの加工で明バン [Al$_2$(SO$_4$)$_3$FeSO$_4$·24H$_2$O] を用いるのは，ナスのアントシアンのナスニンと Al^{3+} との錯塩形成させるためである．しかし，果物の缶詰のように材料中のアントシアンと缶の金属との反応でできる錯塩は商品価値を低下させる（白桃缶の紫色など）．一部のアントシアンは熱に対し不安定で，とくに pH がアルカリに近づくと悪くなる．これは酸化分解されるためであり，酸化されると褐色または赤紫色のきたない色に変わる．とくにイチゴジャムの加工中にみられる．また，貯蔵中にも変色して品質を低下させる．（ワインやジャムなど）イチゴの場合，100°C，40分で約半分のアントシアンがこわれて褐色になる．

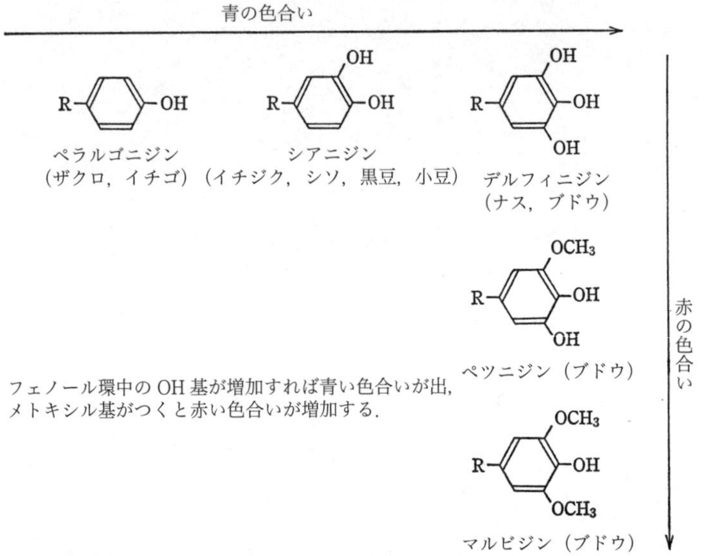

青の色合い →

ペラルゴニジン（ザクロ，イチゴ）　シアニジン（イチジク，シソ，黒豆，小豆）　デルフィニジン（ナス，ブドウ）

ペツニジン（ブドウ）

マルビジン（ブドウ）

赤の色合い ↓

フェノール環中の OH 基が増加すれば青い色合いが出，メトキシル基がつくと赤い色合いが増加する．

図 3.67　アントシアニジンの色

表 3.20　食品に含まれる主なアントシアニン色素

	アントシアニン	色	
ペラルゴニジン系	ペラルゴニン	明赤	ザクロ
	カリステフィン	赤	イチゴ，赤ラズベリー
シアニジン系	クリサンテミン	暗赤	黒豆，小豆，ブルーベリー，桃
	シアニン	赤	赤カブ
	イディン	赤紫	グランベリー，リンゴ
	シソニン	紫赤	赤シソ
デルフィニジン系	デルフィニン	紫赤	ブドウ
	ナスニン	青紫	ナス

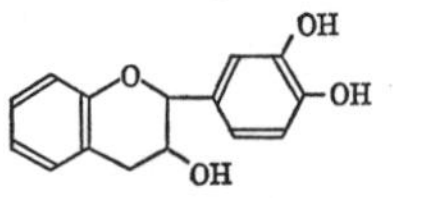

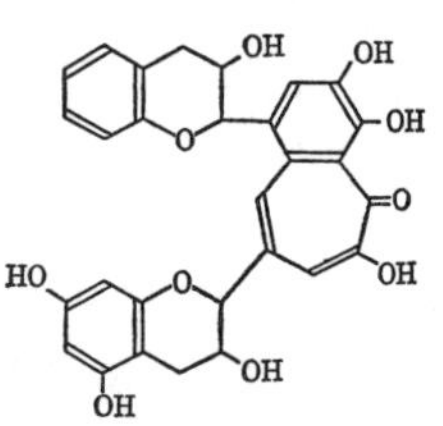

4）カテキン類，クロロゲン酸関連物質

果菜類に含まれる本来無色の C$_6$-C$_3$-C$_6$ の構造をもつフェノールで，多くのものは加工貯蔵中にポリフェノール酸化酵素の働きによって褐色物質となる．紅茶の色は茶葉の発酵過程を経て生成する色素，テアフラビン類およびテアルビジン類である．

5）クロロフィル（葉緑素）

クロロフィル（chlorophyll）は葉緑体に含まれる緑色色素であり，細胞中に溶けているのではなく，顆粒体にタンパク質，脂質，リポタンパク質と結合して存在する．動物色素ヘモグロビン，ミオグロビンと同様，ポリフィリン色素で，中心に Mg 原子 1 個をもつテトラピロール化合物である．高等植物中では，クロロフィル a，クロロフィル b が 3：1 の割合で存在している（クロロフィル a～e まで知られているが，c, d, e は海藻類などの下等植物に存在する）．a の溶液は緑青色で，b は緑色である．分子中に大きな疎水性基のフィトール基（C$_{20}$H$_{39}$O-）をもつため脂溶性である（図 3.68）．

図 3.68 クロロフィル a
b は * に —CH₃ の代わりに —CHO が入る.

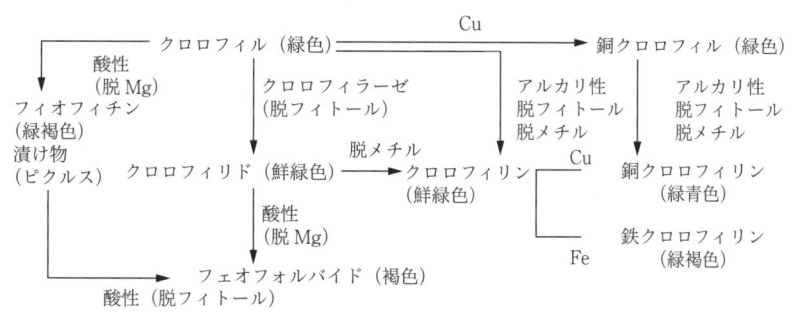

図 3.69 クロロフィルの分解と変色

ブランチング（例えば70℃前後で数分間）は緑色を保たせるよい方法である．この操作により野菜中に含まれるクロロフィラーゼ（フィトールの部分を加水分解する酵素）が活性化され，安定な緑色のクロロフィリッドを与える．銅器で煮ると Mg と Cu が置き換って美しい緑色になる（これは Cu で置き換わるのではなくキレートを形成するためとの説がある）．

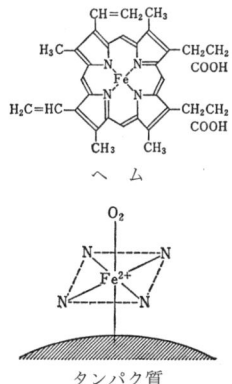

図 3.70 ヘムタンパク質への O_2 の結合

　クロロフィルは不安定な化合物で酸性にすると，その Mg^{2+} が H^+ に置き換わり，フェオフィチン（黄色）になる．加熱処理は，さら上記の反応を速める．細胞液は弱酸性であるが，天然ではクロロフィルはリポタンパク質などと結合していて直接酸性の液に触れることはない．加熱によりタンパク質が変性すると，クロロフィルが酸性の液にさらされやすくなり，フェオフィチンを生じる．緑色野菜をゆでるときによくみられる緑色の変色（黄色おびた不快な色）は野菜中に含まれる有機酸によって煮汁が酸性になるためである．このような変化を防ぐためには，なるべく酸性下におかないことである．すなわち野菜をゆでるときにはかならずなべぶたをとり，有機酸を逃してやることである．重曹を加えて pH を中性〜弱アルカリにするとクロロフィリンができるため，あざやかな緑色になる．しかし野菜のテクスチャーは悪くなる．

　緑色野菜の"イエローイング"は貯蔵中に起こるクロロフィルの生分解によるが，この原因の一部は，不飽和脂肪酸の存在下でリポキシゲナーゼやペルオキシダーゼが作用する酸化分解過程と共役して，ポルフィリン核が分解されるためと考えられる（図 3.69）．

6) ミオグロビン

　赤身肉およびその肉製品の赤色はヘムタンパク質の色である．その内 90% 以上はミオグロビン（myoglobin, Mb）で，そのほかはヘモグロビン（haemoglobin, Hb）およびその誘導体である．ミオグロビン（分子量 17800）は図 3.70 のようにヘム（鉄-ポルフィリン）とグロビンタンパク質

から構成されている．

ミオグロビン（Mb）は酸素と結合してオキシミオグロビン（MbO_2）となり，鮮赤色を呈する．長時間空気にさらすと，中心の鉄が酸化されて第二鉄 Fe^{3+} となり，褐色がかったきたない赤色のメトミオグロビン（MetMb）となる．食肉を加熱するとタンパク質の変性と酸化によりメトミオクロモーゲン（褐色）になる．

アスコルビン酸などの還元剤はメトミオグロビンをミオグロビンに還元する（$Fe^{3+} \to Fe^{2+}$）．

冷凍保蔵中にも肉の変色は起こるが，-60℃以下に保てばこの変色を防ぐことができる．ハムやソーセージの製造の際，硝酸塩さらに還元剤を用い肉の塩漬を行うが，これは亜硝酸の一部が，ニトロソ基（−NO）となりミオグロビン，ヘモグロビンと結合してそれぞれニトロソミオグロビン，ニトロソヘモグロビンとなり，安定なピンク色に発色するのを応用したものである．肉の加工製品にときどき緑変がみられるが，これはポルフィリン環が酸化されコールグロビン（緑色），開環してベルドヘモクローム（緑色）になる．また硫化物をつくる細菌が働いた場合，スルホヘモグロビン（緑色）ができる．

b. 食品の味

食品の味は，甘（sweet），酸（sour），苦（bitter），塩（salt）の4基本味に分けられるが，日本ではさらに旨味を加え5味を基本的な味としている．味は，舌面および口蓋の乳頭に分布する味蕾（taste bud）によって感じる．味蕾には，約50個の細胞（支持細胞と味細胞）がタマネギ状に固まっており，味細胞の先端にある受容サイトは唾液と接している．味刺激は，味物質が受容サイトに吸着することによって起こり，味細胞を支配する軸索に神経インパルスを発生させる．これらの細胞の寿命はわずか2，3日しかなく，絶えず更新されているが高齢になるほど総数は減少するため感度もにぶくなるといわれている．この受容サイトは，単一細胞に複数個存在し，甘，塩，酸，苦に対応して別個の場所があると考えられている．味の強さは，香りの場合と同様に，官能テストにより求められる．

表 3.21 代表的な呈味物質の閾値

味	物　質	分子量	閾値（モル濃度）
甘	スクロース	342	0.015
酸	酢酸	60	0.0018
塩	食塩	58.5	0.01
苦	塩酸キニーネ	361	0.00003

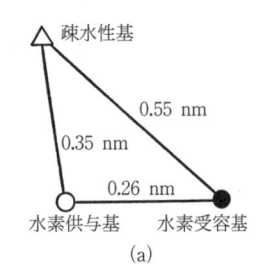

図 3.71　甘味受容サイトと甘味物質

1) 甘味（sweetness）

シェレンベルガー（Shallenberger）らによると，甘味を感じるためには，甘味物質と甘味受容サイトの間に，構造上ある関係が必要である．すなわち

図3.71に示すように甘味物質に水素供与基と水素受容基とが約0.26 nmの間隔で存在し，甘味受容サイトの受容器，供与基と水素原子を介して結合しなければならない．そして甘味の強さは，分子中の疎水性基によるとしている．

a) 糖類　糖類は甘味を代表するものである（表3.22）．糖の甘味は，その立体構造と大きく関係している．すなわちグルコースの甘味は α 型の方が β 型より甘く（3:2），糖の中でもっとも甘いフルクトースの場合は α 型よりも β 型の方が甘い（1:3）．結晶グルコース（α 型）を水に溶かすと $\alpha:\beta=37:63$ の混合物となり，甘味は減少する．フルクトース（β 型）の場合もグルコースと同様に $\alpha:\beta=59:41$ となる．スクロース（ショ糖，砂糖）には，α，β の異性体はなく，甘味も一定である．グルコースやマルトースを還元して得られる糖アルコール（ソルビトールやマルチトール）は低カロリーの甘味料として用いられている．

表 3.22　糖類の甘味度

糖　類	甘味度（スクロース，100）
単糖類	
フルクトース	103 (α) 〜 173 (β)
グルコース	49 (β) 〜 74 (α)
ガラクトース	27 (β) 〜 32 (α)
マンノース	*　　32 (α)
二糖類	
スクロース	100
マルトース	33 (β) 〜 60 (α)
ラクトース	16 (α) 〜 28 (β)
転化糖	123
少糖類	
グルコオリゴ糖	50
フルクトオリゴ糖	60
ガラクトオリゴ糖	35
糖アルコール	
マンニトール	45
ソルビトール	48
マルチトール	50〜90

* β-D-マンノースは苦味をもつ．

甘味度と温度の関係を図3.72に示す．フルクトースの場合 α と β の平衡関係が温度によって移動する．

b) その他の甘味成分　糖以外の甘味物質について表3.23に示した．グリシンやアラニン，トリプトファンなどのD-アミノ酸，甘茶のフィロズル

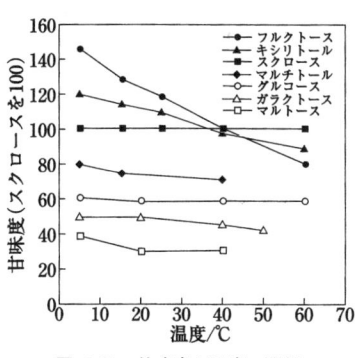

図 3.72　甘味度と温度の関係
（日本化学会編：味とにおいの分子認識，学会出版センター, 2000）

表 3.23　糖以外の甘味物質

甘味物質	甘味度（スクロース，1）
天然物	
ペリラルチン	2000
フィロズルチン	500
グリチルリチン	300
ステビオシド	300
プロピルメルカプタン	50〜70
半合成	
ネオヘスペリジン	
ジヒドロカルコン	950
合　成	
サッカリン	500
アスパルテーム	180

サッカリン　　α-L-アスパチル-L-フェニルアラニン　　フィロズルチン
　　　　　　　メチルエステル（アスパルテーム）

ベタイン　　　グリチルリチン　　　　　　　　　ステビオシド

図 3.73　甘味度と温度の関係
（日本化学会編：味とにおいの分子認識，学会出版センター，2000）

> サッカリンは微生物によって分解されにくいので漬物（たくあん漬）に使われる．

チン，甘草のグリチルリチン，アオシソのペリラルチン，現在注目されているステビアの葉から分離されるステビオシド，タマネギの加熱により生ずるプロピルメルカプタン，カンキツ類の果皮に含まれるフラボノイド（ナリンギン，ヘスペリジン）の分離→還元によって得られるジヒドロカルコンなどは強い甘味を呈する．

合成甘味料としては，よく知られるサッカリン，またジペプチド（アスパラギン酸のジペプチドエステル），α-L-アスパルチルフェニルアラニンメチルエステル（アスパルテーム）なども強い甘味をもつ．しかしアスパルテームは酸性でジペプチドに分解されやすく苦味を呈する（図3.73）．

2）　酸味（sourness）

酸味は，溶液中に解離している水素イオン（H_3^+O）による．しかし，酸味の強さは，水素イオン濃度とはかならずしも比例しない．図3.74はクエン酸を標準として比較したものである．

同一pHでは有機酸の方が無機酸より酸味が強い．例えば，酢酸とHClを比較した場合，HClは全部が解離しているが，酢酸は解離度が小さく，

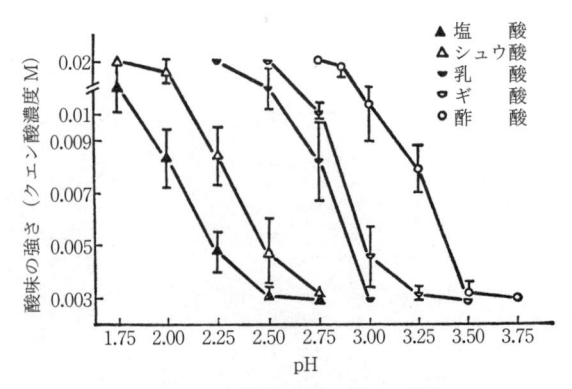

図 3.74　各種酸の酸味の強さの比較

水素イオン濃度は低いけれども，未解離の酢酸が，徐々に解離して失った水素イオンを補うため酸味が持続すると考えられる．酸味は pH と全酸度の両方に関係している．食品の酸味は，食欲増進，味覚の興奮，また清涼感をもたせる．例えば，酢酸（食酢），クエン酸（カンキツ果汁），酒石酸（ブドウ），リンゴ酸（リンゴ），乳酸（乳酸飲料，漬物），リン酸（コーラ系飲料）などがある．

3) 塩味（saltiness）

塩味は，ハロゲン化塩をはじめとする味である．$Cl^->Br^->I^->SO_4^{2-}>NO_3^-$ の順であるが，味覚の質はおもに陽イオンによっている．例えば Mg^{2+} は強い苦味，Ca^{2+} は苦渋味をもつ．日常生活では食塩（NaCl）だけが用いられている．食塩に近い塩味をもつものにリンゴ酸ナトリウム，マロン酸ナトリウム，グルコン酸ナトリウムなどがあり，食塩を制限されている患者の調理のために用いられていたがナトリウム塩がよくないことが明らかとなり，これらに代わって KCl などが用いられている．

4) 苦味（bitterness）

苦味は自己防衛機構の安全感覚であるといえる．苦味を有する物質には，アルカロイドのような人体に影響を及ぼすものを含んでいる場合が多いからである．苦味をもっている物質には，NO_2，$-S-S-$，$C=S$ などの原子団を含む化合物が多い．最も苦い化合物は表 3.8 に示すように，アルカロイドの一種ブルシン（brucine）である．

現代は，苦味を賞味される食品も多く，茶，ビール，フキノトウ，ウルカ，チョコレート，コーヒー，ココア，シェリー酒などがある．コーヒー，

表 3.24 苦味物質と構造

苦味物質	化学構造*
アルカロイド	ブルシン ($7×10^{-7}$)　　キニン ($3×10^{-6}$)
配糖体	ナリンジン ($5×10^{-5}$), ネオヘスペリジン ($5×10^{-4}$)
ペプチド	Arg-Pro ($8×10^{-4}$), Gly-Phe ($1.2×10^{-3}$)
尿素類	チオフェニル尿素 ($2×10^{-5}$)　　尿素 ($1.2×10^{-1}$)
ニトロ化合物	ピクリン酸 ($3.7×10^{-6}$)
無機塩類	$MgSO_4 \cdot 7H_2O$ 硫酸マグネシウム ($4.6×10^{-3}$)

* 数字は閾値（モル濃度）

茶に含まれるカフェイン，ココア，チョコレートに含まれるテオブロミンには，興奮作用がある．ビールの苦味は，ホップの花からつくられる（フムロン→イソフムロン），カンキツ類に含まれる苦味はフラボノイド（ナリンギン）であり，これは，酵素ナリンギナーゼで処理すると，苦味がなくなる．

タンパク質をプロテアーゼで加水分解すると苦味ペプチドを生ずる．この苦味はペプチド中の疎水性アミノ酸が関係している．チーズの苦味は熟成中に生じた分子量3400以下のペプチドの呈する味である．

表 3.25 おもな苦味物質の閾値

	閾値（モル/l）
ブルシン	0.00000007
ストリキニーネ	0.0000016
ピクリン酸	0.0000037
硫酸キニーネ	0.000008
ニコチン	0.000019
ナリンギン	0.000025
フェニルチオ尿素	
正常者	0.00002
味盲者	0.008
カフェイン	0.0007
硫酸マグネシウム	0.0046
尿素	0.12

(Pfaffmann, 1959)

5) 旨味

L-グルタミン酸ナトリウム（MSG），5′-リボヌクレオチドなどのもつ味を旨味（umani）と呼んでいる．日本では古くから「コンブだし」，「カツオだし」，「シイタケだし」にはなじみ深く，旨味として認識している．しかし欧米にはこのような旨味を味覚としてとらえる概念はなく，flavor potentiator, flavor enhancer（フレーバー増強因子）などと呼んでいる．近年，umani という日本語が，米国の食品技術者達の間で通用するようになってきた．

a) L-グルタミン酸ナトリウム（monosodium L-glutamate, MSG） コンブだしの旨味成分として知られる MSG は，1908年，池田によって発見された，大豆かす，小麦の加水分解により得られたが，1950年代後半から糖質と無機窒素などを原料として発酵法で作られている．L-グルタミン酸のみ旨味があり，D型は無味である（図3.75）．

α-アミノ基（アンモニウム型）と γ-カルボキシル基（カルボキシレート型）とが静電的に誘引し合って，安定な五員環を形成することが必要であるとされている．MSGと同質の旨味を有し，旨味の強さがはるかに強いアミ

図 3.75 グルタミン酸

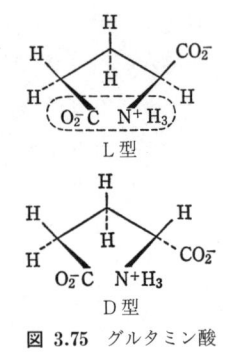

図 3.76 その他の旨味物質

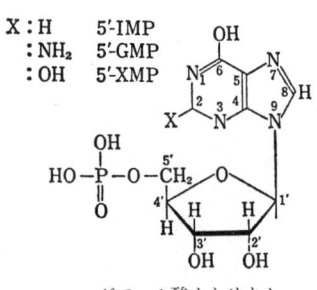

3.2 食品成分の化学と物性

表 3.26 MSGと 5′-リボヌクレオチドの相乗作用

混合比（重量） MSG：5′-IMP 　　　（5′-GMP）	混合物単位重量 当りの呈味力	混合比（重量） MSG：5′-IMP 　　　（5′-GMP）	混合物単位重量 当りの呈味力
1：0	1	10：1	5.0（19.0）
1：2	6.5（13.3）*	20：1	3.4（12.4）
1：1	7.5（30.0）	50：1	2.5（6.4）
2：1	5.5（22.0）	100：1	2.0（5.5）

＊（　）内の数字は 5′-GMP を用いたときの値．

ノ酸として，L-トリコロミン酸（tricholomic acid）とイボテン酸（ibotenic acid）がある．L-グルタミン酸を有するペプチド（Glu-Asp, Glu-Glu, Glu-Ser など）は，MSG と同質の旨味をもち，食品の苦味を隠し，食品のこく味とも関係があると考えられている．

b） イノシン酸ナトリウム（sodium 5′-inosinate, 5′-IMP），グアニル酸ナトリウム（sodium 5′-guanilate, 5′-GMP）　カツオだしの旨味は 5′-IMP，干しシイタケの旨味は 5′-GMP で，いずれも核酸の成分であり，ヌクレオチドである．ヌクレオシドは無味である．塩基がプリン型であること，そしてリボースの 5′ 位にリン酸が結合していること（3′ 位は味をもたない）が特徴である．これらのヌクレオチドは旨味を与えるだけでなく，苦味，酸味を抑え，味に丸味をつけ，さらに MSG とともに用いると旨味が相乗的に増す（表 3.26）．

畜肉，魚肉中のイノシン酸の生成，分解については図 3.77 に示した．イカ，タコ，貝類の旨味はイノシン酸でなく非タンパク質構成アミノ酸であるベタインの 1 種であるトリメチルグリシンである．清酒や貝類にはわずかな酸味をもつ旨味物質としてコハク酸が含まれている．

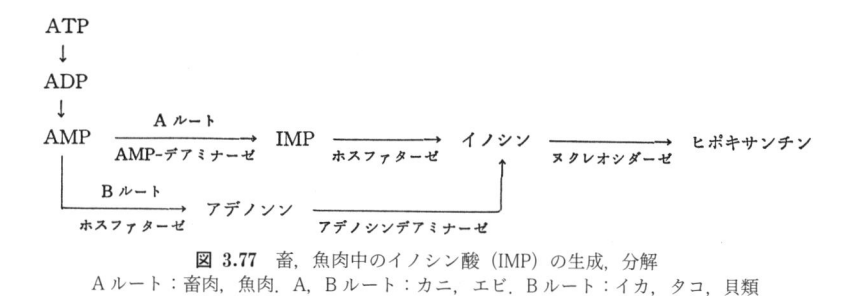

```
ATP
 ↓
ADP
 ↓               A ルート
AMP ─────────────────────→ IMP ──────────→ イノシン ──────────→ ヒポキサンチン
  │         AMP-デアミナーゼ      ホスファターゼ          ヌクレオシダーゼ
  │   B ルート
  └──────────→ アデノシン
      ホスファターゼ       アデノシンデアミナーゼ
```

図 3.77　畜，魚肉中のイノシン酸（IMP）の生成，分解
A ルート：畜肉，魚肉．A，B ルート：カニ，エビ．B ルート：イカ，タコ，貝類

6） 辛味（hot taste, pungent taste）

辛味は口腔内の痛覚を刺激するものである．適度の辛味は，食欲を増進するので，食品の加工，調理上重要なものである．

トウガラシの辛味はカプサイシン，ショウガ，サンショはそれぞれショウガオールとサンショオール，コショウハチャビシンである．

ワサビ，カラシなどの十字花科植物の辛味は，カラシ油であり，これは，すりおろしたり，つぶしたりしたとき酵素ミロシナーゼが働き，基質のカラ

シ油配糖体を加水分解することによって生じる．

$$CH_2=CH-CH_2-C\begin{cases}S-C_6H_{11}O_6\\N-O-SO_3K\end{cases}\xrightarrow[\text{ミロシナーゼ}]{H_2O}$$

$$CH_2=CH-CH_2NCS+C_6H_{12}O_6+KHSO_4$$

シニグリン　　　アリルイソチオシアネート

7) 渋味（astringent taste）

渋味は味覚受容細胞のタンパク質が凝固されるときの物理的な感覚であると考えられている．タンニンが代表的なもので，茶やブドウ酒では大切な味である．柿渋は柿渋タンニン（ジブオール）である．コーヒーの渋味はおもに，クロロゲン酸であるといわれる．

8) えぐ味

タケノコ，ワラビ，サトイモ，ゴボウなどのえぐ味は，ホモゲンチジン酸であるといわれている．また，シュウ酸カルシウムの針状結晶がのどの奥につきささるからだともいわれている．アルカロイド類，配糖体類などにもえぐ味を感じさせるものがある．

図 3.78　渋味，えぐ味物質

9) 味覚変革物質

a) ミラクリン　　西アフリカ原産の植物 *Synseplaum delcificum* の実は赤いオリーブぐらいの大きさで，ミラクルフルーツと呼ばれている．この実を口に含み，口をゆすいでからすっぱいものを味わうと，つねに甘く感じる．活性物質はミラクリンと呼ばれる塩基性タンパク質で，すっぱい味を抑えるのではなく，酸の存在下でミラクリンの一部が甘味受容体と結合して甘味が誘導されると考えられている（図 3.79）．

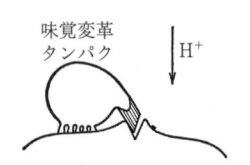

図 3.79　ミラクリンの作用機序推定図（栗原, 1968）

b) モネリン，タウマチン　　熱帯植物 *Dioscorephylum cumminsii* Diels, *Thaumatococcus danieli* Benth の実に含まれるタンパク質でモネリン（分子量 10700）はスクロースを1としたとき3000倍，タウマチン（分子量 20000〜21000）は1600倍の甘味をもち，甘味感覚を持続させる作用がある．

c) 朝鮮アザミ　　朝鮮アザミ（*Cynara scolymus*）を食べた後で水を飲むと水に味を感じるようになり，とくに甘い味を感じるという．このメカニズムは不明である．

d) ギムネマ酸　　インド産の植物 *Gymnema sylvestre* R. Br. の葉に含ま

れる．この葉を数枚かむとスクロース，サッカリンなどの甘味物質の味を感じなくなる．ギムネマ酸は4基本味の中で甘味のみを抑制するが，その作用機構は明らかでない．この影響は1～2時間でなくなる．

c. 食品の香り

香りは，鼻腔に存在する嗅覚器官が刺激されて，感知されるものであり，嗅覚を刺激する物質は約40万種類あるといわれている．

人間の場合，これらの多くの香りは，よいにおい，悪いにおい，好きなにおい，嫌いなにおいなどというように，主観的に分けられている．よい香りには，食欲をそそられ，気も落ち着いたりする（パン屋のにおいや，コーヒーの香り，ウナギのかば焼のにおいなど）．悪いにおいの場合は，食欲をなくさせる．食品がいたんでいるときに出る悪臭は食べることをやめさせ，食中毒などを防ぐための一つの信号である．このように，食品の香りは，"食べること"と大きな関係をもっている．

食品の香りは一般にフレーバー（flavor）が用いられ，におい（鼻で感じるにおい，口腔内から鼻に抜けて感じられるにおい），味（舌で感じられる味），舌ざわり，などを総合して表される．

1) におい物質の特性

におい物質は，分子量300以下で，嗅覚器官の嗅粘膜の水層に溶け，かつ嗅細胞膜の脂質層に吸着する必要があるため，ある程度の揮発性をもち，水溶性と脂溶性の両性質を有し，そして分子中に，水酸基やカルボニル基やエーテル基などの官能基や不飽和結合を有する．小山と栗原は，嗅覚器官の細胞膜の脂質含量が異常に高いことに目をつけ，におい刺激は，におい分子が嗅細胞膜の脂質部位に吸着し，これによってもたらされる嗅細胞膜の構造変化によってひき起こされると提唱している．

2) 香りの分析

a) 閾値（官能検査） ある物質が，嗅覚によって感知される最小濃度を閾値（threshold value）といい，香りを識別できる最小濃度を弁別閾値，そして，香りの識別はできないが何か香りがあると感じる最小濃度を刺激閾値といっている．嗅覚の個人差は大きく，同一人でも測定条件（天候などの環境条件や肉体的，生理的条件など）によって大きなバラツキを示すことがある．また，香り物質の濃度変化によって，それ本体の香りが変化する場合がある（表3.27）．

異なった香りが混じりあったときには，香りの質や強さに変化がみられることが多いため，閾値を測定するには無臭室で行わなければいけない．また嗅覚は，非常に疲労しやすく，同一のにおいはすぐに感じなくなる．

b) ガスクロマトグラフ分析 最近では，ガスクロマトグラフィー（GC）やガスクロマトグラフィー-マススペクトロメトリー（GC-MS）などによって，短期間に精度よく，どのような香り物質が，どれだけ含まれるか，ま

香りとは，匂，香，臭，風味などで表されるが，よいにおいは「香」，くさいいやなにおいは「臭」を用いることが多い．英語などでは，よい，悪いのほか細かく分けられているが，「匂」（よいにおい，悪いにおいを含めて）として一般にはsmell（いわゆるにおいで，重たい感じのにおい），あるいはodor（香りなど）が用いられている．そのほかにはaroma（調理中に生成するにおい，例えば，コーヒーなどの香り），flavor（食品を口に入れたとき感じられる香りとも味ともはっきり分けることのできない香り，例えば，ワサビなどを食べたとき，鼻に抜けるような香り），fragrance，perfume，scent（香粧品香料，快い香り），stench，stink，malodor（悪臭，いやなにおい）などがある．

例えば，高度濃→低濃度の場合，インドールは，不快な糞便臭→バラの花の香り，イオノンは，シダーウッドの香り→スミレの香り

表 3.28 食品中に確認された有香物質の数

コーヒー*	540
ゴマ*	67
ハシバミ*	232
牛肉*	600
豚肉*	281
鶏肉*	183
ピーナッツ*	279
ココア*	386
茶	339
ポテトチップ	147
モモ	78
洋ナシ	127
バナナ	226
キャベツ	74

* 加熱香気.

表 3.27 においの閾値

化合物	水溶液濃度（ppb）
ビタミン B_1 分解物*	0.0004
2-メトキシ-3-イソブチルピラジン	0.002
β-イオノン	0.007
メチルメルカプタン	0.02
デカナール	0.1
酢酸アミル	5
ミルセン	15
ヌートカトン	170
酪酸	240
エタノール	100000

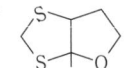

（Fazzalari, 1978；山西, 1982）

表 3.29 食品の香りの生成要因

生成要因	食品例
1) 生体固有の酵素反応	フルーツ，野菜，スパイス，熟成肉
2) 主として微生物の酵素反応	バター，チーズ，ビール，ワイン，漬物
3) 1), 2) の混合型	紅茶，タバコ，ドライソーセージ
4) 主として加熱などの化学反応	調理肉
5) 1), 2), 4) の混合型	パン，ココア，コーヒー，アルコール飲料

た，その特徴や強さはどうかといった評価を同時に行うこともできるようになってきた．表3.28はこのような方法によって一つの食品から数百に及ぶ香り物質が分類，同定されている．

c) 食品の香りの生成要因　調理加工食品の香りの生成要因については，ラットロフ（Ruttloff）が表3.29のように整理している．しかし，食品の中には添加物（天然，合成香料）を加えているものもある．

3) 香りと色，味との関係

ハル（Hall）は，シャーベットを使って，香りと色との関係を官能テストにより調べている．表3.30のように，食品には香りにあった色が必要であり，違う色がついていると間違った判断をする率が高くなる．

また，香りの強さによって味の感じ方が変わる場合がある．例えば，香り

表 3.30 シャーベットの官能テスト

香料	つけた色	色から連想する果実	香料の正解率（%）	間違えた率（%）
オレンジ	ミカン色	オレンジ	99	
	無	無	47	42
	紫	ブドウ	21	52
パイナップル	薄黄	パイナップル	55	30
	無	無またはパイナップル	40	30
	モモ色	イチゴ	11	84
グレープ	紫	ブドウ	84	11
	無	無	37	40
レモン	薄黄	レモン	90	
	無	無	35	40
	モモ色	イチゴ	13	47

（Hall, 1959）

3.2 食品成分の化学と物性

その他の香り物質
ミカン：リモネン
　　　　シトロネラート
キュウリ：キュウリアルコール
レモン：シトラール
ニンニク：ジアリルジスルフィド
大豆：ヘキサナール
グレープフルーツ：ヌートカトン
ブドウ：アンスラニル酸メチル
クレソン：β-フェニルエチルイソチオシアナート
ハッカ：メントール
ワサビ：アリルイソチオシアナート
キャベツ：トランス-2-ヘキサナール
　　　　　シス-3-ヘキセノール
シイタケ：レンチオニン
マツタケ：1-オクテン-3-オール
海水魚：トリメチルアミン

表 3.31 果実の特異香気をもつエステルとラクトンの例

果　実	化　合　物
バナナ	酢酸イソアミル
ナシ（バートレット種）	2E, 4Z-デカジエン酸メチルおよびエチル
カンタローブ	2-メチル酪酸エチル
ブドウ（コンコルド種）	アントラニル酸メチル
オレンジ	酪酸エチル
ビルベリー	3-メチル酪酸エチル
クランベリー	ベンゾイル安息香酸のエステル
パイナップル	β-メチルチオプロピオン酸メチル
モモ	γ-ウンデカラクトン
ココナツ	γ-ノニルラクトン

E＝トランス，Z＝シス

が強い場合には、さっぱりしないし、うすすぎると、こくのない味に感じるという．これらのことから，食品の加工や，調理において，香りの損失や色の変化には十分な注意が必要である．

4) 植物性食品の香り

野菜の香りは主として，不飽和アルデヒド（C_5～C_{10}）であり，果物の香りは有機酸エステルやラクトンによっている．表3.31に野菜や果物に含ま

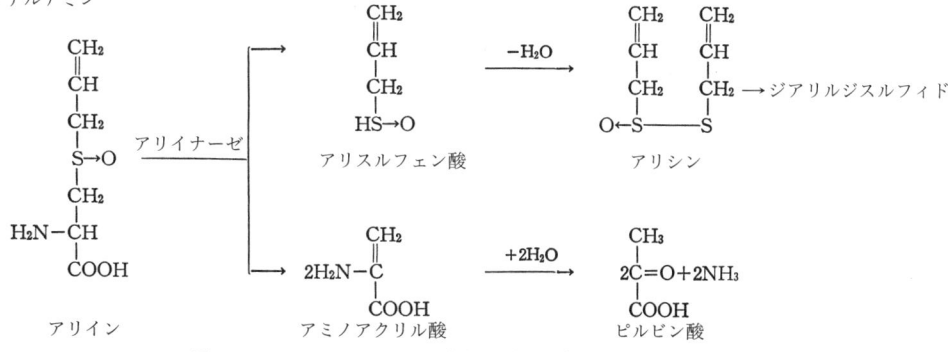

図 3.80 ニンニクのにおいが発生する機構（Stoll and Seebeck, 1951）

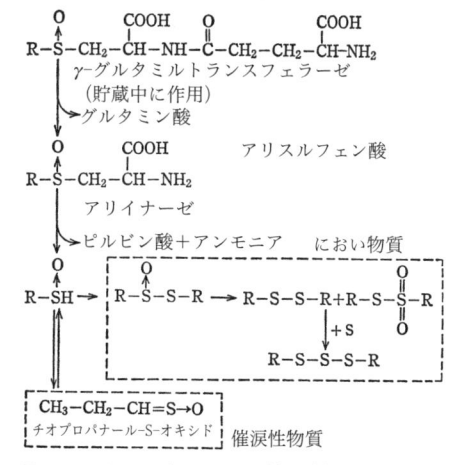

図 3.81 タマネギのにおいと催涙性物質の発生機構

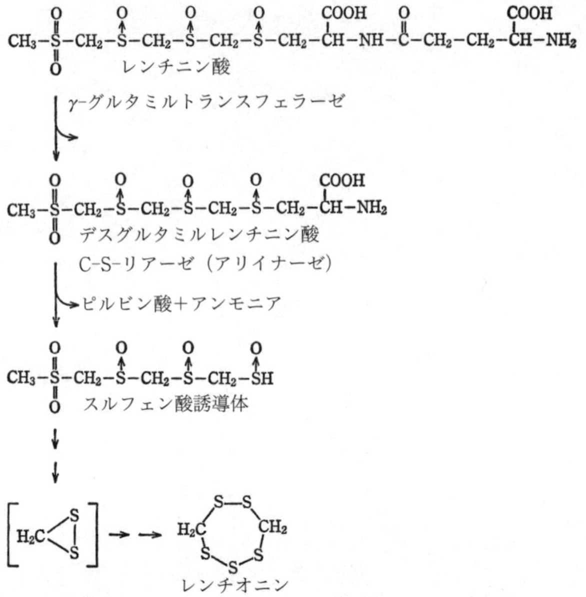

$$CH_3-S-CH_2-\overset{O}{\underset{\uparrow}{S}}-CH_2-\overset{O}{\underset{\uparrow}{S}}-CH_2-\overset{O}{\underset{\uparrow}{S}}-CH_2-\overset{COOH}{\underset{}{CH}}-NH-\overset{O}{\underset{}{C}}-CH_2-CH_2-\overset{COOH}{\underset{}{CH}}-NH_2$$
レンチニン酸

↓ γ-グルタミルトランスフェラーゼ

$$CH_3-\overset{O}{\underset{O}{S}}-CH_2-\overset{O}{\underset{\uparrow}{S}}-CH_2-\overset{O}{\underset{\uparrow}{S}}-CH_2-\overset{O}{\underset{\uparrow}{S}}-CH_2-\overset{COOH}{\underset{}{CH}}-NH_2$$
デスグルタミルレンチニン酸

C-S-リアーゼ（アリイナーゼ）

↓ ピルビン酸＋アンモニア

$$CH_3-\overset{O}{\underset{O}{S}}-CH_2-\overset{O}{\underset{\uparrow}{S}}-CH_2-\overset{O}{\underset{\uparrow}{S}}-CH_2-SH$$
スルフェン酸誘導体

↓

[H₂C⟨S|S⟩] → H₂C⟨S-S\S-S⟩CH₂
レンチオニン

図 3.82 シイタケ香気の生成機構（安本ら，1971）

れるおもな香り成分を示した．葉菜類，根菜類の多くは，その組織がこわされると特異的な含硫化合物を発生する．これらは，植物体に含まれる酵素の作用による．ワサビやタマネギ，ニンニクのにおいの発生について図 3.80, 81 に示した．シイタケの香りは図 3.82 に示すようにレンチオニンであり，これは単独でシイタケ独特のふくよかな香りを有している．

5) 動物性食品の香り

魚のなまぐさ臭は，トリメチルアミン（海水魚）である．これは，体中にあるトリメチルアミンオキシドが，死後，細菌によって分解されて生成する．淡水魚の表面には，死後，リジンが細菌によって変化したピペリジン，δ-アミノバレラール，δ-アミノ吉草酸などがあり，なまぐさ臭の一部をなす．

$$O=N(CH_3)_3 \longrightarrow N(CH_3)_3$$

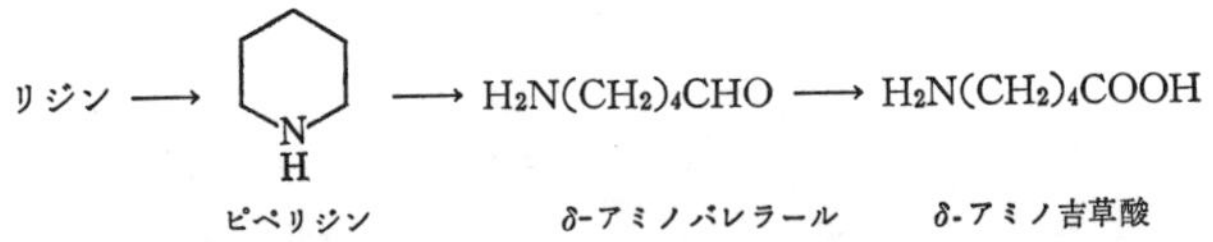

リジン ⟶ [ピペリジン] ⟶ $H_2N(CH_2)_4CHO$ ⟶ $H_2N(CH_2)_4COOH$
　　　　　ピペリジン　　　　δ-アミノバレラール　　δ-アミノ吉草酸

これらのほか，硫化水素，メチルメルカプタン，インドール，スカトールなどを生じてなまぐさ臭となる．

牛乳の香りは，アセトン，アセトアルデヒド，メチルスルフィドおよび低級脂肪酸である．

6) 加工食品の香り

乳製品では，バターは，ジアセチル，アセトインが主体をなし，クエン酸

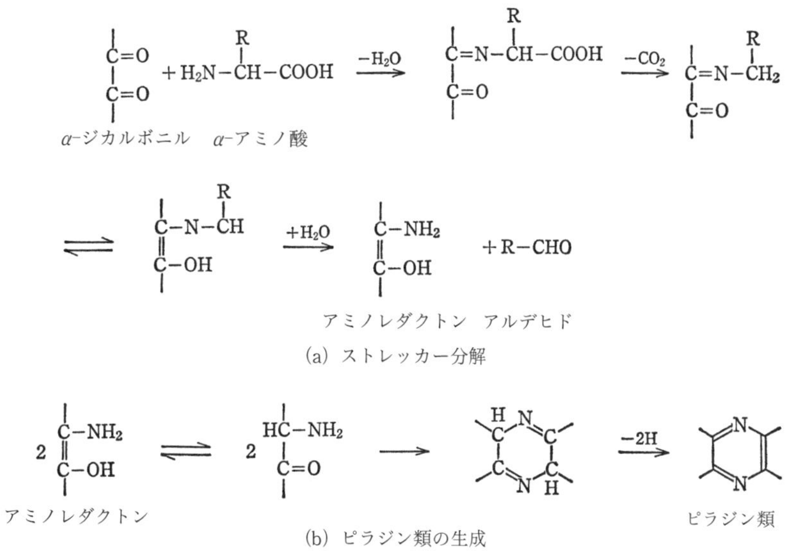

図 3.83 ストレッカー分解とピラジン類の生成

から微生物の作用で作られる．チーズは，メチオニンの微生物による分解物のにおいである．しょうゆの特異香は，3-メチルマーカプトプロパノールといわれる．炊飯したごはんで食欲をそそる香りは，アセトアルデヒド，低級アルデヒド類，アンモニアなどと考えられている．コーヒーの香気は焙焦(ばいしょう)によって生じるもので，N-メチルピロール，グァイアコールなどとされている．また茶，紅茶には，決定的なものはまだ明らかにはなっていないが，リナロール，ゲラニオール，ヘキセノールなどが代表的なものと考えられている．

ほとんどの食品には，アミノ酸，タンパク質そして糖類を含有しているため，焼いたり，揚げたりした場合，アミノカルボニル反応が起こり，着色とともに香気を生じる．これは，アミノ酸がストレッカー分解（strecker degradation）をうけて，炭素数の一つ少ないアルデヒドとアミノレダクトンを生じるためである（図 3.83）．

d. テクスチャー（物理的食感）

1） 食品とテクスチャー

a） テクスチャーの重要性　食品のテクスチャー（物理的食感）とは食物を口に入れて飲み込むまでの口腔内での触感で，口あたり，舌触り，歯ごたえ，のど越しなどで表現される．口腔内の触感は食物の組織，構造，成分の存在状態に由来する物理的性質に由来する．食物のおいしさの判断には，味，香り，色，外観など以外に，口腔内で感じるテクスチャーが大きく寄与している食物が多く，例えば卵豆腐，だんご，白飯のおいしさは味，香りよりもテクスチャーの影響が強い（図 3.84）．特有の弾力性を持ったかまぼこや，湿ったせんべいの触感よりも乾燥したせんべいのバリッとした触感はお

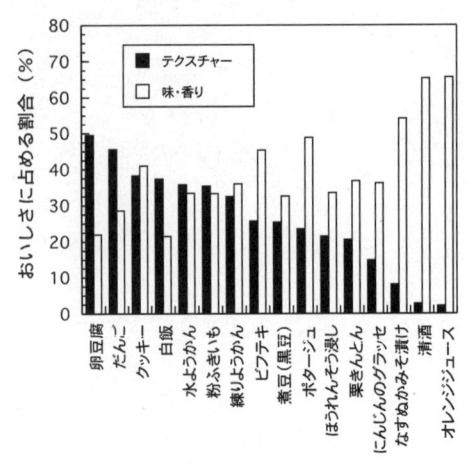

図 3.84 食物のおいしさに占める要因
(松本仲子・松元文子：食べ物の味―その評価に関わる要因―, 調理科学 **10**(2), 46-50, 1977 表データより作図)

いしさをより感じるなど，個々の食品（食物）はその固有のテクスチャーをもつことで，おいしさに大きく寄与している．

b) **テクスチャーの分類と表現用語**　食品のテクスチャーを表現する言葉は多種多様であり，同じ食品のテクスチャーを表現する言葉においても個人によって異なる場合が多い．テクスチャーの評価のためには，テクスチャーの分類と共通に会話できる客観的なテクスチャー表現用語が必要となり，これまで基準となる用語の選択と分類が試みられてきた．ツェスニアク

表 3.32 ツェスニアクによるテクスチャー特性の分類と用語

	一次特性	二次特性	一般用語
力学特性	かたさ hardness		軟らかさ→歯ごたえのある→硬い soft　　firm　　　　hard
	凝集性 cohesiveness	もろさ brittleness	ボロボロ→ガリガリ→もろい crumbly　crunchy　brittle
		咀嚼性 chewiness	軟らかい→強靭な tender　　tough
		ガム性 guminess	崩れやすい→粉状→糊状→ゴム状 short　mealy　pasty　gummy
	粘性 viscosity		サラサラした→粘っこい thin　　　　viscous
	弾性 springness		塑性のある→弾力のある plastic　　elastic
	付着性 adhesiveness		ネバネバする→粘着性→ベタベタする sticky　　tacky　　gooey
幾何特性	粒子の大きさと形		砂状，粒状，粗粒状 gritty　grainy　coarse
	粒子の形と方向性		繊維状，細胞状，結晶状 fibrous　celluar　crystalline
その他	水分含量		乾いた→湿った→水気のある→水気の多い dry　　moist　　wet　　watery
	脂肪含量	油状	油っこい oily
		グリース状	脂っこい greasy

表 3.33 日本で使われるテクスチャー用語の体系

圧迫 (stress) または引張り (strain) による物質の挙動に関する用語		
かたい (firm)	ばね状の (springy)	ポリポリする (crunchy)
やわらかい (soft)	可塑性の (plastic)	カリカリする (crispy)
こわい (tough)	付着性の (sticky)	ねばっこい (thick)
しなやかな (tender)	もち状の (glutinous)	さらさらした (thin)
よくかめない (chewy)	割れやすい (brittle)	
もろい (short)	砕けやすい (crumbly)	

物質の構造 (structure) に関する用語		
粒子の大きさと型		
滑らかな (smooth)	粉状の (powdery)	粗粒状の (coarse)
きめのこまかい (fine)	砂状の (gritty)	まま粉状の (lumpy)

構成単位の配列と型に関する用語		
薄層状の (flaky)	細胞状の (cellular)	ゼリー状の (gelatinous)
繊維状の (fibrous)	ふくれた (puffed)	泡状の (foamed)
すじ張った (stringy)	結晶状の (crystalline)	スポンジ状の (spongy)
パルプ状の (pulpy)	ガラス状の (glassy)	

口当たり (mouthfeel) の性格に関する用語		
こく (body)	水っぽい (watery)	臘様の (waxy)
かわいた (dry)	汁っぽい (juicy)	粉ふき状の (mealy)
しめった (moist)	油性の (oily)	ぬらぬらした (slimy)
濡れた (wet)	脂性の (greasy)	クリーム状の (creamy)

(吉川誠次：食品の物性 2, 191, 1976)

(Szczesniak) は食品のテクスチャーによる感覚的特性を分類して各特性に対応する言葉を初めて提示した (表 3.32). しかし, テクスチャー (食感) を表現する用語は世界各地の異なる食文化・習慣, 嗜好などによる食感の違い, 言語の質的違いなどから, 世界基準として使う用語の設定には困難が伴う. そこで, 吉川は日本語で表現されるテクスチャー用語を調査・整理し, テクスチャー用語を体系化した (表 3.33). これらの提案されたテクスチャー用語は官能検査 (次項参照) の評価項目用語として使用される.

c) テクスチャーの機器測定　食品のテクスチャーを客観的に評価するために, テクスチャー (硬さ, 弾力性, 付着性, 粘性など) を各種機器にて測定することが試みられている. 固体あるいは半固体食品のテクスチャー測定として, 咀嚼動作を模した装置であるテクスチュロメータ, フードレオメータ, 生地をこねるなどの撹拌操作を模したファリノグラフ, アミログラフが用いられている. その他, カードメータ, ペネトロメータなどの特定食品のテクスチャーを測る装置がある.

d) テクスチャーと咀しゃく・嚥下　食物を飲み込むまでの行動は, 食物を口に入れた後, 口腔内で噛み, すり潰し, あるいは粉砕し, だ液と混ぜて飲み込みやすい食塊にする咀しゃく動作と食塊を飲み込む動作に分けられる. ヒトは加齢に伴って咀しゃく・嚥下機能が低下し, 脳血管障害や認知症などにより嚥下機能が障害を受けるなどで, 誤嚥しやすくなる. このようなヒトを対象として, 咀しゃく・嚥下しやすいようにテクスチャーを改良した介護食が開発されている. 水, 茶, ジュース, 汁物などの誤嚥の危険性が高

介護食
厚生労働省は, 高齢者の医学, 栄養学的な特性に配慮した高齢者用食品である「咀しゃく困難者用食品」と「咀しゃく・嚥下困難者用食品」において, 硬さと粘度の規格を定めている.

い液状食品にトロミ調整剤を加えて粘度を高めると誤嚥が少なくなり，また，きざみ食のような口中でバラバラになる形態の食物にもトロミ調整剤を加えるとまとまって飲み込みやすい．トロミ調整剤の主原料として，デンプン，グアーガム，キサンタンガムなどの多糖類が使用されている．

ミキサー食のように食品の原形をとどめないようなペースト状や液状に近い食物では，その見た目や食感は食欲をそそるものではない．そこでゲル化剤を使ってゼリー状にし，見た目と食感を改良することが行われている．寒天はゲル化剤として一般に用いられるが，嚥下・介護食用としては口中でバラバラになりやすく，飲み込みにくい欠点がある．しかし，この点を改良した，低濃度でなめらかな食感になる介護食用ソフト寒天がある．ゼラチンもゼリー化剤として多用されるが，室温では溶けやすい欠点がある．近年では，ゲル化剤としての利便性に優れ，咀しゃくや飲み込みやすいゲル状食品の調整が容易な嚥下・介護食用のゲル調整製剤が各種の多糖類を用いて開発されている．

2) テクスチャーに影響する食品の物理的状態

a) 食品のコロイド　コロイド粒子は一般に $10^{-7} \sim 10^{-5}$ cm の大きさの粒子のことで，イオンや分子よりも大きい．多数のコロイド粒子（分散相）とそれを取り巻く媒質（分散媒）をあわせてコロイドと言い，分散相と分散媒の組み合わせの違いによって食品にはさまざまなコロイドがある（表3.34）．

 i) コロイドの性質　分散媒が液体（食品は水が大部分）のコロイドは次に示す特有の性質をもつ．コロイド粒子はろ紙を通過できるが，セロハンのような半透膜を通過しない半透性を示す．コロイド液に強い光の束をあてると，粒子が光を散乱して光路が輝いて見える（チンダル現象）．分散媒の水分子が分散相のコロイド粒子にぶつかって粒子を絶えず動かすため，粒子は沈澱および浮上することなく水中を動く（ブラウン運動）．

 ii) サスペンションとエマルション　サスペンション（懸濁液）は液体（分散媒）の中に個体の粒子（分散相）が分散しているコロイドで，エマ

乳化剤

乳化剤の分子は親水的な部分と疎水的な部分が存在しているため，水と油の界面に吸着（親水部を水，疎水部を油に配向する）して界面張力を下げることでエマルションを安定化する．

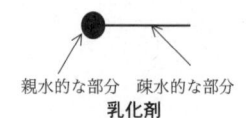

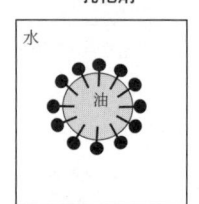

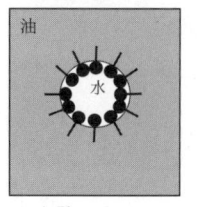

表3.34 食品コロイド系の分類

分散媒	分散相	分散系	食品の例
気体	液体	エアロゾル	香りづけのためのスモーク
	固体	粉体	小麦粉，デンプン，砂糖，スキムミルク，ココア，インスタントコーヒー
液体	気体	泡	ホイップクリーム，ソフトクリーム，ビールの泡
	液体	エマルション	牛乳，生クリーム，バター，卵黄，マヨネーズ
	固体	サスペンション	みそ汁，ジュース，スープ
		ゾル	ポタージュ，ソース，デンプンペースト
		ゲル	ゼリー，ババロア，水ようかん，ブラマンジュ，プリン
固体	気体	固体泡	パン，スポンジケーキ，クッキー，卵ボーロ
	液体	固体ゲル	吸水膨張した凍り豆腐と棒寒天，果肉

（川端晶子：食品物性学，建帛社，1989）

ルション（乳濁液）は液体（分散媒）の中に液体の粒子（分散相）が分散しているコロイドである（表3.34）．互いに混じりあわない液体（水と油）を撹拌・混合しても，やがて互いに分離してしまう．そこで，少量の乳化剤を加えて，撹拌などの物理的力によって一方の液体を微粒子化し，他方の液体中に分散させると安定なエマルションとなる．この分散させることを乳化という．エマルションには，水を分散媒として油粒子が分散相である水中油滴（O/W）型と，油を分散媒として水粒子が分散相である油中水滴（W/O）型がある．O/W型には牛乳，生クリーム，マヨネーズなど，W/O型にはバター，マーガリンの例がある．O/W型の生クリームを撹拌すると分散相と分散媒の変換（転相）が起こり，W/O型エマルションになる．この転相を利用してバターが製造される．

iii）ゾルとゲル　微粒子が液体の中に分散した流動性のあるコロイドをゾルという．サスペンションやエマルションの中にもゾル状態を示すものがある．一方，コロイド粒子が互いに凝集して網目構造を作り，分散媒を網目の中に閉じ込めて流動性がなくなる状態をゲルという．温度変化により，ゾルとゲルの状態変化が起こりやすく，例えば，生卵の白身は流動性を示すゾルであるが，ゆで卵にすると白身は固まってゲルとなる．ゼラチン液を冷やすとゲル状態（ゼリー化）になるが，温度を高くすると液状のゾルとなる．豆腐やこんにゃくは，ゾル状態である豆乳やこんにゃく糊に各々凝固剤を加え加熱して固めたものでゲルの一種である．

ゲルの水を乾燥して網目の間に空気が入った状態のものをキセロゲル（乾燥ゲル）といい，棒寒天，凍り豆腐，凍結乾燥食品（湯中で復元できるインスタント食品など）がある．

b）レオロジー　レオロジーとは，物質の変形と流動に関する科学といわれている．食品コロイドは，大まかに液体状のもの，固体状のもの，液体と固体の中間的な状態のものに分けられる．液体の流動の違いを表す粘性，固体の変形の違いを表す弾性，液体と固体の中間体の持つ粘性と弾性を合わせた粘弾性を測定することで，食品の物理的性質が明らかとなる．

ⅰ）粘性　水は流れやすく，一方，水あめやはちみつは流れにくい．このように液体のもつ流れに抵抗する性質を粘性といい，粘性の程度を表す表示方法として粘度（粘性率，粘性係数）が用いられる．液体を回転させるとき，粘性の高い水あめを粘性の低い水と同じだけ回転（流動）させる（ずり速度：変形速度）には，より強い力（ずり応力）で回転させなければならない．変形速度に対する応力の比が粘度（η）であり，「応力は変形速度に比例する」というニュートンの粘性の法則（下式）が成り立つ流動をニュートン流動という（図3.85）．ニュートン流動を示す食品は水，シロップ，コンソメスープなどがある．

$$応力(P) = \eta \times 変形速度(D)$$

塑性流動
小さいずり応力に対しては流動せず固体のような性質を示すが，ある応力以上になると流動することを塑性流動という．ホイップクリーム，トマトピューレなどに認められる．

チキソトロピー
トマトケチャップやマヨネーズを容器に入れて長く静置すると容器を傾けても出てこない．しかし，容器を激しく振り動かしてから傾けると流れ出る．このように静置すると成分間の凝集によってゲル状に固まり，振動によりゲル構造が破壊されてゾル状になる現象をチキソトロピーという．

レオペクシー
撹拌や振動によって成分間の凝集による構造（ゲル）形成が促進される，チキソトロピーとは逆の現象．デンプン糊液やユーカリはちみつに認められる．

フックの法則の比例定数
比例定数が大きい固体ほど，大きな力をかけないと変形しにくくなる．定数を伸び縮み変形においてはヤング率，ずり変形においてはずり弾性率または剛性率という．

塑性
可塑性ともいい，マーガリンや，食品ではないが粘土にみられる性質．

粘弾性の模型

粘性をダッシュポット，弾性をスプリング（ばね）で表し，ダッシュポットとスプリングを直列につないだ模型をマックスウェル模型，並列につないだ模型をフォークト模型という．マックスウェル模型は，力を加えるとスプリングは瞬間的に伸びるが，その後スプリングが縮むことでダッシュポットがゆっくりと上へと動くので，応力は時間とともに減少する．つきたての餅はこの模型にあてはまり，液体的要素が大きい粘弾性を示す．フォークト模型は，力を加えるとダッシュポットがあるためスプリングはゆっくりと伸び，力を除くとスプリングがあるため徐々に元の状態にもどる．固体的要素が大きい食品ゲルはこの模型にあてはまる．

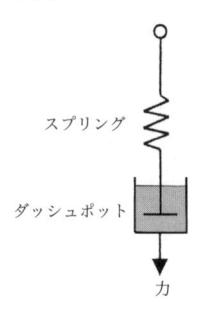

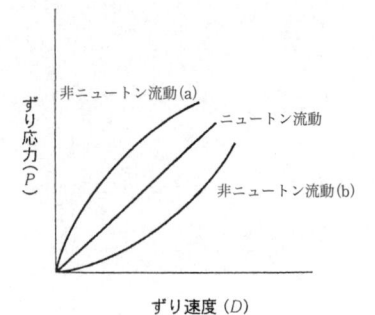

図 3.85 ニュートン流動と非ニュートン流動
(a) 擬塑性流動　(b) ダイラタント流動

一方，ニュートンの粘性の法則に従わない流動を非ニュートン流動といい，擬塑性流動とダイラタント流動がある（図3.85）．擬塑性流動はずり速度が遅いときは粘度が高いが，ずり速度が速いときは粘度が低くなる流動であり，オレンジジュース，中濃ソースなどでみられる．ダイラタント流動はずり速度が遅いときは粘度が低く，ずり速度が速いときは粘度が高くなる流動をいい，擬塑性流動と逆の関係にある．例えば，生デンプンにひたひたの水を加えて，ゆっくりかき混ぜると小さな力で混ぜられる（粘度が低い）が，速く混ぜようとすると大きな力をかけないと混ぜられない（粘度が高い）流動現象である．

その他，食品には，塑性流動，チキソトロピー，レオペクシーという流動特性を示すものがある．

ⅱ）弾性　固体に外力を加えたとき，固体はひずみ（変形）が生じると同時に，その力に反発する力（応力）が固体内部に働く．外力を取り除くと固体は元の状態にもどり，内部反発力がなくなる性質を弾性という．応力はひずみに比例するというフックの法則（下式）があり，その比例定数（G）は固体の変形しやすさを表す．

$$応力(P) = G \times ひずみ(e)$$

固形状食品の，こんにゃく，かまぼこ，ゆで卵の白身などは，一定の外力範囲内で弾性を示す．しかし，食品によっては外力によって変形し，元に戻らないものがあり，このような性質を塑性という．

ⅲ）粘弾性　食品は液体（粘性の性質をもつもの）あるいは固体（弾性の性質をもつもの）と明確に分けることはできず，粘性と弾性の性質を併せもつものが多い．この性質を粘弾性という．例えば，つきたての餅やパンの生地は，両端を引っ張ると延びて流動性（粘性）を示し，また，指で押さえて変形させても指を離して力を取り除くと元にもどる弾性の性質をもつ．力を加えたときに現れる粘弾性の違いを大別すると二つあり，各々の力学的性質を説明するための模型がある．

マックスウェル模型

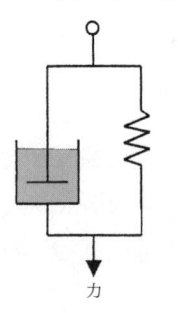

フォークト模型

e. 官能検査

食品の品質は化学分析や機器分析により数量化して評価することが多いが、このような物理化学的測定はヒトが感じる味の強さや好ましさ、総合的なおいしさなどを測ることができない。そこで、ヒトの感覚によって食物の品質検査やおいしさなどの評価を行う。この官能検査（評価）は、分析型官能検査と嗜好型官能検査に分けられる。官能検査の実施手順は、目的、検査法の選択、パネル（検査員）の選定、官能検査用紙の作成、試料の選定・調整、検査の実施、データの集計・統計処理・解析からなる。主な官能検査法を以下に示した。

> **分析型官能検査と嗜好型官能検査**
> 分析型は、訓練されたパネル（検査員）によって、食品の味、色、物性などの品質判定、食品のイメージ評価などを行って、商品の品質管理、新製品の開発、パネルの能力判定などの目的で行う。嗜好型は、一般人を対象に、どのような味、香りなどの食品が好まれるかなどについて調査することで、消費者の嗜好の把握などを目的とする。

● 2点比較法： 2種類の試料のどちらかを選択させる方法。2点識別法（差があるかどうかの判定）と2点嗜好法（どちらを好むかどうかの判定）がある。

● 3点比較法： 2種類（A, B）の試料でAAB, ABA, BAA, BBAなどの組み合わせを作り、各々組み合わせた3つの中から異なるものを一つ選択させる方法。3点識別法（差の判定）と3点嗜好法（嗜好の判定）がある。

● 順位法： 3種類以上の試料を示し、試料の特性の強弱や好みの順をつけさせる方法。

● 一対比較法： 三つ以上の試料について、二つずつ組み合わせて対を作り、各対のどちらが強いか、好ましいかなどの比較を行う方法。結果の統計的判定により、試料間の特性や嗜好程度の相対的関係を求める。

● 評点法： 一つ以上の試料について、パネル自身の経験を通して、特性の強弱や好みの程度を点数によって評価する方法。

3.3 食品成分の変化

食品は、水や食塩のような例外を除いて、生物体であるか、生物体からの生産物（加工品）である。言い換えれば、ヒトは細胞を食していることになる。細胞はそれが生きていくために非常に多くの物質をもっているため、食品成分には非常に多くの物質があり、そのことはまた、食品は複合系であることを意味している。

多くの物質の中には容易に変化しやすいもの、容易に変化させられるものがあり、また、複合系であるからその成分同士の反応が起こりやすくなるものがある。また、食品としてある成分を取り出したことによって、その成分が変化しやすくなった、変化させられやすくなったといった場合もある。

変化の要因についても、食品外にあるもの、食品内にあるもの、その両者が関係しているものとさまざまである。食品外の要因としては化学的な要因と物理的な要因があり、食品内の要因としては酵素や共存微生物が挙げられる。

変化の結果を考えても，ヒトにとって好ましいものと好ましくないものがある．好ましい変化の多くは，食品加工の一面として利用されている．

以上のように，食品成分の変化を考えるとき，食品成分が多重軸を形成しているため，それを分類して考えることは非常に困難である．そこで，ここでは単一成分が食品外の要因によって起こる変化と食品内要因によって起こる変化を一つの項目とし，食品成分間の相互作用を一つの項目として考える．

● 3.3.1 単一食品成分の化学的変化 ●

a. 不飽和脂肪酸の変化

不飽和脂肪酸は油脂の構成成分となっている．油脂はグリセリンの脂肪酸エステルで，細胞から取り出され食品として利用されている．脂肪酸には飽和脂肪酸と二重結合をもつ不飽和脂肪酸がある．炭素-炭素間の単結合はσ結合であるが，二重結合はσ結合とπ結合からなっている．π結合のエネルギーはσ結合のそれよりも小さいため，外界から小さいエネルギーによって変化させられる．すなわち，一般に二重結合をもった化合物は反応性に富んでいる．

不飽和脂肪酸は，その二重結合の数により，一価不飽和脂肪酸と多価不飽和脂肪酸に分類される．多価不飽和脂肪酸の二重結合は1,4-ペンタジエン構造（図3.86）の特徴ある配置をしている．

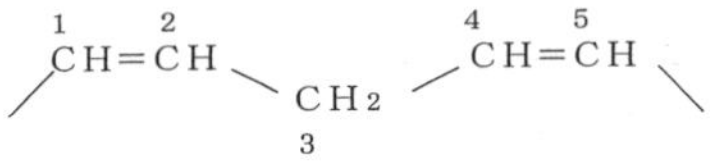

$$\overset{1}{C}H=\overset{2}{C}H-\underset{3}{C}H_2-\overset{4}{C}H=\overset{5}{C}H$$

図 3.86　1,4-ペンタジエン構造

以上のことは，不飽和脂肪酸を含む油脂は外界からの変化を受けやすい，すなわち酸化されやすいことを物語っている．油脂の酸化は，① 自動酸化，② 光増感酸化，③ 熱酸化に大別され，さらに油脂は内的な酸化すなわち，④ 酵素リポキシゲナーゼによる酸化（後述）も受ける．

1) 自動酸化

自動酸化は，二重結合にはさまれたメチレン基から水素が引き抜かれ，ラジカルが生じ，通常の酸素（三重項酸素）が付加することで，ラジカル連鎖反応として進行する．したがって，二重結合をもたない飽和脂肪酸や二重結合を一つしかもたない不飽和脂肪酸にはほとんど起こらない．実際には，二重結合が一つであるオレイン酸も自動酸化を受ける．反応生成物としてヒドロペルオキシドがある．

図3.86は1,4-ペンタジエン構造を示したもので，中央のCH_2は反応性に富むことから活性メチレン基といわれ，自動酸化ではここでの水素が何らかの要因によって最初に引き抜かれる．図3.87はラジカル連鎖反応を示し

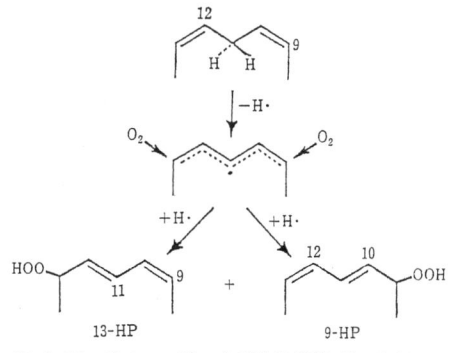

```
開始反応    RH         ────→  R· + H·
成長反応    R· + O₂    ────→  ROO·
            ROO· + RH  ────→  ROOH + R·
分解反応    ROOH       ────→  RO· + ·OH
            2 ROOH     ────→  RO· + ROO· + H₂O
            R· + ROO·  ────→  ROOR
停止反応    2R·        ────→  R-R
            2 ROO·     ────→  ROOR + O₂
```
図 3.87 ラジカル連鎖反応の開始から停止まで

図 3.88 リノール酸の自動酸化機構（松下雪郎：栄養と食糧 **35**, 375-380, 1982）

たもので，開始反応として水素の引き抜きがあり，そこにラジカルが生じる．成長反応では酸素が付加してヒドロペルオキシラジカル，ヒドロペルオキシド，アルキルラジカルが生じる．分解反応ではアルコキシラジカルやヒドロキシラジカルが生じる．いずれかの段階で生じたラジカル同士が反応してラジカルが消去され，反応の停止となる．図3.88はリノール酸の自動酸化を示したもので，9-ヒドロペルオキシド，13-ヒドロペルオキシドが生じることを示している．このように，二重結合を二つもつリノール酸では2種の，三つもつリノレン酸では4種のヒドロペルオキシドを生じる．このとき，一方の二重結合の位置は移動して，共役ジエン構造となる．

2）光増感酸化

光増感酸化では，光のエネルギーが色素（リボフラビンやクロロフィル，フェオフォルバイドなど）を励起して，そのエネルギーが通常の酸素（三重項酸素）に渡され，酸素は一重項酸素（活性酸素の一種）となる．一重項酸素は二重結合に付加してヒドロペルオキシドを生じる．図3.89はリノール酸の光増感酸化反応を示したものであり，4種のヒドロペルオキシドが生じている．このように光増感酸化と自動酸化との違いは，①非ラジカル反応であること，②二重結合が一つの脂肪酸でも起こること，③共役ジエン，

図 3.89 リノール酸メチルの光増感酸化の機構（松下雪郎：栄養と食糧 **35**, 375-380, 1982）

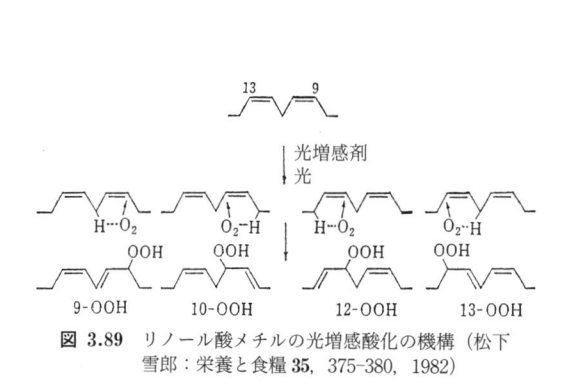

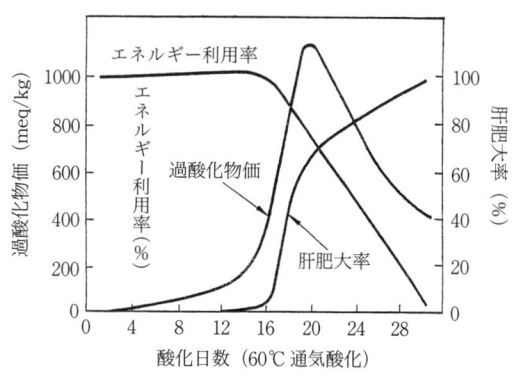

図 3.90 酸化油投与ラットの肝肥大率とエネルギー利用率（五十嵐脩他：過酸化脂質と栄養，光生館，1986）

表 3.35　自動酸化と光増感酸化の相違

	自動酸化	光増感酸化
酸　素	三重項酸素	一重項酸素
基質脂肪酸	多価不飽和脂肪酸	不飽和脂肪酸
反　応	ラジカル連鎖反応	非ラジカル反応
初期生成物	ヒドロペルオキシド	ヒドロペルオキシド
二重結合の位置	共役ジエン	共役ジエンと非共役ジエン
ヒドロペルオキシドの数	二重結合の数に依存	二重結合数の2倍

非共役ジエンの両方のヒドロペルオキシドが生じることである．すなわち，光増感酸化では，不飽和脂肪酸の不飽和度にはあまり関係せず，二重結合数の2倍の数のヒドロペルオキシドが生じる．表3.35に自動酸化と光増感酸化の相違をまとめている．

3) 熱酸化

調理・加工の過程で熱はよく利用される．天ぷら料理の調理や油揚げ麺の製造では油脂に加熱処理が行われている．熱酸化については詳しいことはわかっていないが，反応生成物から次のようなことが考えられる．温度が高いため反応が速く進み，瞬間的に生じたヒドロペルオキシドは加熱によりただちに分解され，各種のラジカルを生じ，ラジカル同士が結合して炭素-炭素結合による二量体，三量体を形成する．また，分解物として脂肪酸，カルボニル化合物，アルコール，炭化水素があり，それらの重合体も形成される（図3.91参照）．加熱油では不ケン化物量も増加している．熱酸化ではいわゆる酸化二次生成物が早くから生じるのである．中には毒性物質も見出されるようになる．

b. ヒドロペルオキシドの毒性

自動酸化や光増感酸化によって，不飽和脂肪酸からヒドロペルオキシドが生じることを述べた．ヒドロペルオキシドは有毒であり，肝臓の肥大をもたらす．図3.90は酸化油を投与されたラットの肝肥大率とエネルギー利用率を示したものである．この図では，過酸化物価（POV）が低下した酸化油を投与されてもなお，肝肥大率の増大，エネルギー利用率の低下が観察されている．この事実から，酸化油の有毒性はヒドロペルオキシド含量のみからでは説明できず，ヒドロペルオキシドのほかに肝肥大をもたらす成分の存在が推察される．すなわち，図3.90はヒドロペルオキシドの毒性はそれほど強くなく，POVの低下後生成する酸化二次生成物（後述）による毒性を考慮する必要性を示したものである．

1) ヒドロペルオキシドから二次酸化生成物へ

新鮮な油脂からヒドロペルオキシドが生じるまではある程度時間がかかる．この時期を誘導期と呼んでいる．POVはヒドロペルオキシドを定量したものであるが，この誘導期にはPOVはゆっくりと上昇する．この時期が過ぎると，自動酸化の項で示した連鎖反応が進行してPOVは急に上昇し始

食用油を繰り返し加熱処理すると，色が褐色になり，不快臭が生じ，泡立ちが観察され，粘度が上昇してくる．これは油脂の熱酸化の現象である．化学的には二重結合が減少し，平均分子量が大きくなる．

油脂の加熱により生じるフレーバーは不飽和脂肪酸の分解により生じた不飽和ラクトン類が主たるものであり，不快臭は不飽和アルデヒド類によるらしい．中でもグリセリンから生じたアクロレイン（$CH_2=CH-CHO$）は加熱酸化油に特徴的な揮発性化合物とされている．

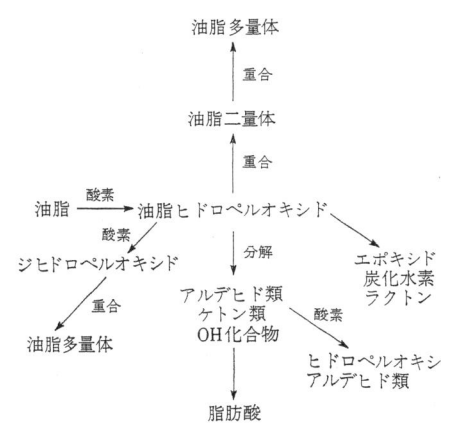

図 3.91 食品含有油脂の酸化過程（金田尚志：化学と生物 21, 174-180, 1983）

め．やがて，POV は減少する．ヒドロペルオキシドが分解するためで，各種の低分子化合物が生じ，ヒドロペルオキシドと酸素との反応，低分子化合物同士の重合なども起こる．図3.91 に食品含有油脂の酸化過程を示している．酸化二次生成物としては炭化水素，アルコールなどの不ケン化物，ケトン類，酸類，エポキシド，ラクトンなどのほか，n-アルデヒドやセミアルデヒドがある．重合物の生成は誘導期にすでに見出される．

2) 二次生成物の毒性

表 3.36 はリノール酸メチルの酸化により生じた各種酸化物の50%致死量を示したものである．ここに示されているように炭素数5〜9の不飽和アルデヒドにヒドロペルオキシドが結合したヒドロペルオキシアルケナールにはきわめて強い毒性のあることが知られている．ヒドロペルオキシドの各種分解物の摂取によって，それらが体内へ吸収され，胃，小腸，肝などに蓄積されることは実験的に確かめられている．毒性の発現機構として，① 肝臓に取り込まれた二次生成物が直接各種酵素の活性を低下させる，② 生体膜の破壊により膜依存性酵素が失活する，③ DNAの損傷も含めた酵素合成系が障害を受ける，の三つが考えられている．

表 3.36 リノール酸メチルの酸化により生じた各種酸化物の50%致死量（LD_{50}）

酸 化 物	mmol/kg マウス	mg/kg マウス
n-ヘキサナール	82.79	8292.0
2-トランス-ヘキサナール	6.98	685.0
2-ヒドロキシヘキサナール	5.15	598.2
ヒドロキシアルデヒド（平均分子量105）	4.79	499.0
4-ヒドロペルオキシアルケナール	0.45	
ペンテナールとして		52.2
ノネナールとして		77.5
リノール酸メチルヒドロペルオキシド	39.10	12760.0

（金田尚志：化学と生物 21, 174-180, 1983）

c. 油脂の酸化防止

油脂の酸化は，酸素や光，そして加熱により促進されることを述べてきた．また，食品に含まれる微量の鉄や銅なども酸化を促進する．すなわち，食品に含まれているヘム化合物も酸化促進剤となりうる．植物油脂では，クロロフィルやフェオフォルバイドといった光増感剤がごく僅かではあるが混入することは避けがたい．さらには別項で論じるが，脂質酸化酵素であるリポキシゲナーゼの存在も考慮しなければならない．これらの酸化因子は，酸化防止の点からも重要な因子である．

積極的な酸化防止策としては，脱酸素剤や抗酸化剤，過酸化物分解剤の使用がある．脱酸素の方法としては，真空パックや窒素ガス充填があり，さらに鉄を利用した脱酸素剤の使用も考えられる．

抗酸化剤は2種に大別できる．一つはラジカル捕捉剤であり，他の一つは活性酸素除去剤である．ラジカル捕捉剤は，スカベンジャーといわれるもので，ラジカルに電子を与えて，自らが酸化され，連鎖反応を止める．酸化されたスカベンジャーは，それ同士で反応する．こうした作用をするものとしてフェノール化合物がある．カテキン類やクロロゲン酸も抗酸化能がある．活性酸素除去剤は，クエンチャーといわれるもので，一重項酸素のエネルギーを消去して，三重項酸素にする．β-カロテンやトコフェロールなどがある．

d. 糖のカラメル化

糖質を加熱すると，一旦溶解した後，褐色物質を生じる．この反応はカラメル化反応と呼ばれ，生成物質をカラメルという．カラメルは香りがあり，粘稠性のある苦味物質である．カラメル化反応は酸や塩基の存在で速やかに進むが，詳細な反応機構は明らかになっていない．糖の脱水，開裂，重合などが関与しているらしい．グルコースはフルクトースに比べて，カラメル化しにくいが，これはグルコースの方が脱水しにくいためと考えられる．黒ビール，清涼飲料やソース，プリンなどの色づけとして利用されている．

e. デンプンの変化

デンプンは，それらの分子が水素結合で規則的に配列されたミセル構造をとっている部分（結晶性部分）と，それ以外の非結晶性部分とからなっている．生デンプンでは，水分子は結晶性部分に浸潤することができないため，消化されにくい．しかし，デンプンを水とともに加熱すると，ミセルの水素結合が不安定化され，結晶性部分へ水が浸入することができるようになり，アミロースやアミロペクチン分子への水和が起こり，デンプン分子間の水素結合が切断される．ミセル構造が壊れるのである．デンプンは半透明のコロイド溶液となる．この現象をデンプンの糊化またはα化という．コロイド状態になった（水を含んで膨潤した）デンプンを糊化デンプンまたはα-デンプンという．それに対し，生デンプンをβ-デンプンという．

普段，家庭でできる消極的な酸化防止策としては，酸素との接触を避けるため容器いっぱいになるまで油脂を注いで，冷暗所に保存するというものがある．油脂が直接接触する面が金属となっている容器や透明な容器は避ける．油脂の市販のために用いられている金属容器は接触面がコーティングされている．また，一度使用した油にはいくらかのヒドロペルオキシドなど酸化生成物が存在しており，それらが次の酸化促進剤となりうることも考慮しなければならない．

過酸化物除去剤

過酸化物を非ラジカル的に分解してあらたなラジカルの生成を抑制するもので，硫黄化合物にその作用がある．メラノイジンにも過酸化物分解作用が認められている．

3.3 食品成分の変化

α-デンプンを室温に長時間放置したり，冷蔵庫に入れることなどで温度を低下させると，一部ミセル構造が生じて，生デンプンに似た構造となってくる．この変化を，デンプンの老化といい，そのときのデンプンを老化デンプンという．β-デンプンと老化デンプンとはまったく同じというのではない．老化デンプンでは，アミロース分子間に水素結合が形成されるが，アミロペクチン分子は分枝構造のため分子間水素結合が形成されにくいので，ミセル構造は部分的なものに限られてくる．

以上のことから，アミロペクチンの多いデンプン（例えばモチ米）は老化しにくく，アミロースの多いデンプン（例えば小麦）では老化が起きやすいといえる．また，温度，水分量によっても老化速度が影響されることもわかる．生デンプン同様老化デンプンでも，固くなっているので消化酵素の作用を受けにくく，したがって味も劣ることになる．

f. タンパク質の変化

多くのタンパク質は特定の立体構造をとっており，その構造がなんらかの要因で壊れることを変性という．立体構造は水素結合，イオン結合，疎水結合，ジスルフィド結合などによって支えられ，安定化されているが，加熱や凍結，乾燥，および有機溶媒や酸，金属によってそれらの結合は切断され，時にはあらたな疎水結合やジスルフィド結合が形成され，元の立体構造は壊れ，変性する．その結果，凝集，沈殿，ゲル化，不溶化，凝固などの現象がみられる．また，変性することで，タンパク質は緩やかな構造をとり，消化酵素の作用を受けやすくなる．このことはタンパク質性有害物質についても当てはまり，アビジン（卵白に含まれているビオチン結合タンパク質）やタンパク性プロテアーゼインヒビターなどを含む食品は加熱処理して失活させた後，食卓に供した方がいい．

1) タンパク質の酸化

タンパク質は活性酸素によって，断片化（低分子化）されたり，架橋を形成（高分子化）したり，さらには，特定のアミノ酸残基が酸化されたり，修飾されたりする．カルボニル基も増加する．分光学的には蛍光スペクトルが変化する．その結果，生理活性の失活，熱安定性や加水分解性の変化，食品機能の変化などがもたらされる．酸化されやすいアミノ酸残基としては，メチオニン，リシン，システイン，トリプトファン，プロリンが知られている．活性酸素による酸化ばかりでなく，脂質過酸化物による酸化も受け，老化の要因となっている．

2) タンパク質の加熱変化

タンパク質への加熱による変化として，上述の変性ばかりでなく，リシノアラニンの形成が挙げられる．タンパク質を塩基性条件下で加熱すると，システイン残基がデヒドロアラニン残基となり，このデヒドロアラニン残基とリシン残基とが反応してリシノアラニン残基を形成する（図3.92）．セリン

デンプンの老化は，60°C以上では起こらず，0〜5°C，水分30〜60％でpHが低いときに起こりやすい．また，0°C以下でも老化は起こりにくい．そこで，いくつかの食品ではデンプンを老化させない工夫がなされている．α化後，急速冷凍保存したり，ビスケットやあられ，おかき，せんべいでは，高温のまま乾燥（脱水）している．保温炊飯器では温度を60°C以上に保っている．

タンパク質の高圧による変化

殻つき卵に500〜600 MPaの圧力を加えると卵白・卵黄は凝固した．1914年Bridgmanが発表した論文である．タンパク質水溶液に高圧をかけると，水およびタンパク質の体積が減少する．水分子は自由水よりもアミノ酸側鎖に配位することで体積が小さくなる性質があるので，タンパク質中のアミノ酸側鎖が分子内部から露出して水分子と接触するようになり，結合水が増加するのである．同時に高次構造が壊れ，タンパク質の変性となる．加熱変性での分子運動が激しくなることによる水素結合，疎水結合，イオン結合やジスルフィド結合の切断とは異なる．タンパク質の変性は高圧によって共存する微生物も殺菌されることをも意味している．また，高圧処理はタンパク質をゲル化させることから，チーズ製造や食肉の熟成への応用が検討されており，β-ラクトグロブリン，卵白アルブミンの高圧処理による低アレルゲン化も研究されている．アレルゲンタンパク質のIgE結合部位への構造変化によるアレルゲン性の低下を目指したもので，この方法ではタンパク質のアミノ酸組成は変化していないので栄養価の変化がないものと予想できる．

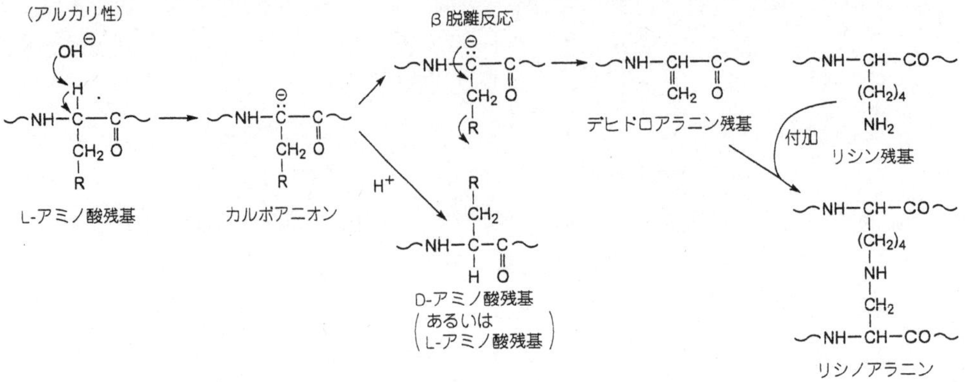

図 3.92 アミノ酸残基からのデヒドロアラニンとリシノアラニンの生成（森田潤司他編：食品学総論, 化学同人, 2003）

残基も，そのヒドロキシル基がグリコシド結合していたり，リン酸エステルとなっているときにはデヒドロアラニン残基となる．この反応では，含硫アミノ酸であるシステインとおなじく必須アミノ酸であるリシンの損失を招くばかりでなく，リシノアラニンによる腎障害を引き起こす可能性がある．

g. ビタミンの酸化

1) ビタミン A 類の酸化

前項において，二重結合は反応性が高いと述べた．ビタミン A 類の構造をみてみると，β-イオノン骨格に続く共役二重結合を多く含んでいることがわかる．したがって，ビタミン A 類も空気中の酸素によって容易に酸化されるし，光に対しても不安定である．古いバターの包装を開くと，表面の色が内部の色に比べて黄色くなっているのはビタミン A 類が酸化したためである．ただ，加熱に対してビタミン A 類は比較的安定であるといわれるが，長時間の加熱では破壊されると考えられる．

2) ビタミン B_1 の酸化

ビタミン B_1 はチアミン二リン酸の形で活性型となっている．酸性水溶液中でのチアミンは比較的熱に対して安定であるが，中性あるいは塩基性では不安定で，加熱により酸化分解しやすく，蛍光性のチオクロームを生じる．この変化は，ビタミン B_1 の定量に利用されている．

3) ビタミン B_2 の酸化

ビタミン B_2 の化学名はリボフラビンであり，光増感作用があることが知

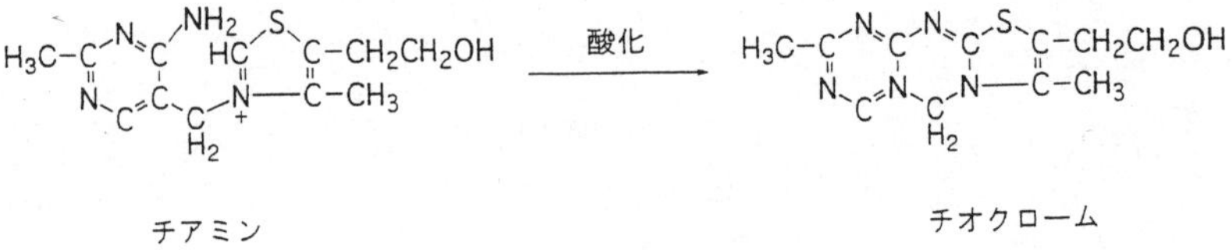

図 3.93 ビタミン B_1（チアミン）のチオクロームへの変化（吉田　勉他編著，食品学総論，三共出版, 2000）

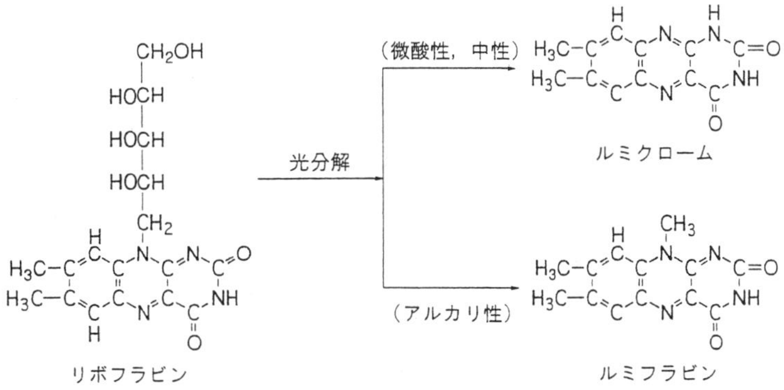

図 3.94 ビタミン B_2（リボフラビン）のルミクローム, ルミフラビンへの変化
(吉田 勉他編著：食品学総論, 三共出版, 2000)

られている．すなわち，光により励起され，そのエネルギーを酸素に渡して，活性酸素を生成する．このことはビタミン B_2 が光によって分解されやすいことを物語っている．中性から酸性領域で光を当てるとリボフラビンはルミクロームに変化し，塩基性領域で光を当てるとルミフラビンに変化する．生理活性も失われる．

4) ビタミンCの酸化

還元型ビタミンCはL-アスコルビン酸，酸化型ビタミンCはデヒドロアスコルビン酸である．いずれも生体内では可逆的に酸化還元反応に関与することから生理活性を有しているといえる．L-アスコルビン酸はそのエンジオール基が強力な還元作用を発揮する．酸化型ビタミンCは水溶液中では，熱や光によって容易に酸化され，2,3-ジケトグロン酸（酸化型レダクトン）となり，さらに酸化分解される．金属イオンの存在は酸化に促進的に働く．酸化生成物のレダクトンは α-ジカルボニル化合物となって，アミノ化合物と反応してアミノ・カルボニル反応として褐変し，着色物質となる．

5) ビタミンEの酸化

大豆，卵など油脂を多く含む食品に多く含まれ，バター，マーガリン，サラダ油などに抗酸化剤として用いられている．

ビタミンEはトコフェロールと呼ばれ，ビタミンCとともに抗酸化物質として知られている．熱に対しては安定であるが，紫外線で容易に酸化される．抗酸化力は α-, β-, γ-, δ-の順で大きくなる．抗酸化物質は基本的には自らが酸化されることによって抗酸化力を発揮している．トコフェロールの場合はフェノール性水酸基が酸化され，クロマンオキシラジカルとなる．

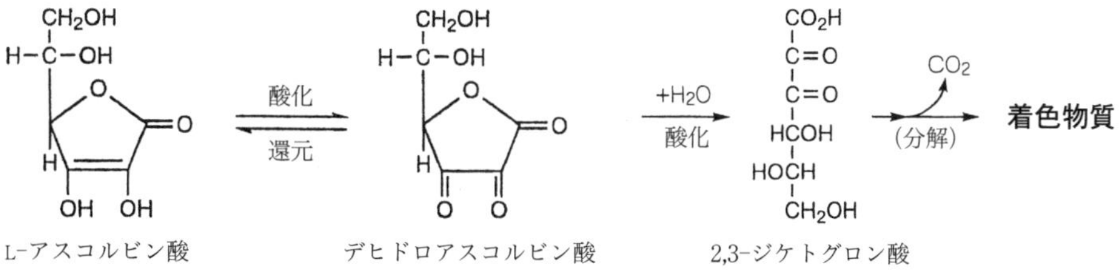

図 3.95 L-アスコルビン酸からデヒドロアスコルビン酸, 2,3-ジケトグロン酸への変化（森田潤司他編：食品学総論, 化学同人, 2003)

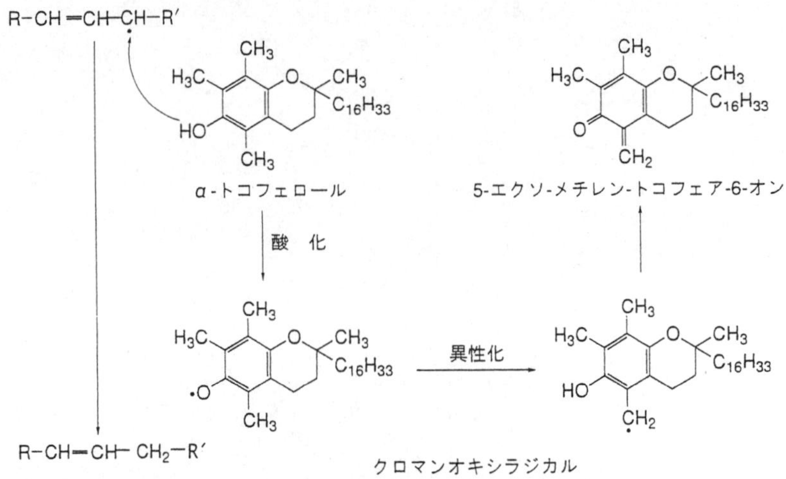

図 3.96 トコフェロールの酸化によるクロマンオキシラジカルへの変化（吉田　勉他編著：食品学総論，三共出版，2000）

例えば，油脂の自動酸化によって生じるラジカルに水素を与えて，自らがラジカルになるのである．

● 3.3.2　複数食品成分間での反応 ●

食品が多成分複合系であることは，いろいろな食品成分が共存していることを意味しており，したがって，それぞれの成分間に相互作用が生じることは容易に想像できる．

食品が徐々に，あるいは食品の製造中に褐色を呈することがある．こうした現象を褐変という．褐変反応は，食品の色や味，香りなどにとって有効な反応として扱われるときも，品質の劣化をもたらす反応として扱われるときもあり，その時々により用いられたり，避けられたりする．味噌・醤油の製造時にはその反応が積極的に利用され，他方，古くなった日本酒などにみられる着色現象は避けられるべきものである．また，パンやクッキーを焼いたときにみられる着色現象も褐変反応の一つである．

褐変反応の一つにアミノ・カルボニル反応がある．この反応は，酵素が関与しない食品成分間相互作用である．褐変には他に酵素的褐変があり，それについては後述する．

a. アミノ・カルボニル反応

アミノ・カルボニル反応は食品に褐変をもたらす基本的反応であり，反応過程に酵素を必要としない非酵素的褐変の代表的なものである．発見者の名前からメイラード反応（名前の読み方により，マイヤール反応，マヤール反応とも）とも呼ばれている．

この反応は，アミノ化合物と還元性カルボニル化合物との反応である．アミノ化合物としてはアミノ酸やペプチド，タンパク質ばかりでなく核酸関連

図 3.97 還元糖とアミノ化合物からのアマドリ転位生成物ができるまでの反応（加藤博通：日本栄養・食糧学会誌 **41**, 77, 1988）

物質，リン脂質などのアミン類などがある．カルボニル化合物としては，アルドースやケトースなど種々の糖のほか，アルデヒド，ケトン，レダクトン，ポリフェノールが挙げられる．

　この反応は通常，初期段階，中期段階，後期段階の3段階に分けて説明される．

　初期段階は，還元糖とアミノ基との反応で，シッフ塩基（-C=N-）が形成され，その二重結合が転位してアマドリ転位生成物（アミノレダクトンやアミノケトン）ができるまでの反応である（図3.97）．途中段階のイミンは，中性付近では容易にプロトン化イミンとなり，1,2-エナミノールとなって，安定なアマドリ転位生成物を生じる．初期段階では，タンパク質は糖によって修飾された形であり，親水性が大きくなって，可溶性を増す．消化性も向上する．

　中期段階では，アマドリ転位生成物の脱アミノによりレダクトンが生じ，さらに脱アミノ，脱水など複雑な経路で，さまざまなカルボニル化合物に変換される．

　後期段階では，中期段階で生じたカルボニル化合物とアミノ化合物とが反

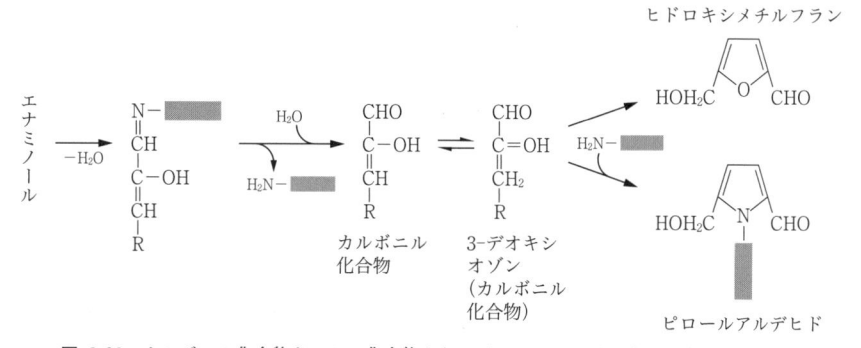

図 3.98 カルボニル化合物とアミノ化合物からのピロールアルデヒド，ヒドロキシメチルフランへの変化

応して，ピロールアルデヒド，ヒドロキシメチルフラン，メラノイジンなどの最終生成物を生じる（図3.98）．最終生成物は食品の香気や色に大きく影響する．

b. ストレッカー分解

$α$-ジカルボニル化合物（-CO-CO-）は反応性が高く，アミノ酸と反応すると，アミノ酸は脱炭酸を起こし，炭素数の一つ少ないアルデヒドとエナミノール（アミノレダクトン）を生じるストレッカー分解を起こす（図3.83参照）．エナミノールは，アミノケトンを経て，縮合，脱水され，ピラジンとなる．タンパク質は重合し，不溶化したり，未修飾タンパク質と架橋したりする．メラノイジンは反応の最終産物で，窒素を含む褐色の高分子化合物である．

食品中のメラノイジンなどアミノ・カルボニル化合物の存在量を表3.37に示している．メラノイジンは基本的には定量化できないといわれ，現在では，食品のアミノ・カルボニル反応で生じる褐色の高分子画分をメラノイジンとし，油脂の酸化，糖のカラメル化，フェノールの重合で生じる褐色色素はメラノイジンとはいわない．メラノイジンの生理活性については証明しがたいと考えられるが，抗酸化作用，脱変異原作用，活性酸素消去作用があるとされる．

> 醤油の製造時には火入れという操作を行う．アミノ・カルボニル反応によって醤油の色や香りがよくなるのである．アミノ・カルボニル反応で生じるアルデヒドやピラジン類は，焼肉，うなぎの蒲焼，パンやクッキー，コーヒーなどの香りでも体験している．しかし，熱を加えなくても長期間一定状態で保存しておいてもこの反応は進み，味噌の熟成に利用されている．また，醤油や日本酒，果汁が古くなると色が濃くなったり，くすんでくるのもこの反応が進んでいることによるのである．

表 3.37 食品中のアミノ・カルボニル反応生成物量

食　品	アマドリ化合物*	3-デオキシグルコース	リシルピラン	メラノイジン
醤　油	3.5 mmol/kg	0.2～1.2 mmol/kg		0.7 mg/100 ml
味　噌	5.5 mmol/kg	0.6～2.5 μmol/kg		
酒	22 μmol/kg	31 μmol/kg		
ワイン	55 μmol/kg			
レモンジュース		154 μmol/kg		
チーズ			50 μmol/kg	
脱脂粉乳			8 μmol/kg	
ココア			27 μmol/kg	
黒ビール				0.1 mg/100 ml

* フルクトース-グリシン，フルクトース-アラニン，フルクトース-バリン，フルクトース-イソロイシン，フルクトース-ロイシンの総量
（本間清一：日本栄養・食糧学会誌 58, 85-98, 2005）

c. 脂質と糖質やタンパク質との相互作用

1) 粉末化脂質の作成

新たな脂質含有食品の開発を目指して粉末化脂質の研究が盛んに行われている．脂質をコアとしてタンパク質や糖質でコーティングした微粒子粉末の作成である．脂質を食品高分子（多糖類やタンパク質：包括剤）の濃厚水溶液とともに乳化して水中油滴型（O/W型）エマルションを調製したのち，噴霧乾燥や凍結乾燥させると，脂質が内部に閉じ込められた形となる．このように脂質を食品高分子で被覆して粉末にする技術を粉末化という．脂質の酸化抑制，分散性の向上，物性・風味の改善，取扱い性の向上などが期待さ

れている．

2) 脂質過酸化物とタンパク質との相互作用

脂質過酸化物は生体の老化を促進させる．ヒトがそれを食品として摂取することは好ましくない．脂質酸化の初期生成物であるヒドロペルオキシドはタンパク質との間に疎水性相互作用をすることでタンパク質の生理活性を失わせる．また，二次生成物であるアルデヒドはタンパク質のリジン残基との間に共有結合を形成して栄養性や生理活性を失わせる．脂質過酸化物はタンパク質との相互作用によって，リジンのほかトリプトファン，セリン，トレオニン，ヒスチジン，アルギニンなどその時々でさまざまなアミノ酸残基の消失を招く．加齢により増加するリポフスチンは，脂質過酸化物とタンパク質との相互作用で生じた物質と考えられており，菊川はそのモデル化合物としてマロンジアルデヒドとアミノ酸からジヒドロピリジン型物質を報告している．

● 3.3.3 食品成分の酵素による変化 ●

a. 酵素的褐変

リンゴやジャガイモの皮をむき，放置しておくと可食部が褐色を呈してくるようになる．これは，液胞に存在していたポリフェノール成分が物理的傷害によって酵素（ポリフェノールオキシダーゼ）と接触することによって黄色のキノン様物質に変換され，キノン様物質は反応性が高いためそれ自身さらに酸化重合したり，アミノ酸やタンパク質と反応して褐色物質に変化したためである．一般に酵素的褐変と呼ばれ，アミノ・カルボニル反応（非酵素的褐変）での褐変と区別される．

フェノール性化合物の褐変反応は，リンゴのほか，桃，バナナ，キャベツ，レタスなど多くの果物，野菜でみられ，それらの品質（商品価値）を劣化させている．

酵素的褐変が一般には劣化現象であることから，それを防止することが考えられている．防止策としては，原因が酵素であることから，①加熱処理による酵素の不活性化（ブランチング，ポリフェノールオキシダーゼは60～70℃程度で失活する），②酵素阻害剤の添加（例として，食塩や亜硫酸塩，アスコルビン酸の添加がある．リンゴの皮をむいた後，食塩水に浸すのは酵素阻害剤を添加していることで，塩化物イオンが銅に配位して酵素活性

野菜や果物の中にはカテキン類やクロロゲン酸，ケルセチン，チロシン，ジヒドロキシフェニルアラニン（DOPA，ドーパ）などが存在している．これらの物質は，芳香族炭化水素に複数のヒドロキシ基が結合したもので，ポリフェノール化合物と総称される．ポリフェノールオキシダーゼは，モノフェノールモノオキシダーゼ（チロシナーゼ，クレゾラーゼ），ラッカーゼ，ジフェノールオキシダーゼ（カテコールオキシダーゼ，カテコラーゼなど）の総称であり，植物界に普遍的に存在している．フェノール類をそのキノン体に酸化する一群の酵素であり，ポリフェノールを褐色物質に変化させる．

表 3.38 食品中に含まれているポリフェノール成分

ポリフェノール成分	食品
カテキン類	茶葉，カカオ豆，リンゴ，モモ，ナシ，イチゴ，ヤマノイモ，レンコン
クロロゲン酸	コーヒー豆，カカオ豆，リンゴ，モモ，ナシ，トマト，ジャガイモ，ゴボウ，ナス，フキ，ビート，キノコ，サツマイモ
チロシン	ジャガイモ，ビート，キノコ

を抑制している．これはポリフェノールオキシダーゼが2分子の銅を含む銅酵素であることを踏まえたものである），③ pH の調整（酵素の最適 pH は4〜7であるので，酢酸やクエン酸，りんご酸を添加して pH を3以下に下げる）が考えられる．また，酸素との接触を避けるため果汁の充填には窒素置換をする．機械的損傷を避けることも褐変防止に繋がる．

b. 嗜好性成分の酵素による生成

食品に微生物を作用させることによって新たな味をもった食品を作り出すことを発酵または醸造という．日本酒やワインなどのアルコール飲料の製造，味噌，醬油，食酢など調味料の製造，パンやチーズ，ヨーグルトの製造がそれにあたる．ここでは食品成分と共存している酵素の代表例を取り上げる．

1) β-アミラーゼ

生のサツマイモよりも焼き芋のほうが甘く感じる．これは，サツマイモ中に含まれている β-アミラーゼが，加熱中にはたらいてデンプンの α-1, 4 結合を非還元末端からマルトース単位で加水分解するからである．

2) システインスルホキシドリアーゼ（CS-リアーゼ）

ネギ科植物は特有の香りを発する．これは，ネギ科植物に含まれているアルキルシステインスルホキシドが酵素作用によってスルフェン酸を経てジアルキルジスルフィドに変換されるためである．このスルフェン酸に変換する酵素がシステインスルホキシドリアーゼ（CS-リアーゼと略す）である．ニンニク中にはアリイン（S-アリル-L-システインスルホキシド）が含まれており，それをアリイナーゼがアリルスルフェン酸に変換する．さらに，アリシン（アリル-2-プロペンチオスルフィネート）を経て，ジアリルジスルフィドという香気成分が生み出されている．シイタケ特有の香りであるレンチオニンも，シイタケ中のレンチニン酸に CS-リアーゼが γ-グルタミルトランスフェラーゼとともにはたらいて生み出されたものである．キャベツでは S-メチル-L-システインスルホキシドから酵素によってジメチルジスルフィドが形成されている．

3) チオグルコシダーゼ（ミロシナーゼ）

ワサビをすりおろして，しばらく時間をおくと辛味が生じる．粉わさびを練るときには水または，ぬるま湯を用いる，決して熱湯を用いない．これは，酵素作用によってカラシ油配糖体を辛味成分であるイソチオシアネートに変換させるためである．この酵素がチオグルコシダーゼ（ミロシナーゼともいう）である．すりおろすことによって細胞が破壊され，酵素が遊離してくる．酵素作用の発現にしばらくの時間を要するのである．熱湯を使うと酵素が失活する．黒カラシやワサビに含まれているシニグリンからはアリルイソチオシアネートが，白カラシに含まれているシナルビンからは p-ヒドロキシベンジルイソチオシアネートが生じる．

紅茶の色

紅茶の製造ではポリフェノールオキシダーゼの作用によってカテキン類をテアフラビン類（橙赤色）に変換しており，テアフラビン類は重合してテアルビジン（赤褐色）となって紅茶の色を出している．紅茶の製造では加熱工程がなく，このような色の変換が起こっている．他方，緑茶の製造時には茶葉を蒸す工程があり，酵素が熱失活している．緑茶が茶葉の色を残していることが理解できる．また，紅茶ではアスコルビン酸オキシダーゼの活性のため，茶葉に存在していたアスコルビン酸は失われているが，緑茶にはアスコルビン酸が残っている．

c. 肉の熟成

われわれが食している肉は屠殺直後のものではない．通常，屠殺後数日間経たものを食している．肉を柔らかくし，その旨味を引き出すためである．

生体が死ぬと，組織への酸素の供給が停止されるので，嫌気的な解糖系の反応が進行する．その結果，ATPの供給が抑制されるためATPレベルが下がり，乳酸が生成され，pHが低下するとともに死後硬直を起こす．pHが低下すると低pH領域で活性のあるプロテアーゼ（カテプシンやカルパイン）が作用して筋肉が軟化（解硬）され，アミノ酸やペプチドが遊離してくる．その結果，肉が柔らかくなり，風味が向上する．また，残存しているATPにATPアーゼが働き，ADPを経て5′-AMPが生産される．5′-AMPは単独では無味だがグルタミン酸の共存により旨味の相乗効果を発揮する．この5′-AMPに5′-AMPデアミナーゼが働き5′-IMPを生み出す．5′-IMPは旨味成分である．

肉が柔らかくなり，アミノ酸や5′-IMPが最も多くなる頃が肉の食べ頃ということである．熟成進行速度は動物種により異なり，家畜の肉では解硬期のものがおいしい．ところが，例えば魚肉では5′-IMPの最も多くなるのが死後9時間ごろであるので，その頃には新鮮さによる歯ごたえ（活きの良さ）が失われている．

表 3.39 食品に関連している様々な酵素

基 質	酵 素	生 成 物	最終生成物	備 考
スクロース	インベルターゼ（スクラーゼ）	グルコース＋フルクトース		転化糖
グルコース	グルコースイソメラーゼ	グルコース＋フルクトース		異性化糖
デンプン	α-アミラーゼ	デキストリン		α-1,4結合をアトランダムに
デンプン	β-アミラーゼ	マルトース		非還元末端からマルトース単位
デキストリン	グルコアミラーゼ	グルコース		
マルトース	マルターゼ	グルコース		
ラクトース	ラクターゼ（β-ガラクトシダーゼ）	ガラクトース＋グルコース		乳糖不耐症の防止
κ-カゼイン	キモシン（レンニン）	パラ-κ-カゼイン＋グリコマクロペプチド		チーズの製造
不飽和脂肪酸	リポキシゲナーゼ	ヒドロペルオキシド		油脂の酸化
ATP	ATPアーゼ	ADP		肉の熟成の初発段階
ADP	ミオキナーゼ	5′-AMP		弱い旨味
5′-AMP	5′-AMPデアミナーゼ	5′-IMP		旨味物質
5′-IMP	5′-ヌクレオチダーゼ	イノシン		無味
レンチニン酸	チオグルコシダーゼ	レンチオニン		香気物質（シイタケ）
アリイン	アリイナーゼ（CS-リアーゼ）（システインスルフォキシドリアーゼ）	アリルスルフェン酸	アリシン	香気物質（ニンニク）
シニグリン	チオグルコシダーゼ（ミロシナーゼ）	アリルイソチオシアネート＋グルコース＋硫酸水素カリウム		辛味物質（ワサビ）
シナルビン	チオグルコシダーゼ	p-ヒドロキシベンジルイソチオシアネート		辛味物質
チアミン	チアミンジピリジニラーゼ（アノイリナーゼ）（チアミナーゼI）			ビタミンB_1の分解
アスコルビン酸	アスコルビン酸オキシダーゼ	デヒドロアスコルビン酸		ビタミンCの酸化
アミグダリン	β-グルコシダーゼ	ゲンチオビース＋マンデロニトリル		
マンデロニトリル	ヒドロキシニトリルリアーゼ	ベンズアルデヒド＋シアン化水素	青酸	有害物質
ファゼオルナチン	β-グルコシダーゼ	アセトンシアンヒドリン＋グルコース	青酸	有害物質
サイカシン	β-グルコシダーゼ	メチルアゾキシメタノール＋グルコース		有害物質（発がん性）
ゴイトロゲン	チオグルコシダーゼ（ミロシナーゼ）	2-ヒドロキシ-B-ブテニルイソチオシアネート	ゴイトリン	有害物質（キャベツ）
ポリフェノール類	ポリフェノールオキシダーゼ			酵素的褐変一般
ジフェノール	O-ジフェノールオキシダーゼ	O-キノン		褐変
ジフェノール	ラッカーゼ	O-キノン		褐変
モノフェノール	チロシナーゼ	ジフェノール		褐変
カテキン類	ポリフェノールオキシダーゼ		テアフラビン	色の成分
クロロフィル	クロロフィラーゼ	クロロフィリド		

イカやタコ, 貝は 5′-AMP デアミナーゼをもっていないので, 5′-IMP は作られない. その旨味は, AMP, アミノ酸, ペプチド, 有機酸などの組み合わせで生み出されている. 5′-AMP は 5′-ヌクレオチダーゼによりアデノシンとなり, さらにアデノシンデアミナーゼによりイノシンを生み出している. エビやカニは 5′-AMP から 5′-IMP を経る経路とアデノシンを経る経路の両方をもっている.

```
              ATP(無味)
                ↓ ATP アーゼ
              ADP(無味)
                ↓ ミオキナーゼ
              5′-AMP(弱い旨味)
        ↙                    ↘
5′-AMP デアミナーゼ        5′-ヌクレオチダーゼ
    ↙                            ↘
5′-IMP(旨味)                アデノシン(無味)
     旨味
5′-ヌクレオチダーゼ        アデノシンデアミナーゼ
        ↘                    ↙
              イノシン(無味)
                ↓ ヌクレオシダーゼ
              ヒポキサンチン(苦味)
```

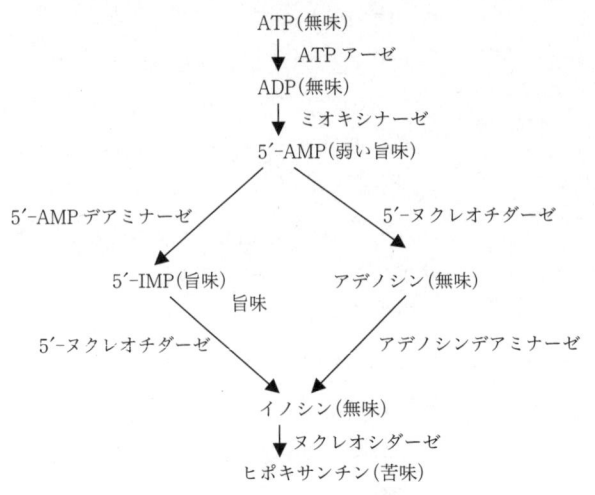

図 3.99 ATP からの呈味成分の生成

　その後, 5′-IMP は 5′-ヌクレオチダーゼによって脱リン酸されイノシンとなり, ヌクレオシダーゼによりヒポキサンチンとなる. イノシンは無味であり, ヒポキサンチンには苦味がある.

参 考 文 献

Alberts, B.（中村桂子・松原謙一監訳）：細胞の分子生物学, 教育社, 1985

香川芳子：五訂食品成分表 2003, 女子栄養大学出版部, 2003

川端晶子：食品物性学, 建帛社, 1989

川端晶子編著：食品とテクスチャー, 光琳, 2003

健康・栄養情報研究会編：国民栄養の現状　平成 14 年厚生労働省国民栄養調査成績結果, 第一出版, 2004

厚生労働省健康局：日本人の食事摂取基準 2005 年版, 2004

種谷真一：食品の物理, 槇書店, 1989

R. E. ディカーソン他（山崎　誠他訳）：タンパク質の構造と作用, 共立出版, 1975

DiSilvestro, R. A.: *Handbook of Minerals as Nutritional Supplements*, CRC Press, 2005

野口玉雄・村上りつ子：貝毒の謎, 成山堂書店, 2004

橋本芳郎：魚介類の毒, 学会出版センター, 1977

Fennema, O. R. (ed.): *Food Chemistry 3rd ed.*, Marcel Dekker, 1996

古川秀子：おいしさを測る, 幸書房, 1994

文部科学省科学技術・学術審議会資源調査分科会編：五訂増補日本食品標準成分表, 国立印刷局, 2005

4. 食品（食品素材）の栄養特性

4.1 農産食品素材

● 4.1.1 穀　物 ●

a．米

　現在わが国の1人当たりの米消費量は横ばいあるいは減少傾向にあるが，加工米飯は年々その生産および消費が増加している．米の新しい食べ方で米の消費量が増加することは食糧自給率を上げる上から好ましいことである．

　米はイネ科イネ属の一年生草木の種子であり，小麦，トウモロコシと並んで世界の三大穀類といわれている．米には米飯に粘りのある日本型米（ジャポニカ米）と粘りのないインド型米（インディカ米）の2種類がある．世界的にはインディカ米の方が多く，ジャポニカ米は少ない．インディカ米は澱粉中にアミロース含量が高く，一般に外米といわれる．外米の飯は弾性が大きく，粘着性が少ないため，そのままでは食べにくく，ピラフのような油で調理するご飯ものとして使用される．両型ともにウルチ（粳）とモチ（糯）の品種がある．うるち米はアミロース20〜30％，アミロペクチン70〜80％，もち米はアミロペクチン100％からなる．その他ソフト米菓用に低アミロース米，ピラフやライスヌードルに高アミロース米，香気を添加する香米，色素を利用する着色米，酒米，膨化米向けに大粒米等がある．最近DNA分析技術を駆使してコメ品種の判定が行われるようになった．

　図4.1に玄米の組織図を示した．精米（精白米）とは玄米から糠層や胚芽を除去したもののことで，この操作を精白，あるいはとう精という．玄米組織の中で糠層の占める割合は約6％，胚芽は2〜3％で，精米の加工歩留り

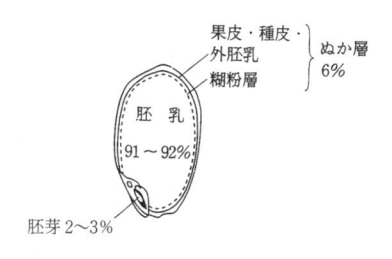

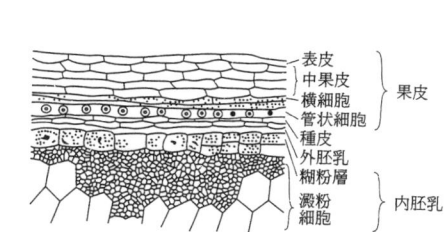

図 4.1 玄米の構造と組織
（農文協：地域資源活用食品加工総覧 9巻, 1999）

無洗米

無洗米は精米加工後に精米の表面から米ぬかを除去し，洗米を不用としたものである．水洗ロスの軽減と水質汚濁防止のために作られた．精白時等で生じる砕米は醸造用に用いられる．

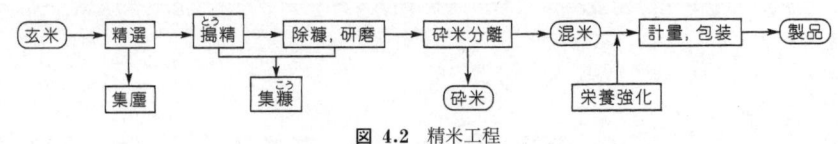

```
玄米 → 精選 → とう搗精 → 除糠,研磨 → 砕米分離 → 混米 → 計量,包装 → 製品
        ↓        ↓                    ↓              ↓
       集塵     集糠                  砕米          栄養強化
```

図 4.2 精米工程
（森 孝夫編：食品加工学，化学同人，2003）

は普通 90〜91% である．図 4.2 に精米行程を示した．糠層，胚芽の約 70% を除去したものを七分づき精米，50% のものを五分づき精米という．これらは普通精米より消化吸収率は悪いがビタミン B_1 含量は精米 100 g 中 0.21〜0.25 mg と高い．胚芽米は胚芽が精米に多く残るように精米した米のことで，ビタミン B_1 含量は精米 100 g 中約 0.25 mg である．

1) 成分

炭水化物（デンプン）がもっとも多く，次にタンパク質，脂質，灰分である．デンプンは複粒を形成し粒のサイズは小さい．タンパク質はほぼ 80% がオリゼニンであり栄養価は高く，飯ばかり食べていても大丈夫という意味で"一升飯"という言葉があるぐらいである．タンパク質，脂質ともに米粒の外側ほどその含量は高い．したがってタンパク質，脂質によるにごりを防ぐために日本酒製造ではとう精の進んだ米を使う．

2) 貯蔵

貯蔵時精米中の水分含量，貯蔵温度，湿度が重要である．ポリ包装した精米では水分含量 14.5% 以下では糸状菌はほとんど増加しない．

3) 加工と利用

a) 米飯類　冷凍米飯（ピラフ類，ドライカレー，赤飯，すし用シャリ），レトルト米飯（白飯，赤飯，混ぜご飯，かゆ），無菌包装米飯（白飯，

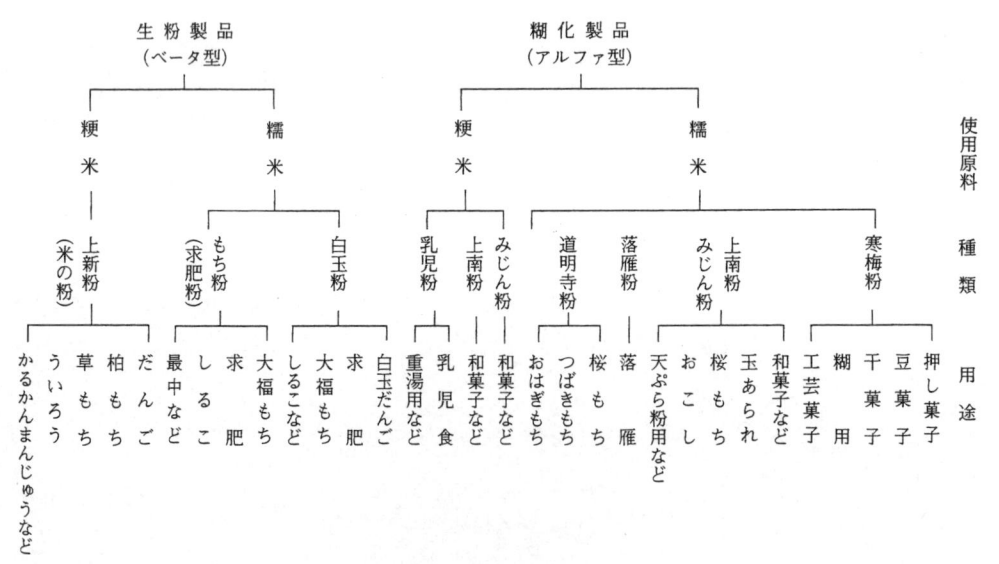

図 4.3 米粉の種類と主な製品
（農文協：地域資源活用食品加工総覧 4 巻，1999）

赤飯，混ぜご飯，カレー），凍結乾燥米飯（かゆ），アルファー化米（白飯，赤飯），凍結乾燥米（かゆ），無洗米（白飯）がある．

b） 米粉（米穀粉）　精米（粳，糯）を生のまま，または糊化し，これを製粉したもので，和菓子，だんごなどの原料に用いる．米粉の種類と主な製品を図4.3に示す．

c） ビーフン，ライスヌードル　ビーフンは本来台湾を中心に作られた高アミロース含量のインディカ米で作られた押し出し成形めんの一種である．緑豆デンプンで作る春雨より透明感，強さはない．ライスヌードルとは，粳米と小麦粉をブレンドし，小麦めん同様に作ったもの．

b. 小麦（麦類）

パン小麦（普通系＝3粒以上，染色体数42），デュラム小麦（2粒系，染色体数28）等があり，前者はパン用，後者はパスタ用小麦である．性状により分類すると，① ガラス質小麦（切断面ガラス状），粉状小麦（切断面粉状）② 硬質小麦，中間質小麦，軟質小麦，③ 強力小麦（グルテン含量多い），薄力小麦（グルテン含量少）④ 白小麦（種皮，白），赤小麦（種皮，

小麦を粉食する理由は次のようである．

① コメは外皮が簡単にもみとして分離でき，ぬか層が柔らかく胚乳部が固いためそのまま外側から削っていけるのに対し，小麦は外皮が固く，胚乳部に強く密着していて容易に分離しにくく，さらに胚乳部が柔らかいためにこれを砕いて粉状とし，砕けにくい外皮を除く方がやりやすい．

② 小麦貯蔵タンパク質のグルテンは，粉に水を加え練って初めて形成されるものであるため，まず粉体にしなければならない．

③ 小麦粒には真ん中上下に粒溝があり，この溝の中の外皮はとれにくい．このためにも製粉する必要がある．

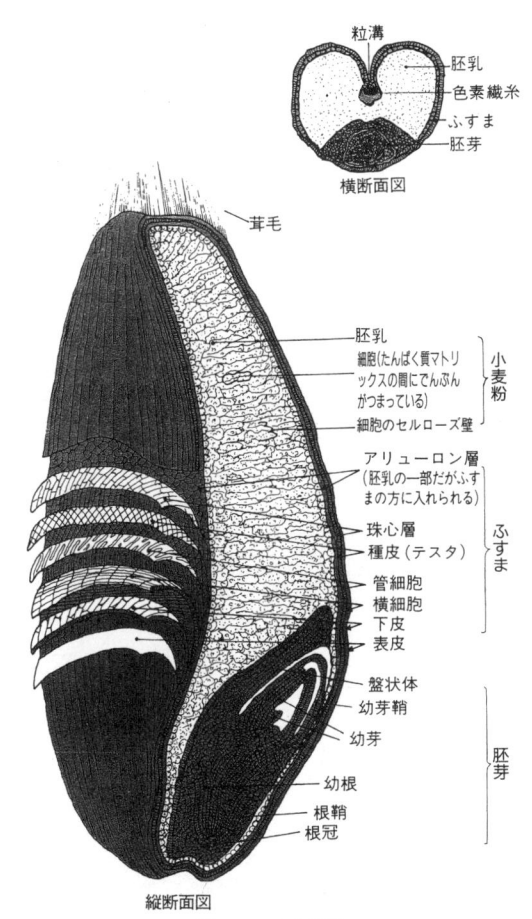

図 4.4　小麦種粒
（製粉振興会：小麦粉の話，1995）

黄－赤色）⑤冬小麦（秋播種，夏収穫），春小麦（春播種，夏－秋収穫）⑥内麦（国内産麦），外麦（輸入麦）がある．外麦のハードレッドウインター小麦とは硬質赤冬小麦，ソフトレッドウインター小麦とは軟質赤冬小麦のことである．内麦にはタンパク質含量の高い品質もあるが，グルテンの質は外麦と比べて劣っており，製パン用には不適であり，主にめん用に使われる．しかし近年外麦で内麦より優れためん用小麦が生産され，内麦の生産は減少傾向にある．

図4.4に小麦種粒の縦断面図と横断面図を示す．小麦の種粒は内部の胚乳が数層の外皮で包まれている．この外皮は全体の約13.5%で製粉後ふすまになる部分である．その内部の約84%が胚乳部で，小麦粉になる部分である．先端部には胚芽があり全体の2.5%を占め遺伝情報をもつ．米とは異なり，粒背面に一条の深い溝（粒溝）がある．小麦は米のように粒のまま食べる粒食ではなく，種粒を物理的に砕き外皮を分離し，その胚乳部を粉にして食べる粉食である．

小麦の製粉は一度に小麦を潰して行うのではなく，段階式製粉方法をとっている．大きく分けると三つの段階にわかれる（図4.5）．第1段階（破砕行程）では外皮をできるだけくだかないように小麦を破砕した後，胚乳部を分離する．胚乳部は粗く砕かれる．第2段階（純化行程）ではプリファイヤーという機械を用いて風力で胚乳部中の外皮を吹き飛ばして分離する．第3段階（粉砕行程）でできるだけ純粋な胚乳部をとり，ロール製粉機で細かく粉砕して小麦粉とする．

1) 小麦粉の分類

小麦粉の分類には二つある．一つは小麦粉の用途面からの分類である．パン用の強力粉や準強力粉，メン類用の中力粉，菓子，天ぷら用の薄力粉，マカロニ類用のデュラム・セモリナに分けられる．小麦粉中のグルテン量が多く，力の強いもの（強力粉）は，パンやぎょうざ製造に適し，グルテンの量が少なく力の弱い（薄力粉）は，ケーキ，菓子，天ぷらなどの製造に適する．また，その中間の中力粉はうどん，菓子などの製造に適する（図4.6，表4.1）．分類のもう一つは品位特性（等級）によるものである．段階式製

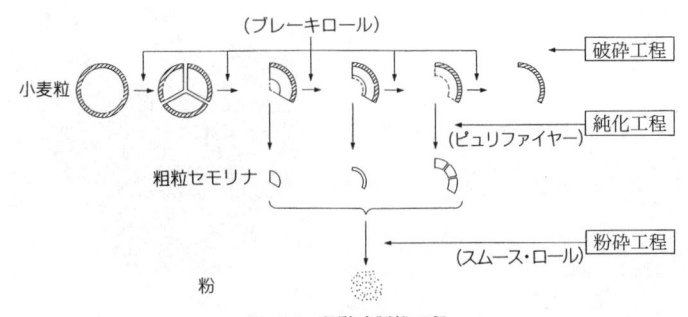

図 4.5 段階式製粉工程
(製粉振興会：小麦粉の話, 1995)

4.1 農産食品素材

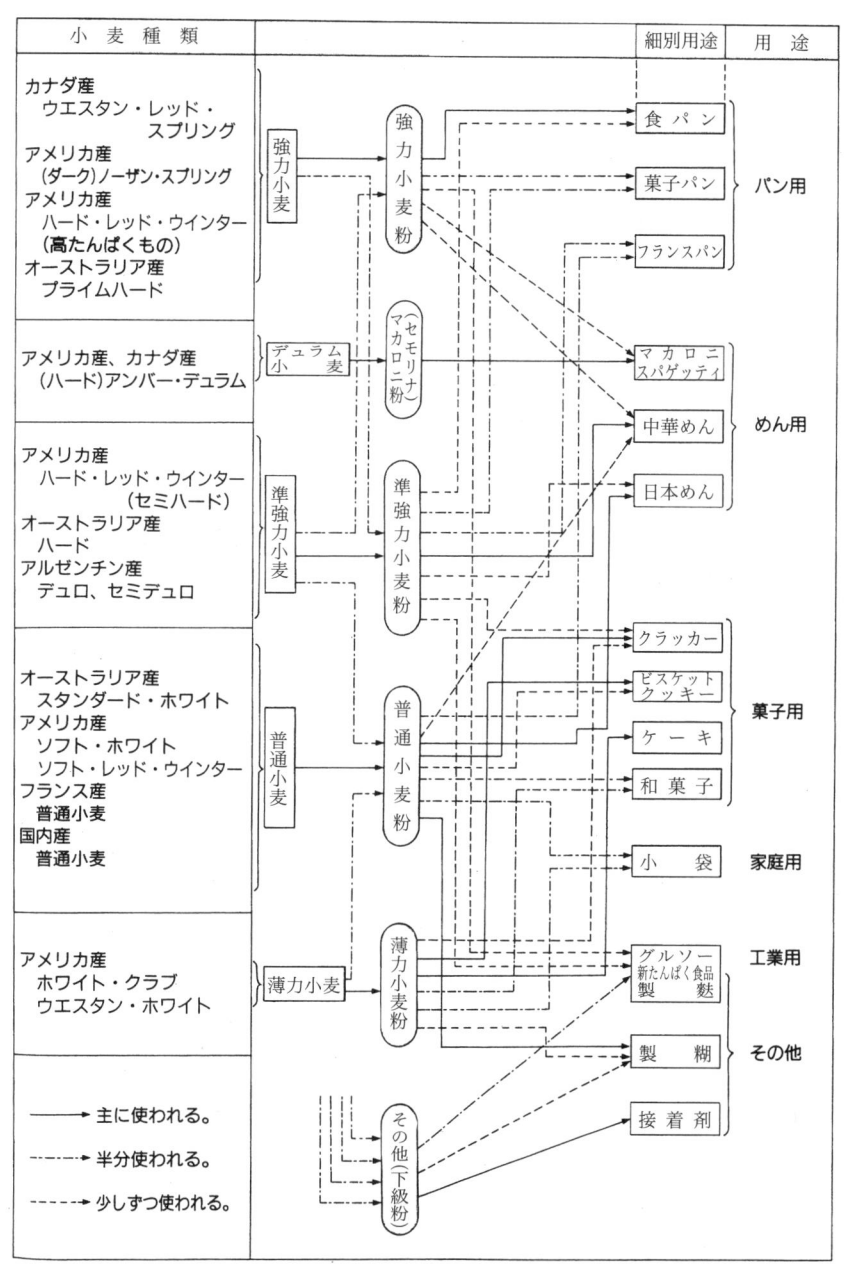

図 4.6 小麦粉の用途別分類とその原料小麦
(製粉振興会：小麦粉の話, 1995)

表 4.1 小麦粉の用途別による分類

種　　類	グルテン量	グルテン質	粒度	原　料　小　麦	主な用途
強力粉	甚多	強靭	粗	硬質で硝子質	パン（食パン）
準強力粉	多	強	粗	硬質で中間質および硝子質	パン（菓子パン）
中力粉	中くらい	軟	細	軟質で中間質および粉状質	うどん，料理
薄力粉	少	粗弱	甚細	軟質で粉状質	菓子，天ぷら
デュラム・セモリナ	多	柔軟	甚粗	デュラムで硝子質	マカロニ類

(製粉振興会：小麦粉の話, 1995)

表 4.2 小麦粉の等級別特性値

等級	色相	灰分 (%)	繊維質 (%)	酵素活性
特等粉	優良	0.3～0.4	0.1～0.2	甚低
1等粉	良	0.4～0.45	0.2～0.3	低
2等粉	普通	0.45～0.65	0.4～0.5	普通
3等粉	劣	0.7～1.0	0.7～1.5	大
末粉	甚劣	1.2～2.0	1.0～3.0	甚大

(製粉振興会：小麦粉の話，1995)

粉方法の中で，ロール製粉機からでてふるいにかけられた粉にはいろいろな種類の粉（あがり粉）ができる．このあがり粉の成分を考慮して欲しい品種，等級の小麦粉を作る（取り分け）．ここで決まる等級とは色相，灰分量等による（表4.2）．小麦粉の品質は，等級判定（灰分含量），用途適性判定（グルテン量，質，小麦粉粒度），水分，香り，グルテン品質（ドウボール試験，沈降試験，ファリノグラフ，エキソテンソグラフ，アルベオグラフ，アミログラフ，フォーリングナンバー試験）で決める．

2）成分

小麦粉の炭水化物は主体はデンプン（大粒，小粒からなる）であり，他にセルロース，ペントサン，リグニンからなる．小麦粉のタンパク質はグルテン（グリアジン，グルテニンからなる）が重要で，製パン，製めんという独特の加工食品ができる．

3）貯蔵

製粉直後の小麦粉そのままでは品質のよいパン，ケーキ，カステラを調製することができない．そのため小麦粉をエージング（室温で放置）すると良質のものが得られることが経験的に知られている．小麦粉成分の酸化的変化により生じる成分間の相互作用に基づくものと考えられている．

4）加工と利用

a）パン　パンの主原料は小麦粉，イースト，水（100：2：65）である．これらの基本配合に砂糖，塩，油脂（ショートニング）などを配合する．パンには配合の違い以外にパン生地を作る製法の違いがあり，食べた時の食感や切ったときの内相（パン内部の切り口の状態）に違いを生じる．パン生地の製法（図4.7）には直ごね生地法（ストレート法），中種生地法（スポンジ法），液種生地法などがある．

パンには食パン，菓子パン，フランスパン，その他のパン（ライ麦パン，ハンバーガーバンズ，ベーグル，蒸しパン，中華まんじゅう）がある．食パンには四角形と山形のもの（イギリスパン）があるが，これはパンの焼き型にフタをしたか，しないかによる．最近は白いパンに対し，ふすま入りのブラウンブレッドもある．菓子パンにはあんパン，クリームパン，ジャムパン等があり，食パン生地と違う点は砂糖の配合量が多い点である．膨らませる手段もイーストだけではなく，酒種や麹種を使うこともある．フランスパン

直ごね生地法は風味，食感はいいが，硬化が早く，材料や作業条件の影響を受けやすい欠点のあるパンができる．中種生地法は製品は柔らかく，長く硬化せず保存性が大きい．そして直ごね法よりパンの酸味があり，香りが強い．できたパンの容積も大きく，ソフトであるため日本で最も多く用いられている．液種生地法は中種生地法の管理が温度，硬さ等安定したパンの得られ難い原因からはじまったが，あまり普及していない．

パン粉

パン粉用のパンの焼き方として，パン釜で焼くばい焼式とパン生地を電極間ではさみ，そこに通電してパンを焼く電極式がある．パンは放冷，老化後粉砕し，フレーク状とする．

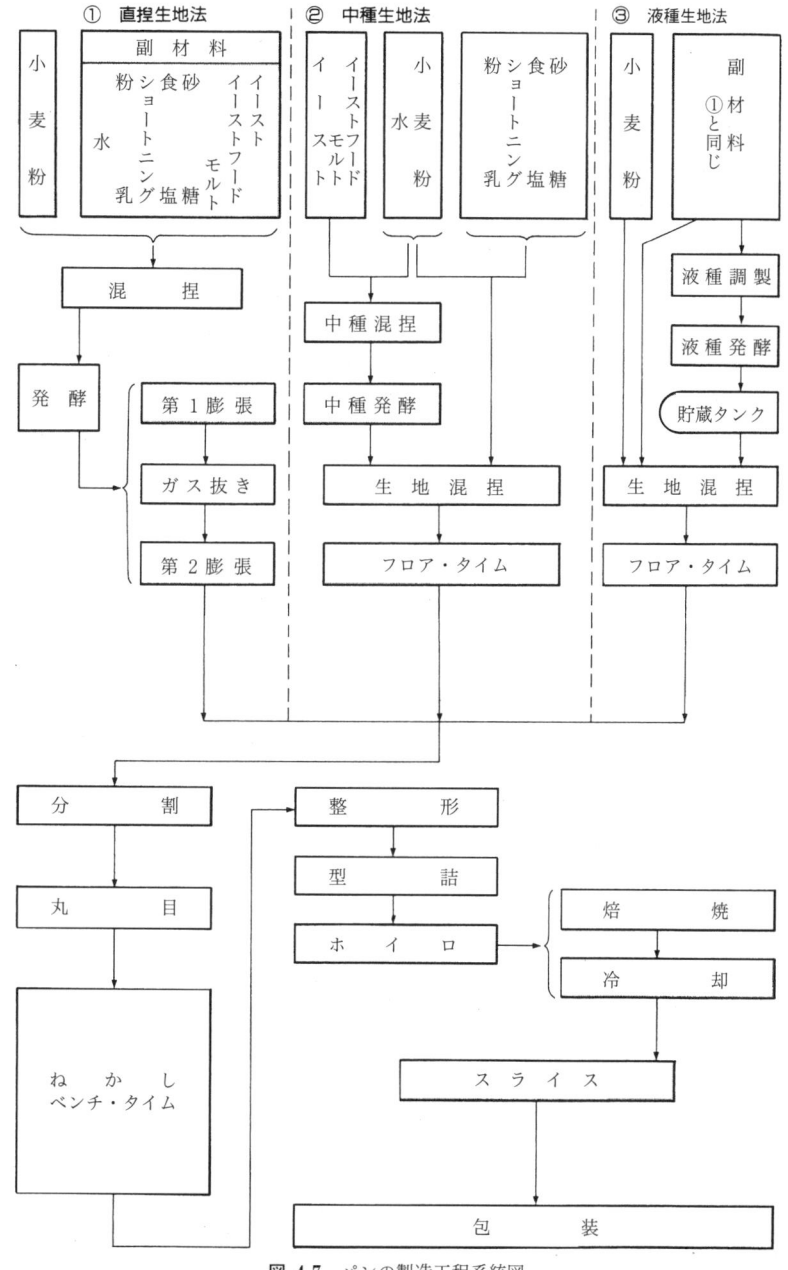

図 4.7 パンの製造工程系統図
(製粉振興会：小麦粉の話，1995)

は直ごね法の製法で砂糖，油脂の副原料は一切使わない．フランスパン独特のクラスト（外皮）を作るために，焼き始めに多量の蒸気をオーブンに入れる．副原料が入らぬため，老化が早い．

b) めん　小麦粉，水，食塩を混合し線状に細長く成形し，加熱調理したもの．うどんやそうめんには中力粉，中華めんには強力粉に近いもの，スパゲッティなどのパスタはデュラム・セモリナ（強力粉の一種）というようにめんの固さに伴って小麦粉中のタンパク質含量の高いものを用いる．めん

めんのなめらかさ，腰という独特の粘弾性はタンパク質よりもでんぷんの影響を大きく受ける．めんの色調は，小麦粉の色が明るくきれいなものがよい．そのためオーストラリアのASW（オーストラリア産スタンダードホワイト）という小麦粉が使われている．

表 4.3 めんの種類と分類

製法の分類		麺の種類		種別	主原料	副原料
種別	機械使用有無	製品	断面形態	名称		
線切形式	使用せず	生・茹	角	手打ひらめん 手打うどん 手打中華麺 手打そば	小麦粉 〃 〃 そば粉・小麦粉	食塩 〃 かん水 —
線切形式	使用	生・蒸し・茹・乾	角・丸 〃 〃 〃 〃 角	生麺, 茹で麺 包装麺 生中華麺 茹で中華麺 蒸し中華麺 即席中華麺 そば	小麦粉 〃 〃 〃 〃 〃 そば粉・小麦粉	食塩 食塩・食用油 かん水 〃 〃 かん水・食用油・調味料 —
		乾燥	角 角・丸 角 角・丸 角 角	ひらめん うどん ひやむぎ そうめん 中華麺 干しそば	小麦粉 〃 〃 〃 〃 そば粉・小麦粉	食塩 〃 〃 〃 かん水・食塩 食塩
			角	大麦麺	大麦粉・小麦粉	食塩
撚延形式	使用せず		丸	手延そうめん	小麦粉	食塩・食用油
圧出形式	使用		角・丸	マカロニ スパゲッティ バーミセリー ヌードル	小麦粉 〃 〃 〃	 鶏卵
		糊化乾燥	角・丸	デンプン麺 ビーフン 海藻麺	デンプン 米粉 穀粉	 海藻

(日本麦類研究会:小麦粉—その原料と加工品—1994)

を細長く線状にする方法には撚延形式(手述べそうめん,中華めん),線切形式(一般の製麺),圧出形式(スパゲッティ,マカロニ類,ビーフン,はるさめ)がある(表4.3).先端の金型から押し出す際,その形や大きさによってスパゲッティ,マカロニ,シェルマカロニになる.

めん類は生めん,乾めん,即席めん,パスタの四つに大別される.

ⅰ) 生めん　めん類の中で最も消費量が大きい.うどんは小麦粉,水,食塩から作る.ゆでて直ぐ食べるので食味はよい.ゆで麺は生めんを沸騰水中で加熱したもの.さらにアルカリ(かん水=炭酸カリウムや炭酸ナトリウムなどの混合液)を加えたのが中華めんである.アルカリが小麦粉のフラボノイド系色素を黄色に発色し,めんの食感にも独特の効果を示す.

ⅱ) 乾めん　そうめんが代表的なもので,生めんをそのまま乾燥する.うどん,ひやむぎ,そうめん,日本そば,中華めん等がある.手延べそうめんは小麦粉に5%の食塩と50%の水を加え,よくこね,植物油脂をぬりながら細く延ばし,ある程度細くなったら,屋外で乾燥とのばしを行いながら

作る．乾燥後，梅雨期を越すと「厄」といわれる熟成が行われ，食感のよいそうめんになる．

iii) 即席めん　袋ものとカップものがある．蒸してめんをα化させ，これを油あげ（フライめん），熱風乾燥（ノンフライめん）の二つの方法で乾燥する．即席中華めん，即席和風めん，カップめん，スナックめんがある．

iv) パスタ（スパゲティ，マカロニ類）　デュラム小麦粉ドウを高圧（80 kg/cm^2 以上）で孔より押し出し乾燥して作る．デュラム小麦粉はタンパク質が高いが，グルテンは伸びにくく，パン用には使わない．パスタは形の違いからスパゲティ，マカロニ，バーミセリー（細棒状）がある．デュラム小麦はカロチノイド系色素が多く，高圧で押し出すと透明感ある黄色になる．

5) 大麦

穂の形から六条大麦，二条大麦に別れる．組織は小麦に似るが，六条大麦には裸麦（熟すと穎が離れる）がある．グルテンがないのでパンにならない．六条大麦は精麦，めん，麦みそ，金山寺みそ，焼酎，二条大麦は，ビール醸造用に用いられる．

c. トウモロコシ

小麦，米とともに世界の三大主要穀物の一つで，アメリカ大陸が原産地である．トウモロコシ中の澱粉の種類の違いから，もち，うるち，高アミロース種がある．トウモロコシの主な種類はデント種（生産料最大，飼料用），フリント種（生食用），ソフト種（デンプン用），スイート種（缶詰，料理用），ポップ種（ポップコーン用），ワキシー種（モチデンプン用）（図4.8）があり，そのうちポップ種は加熱すると爆裂し胚乳部が露出し，ポップコーンとなる．トウモロコシは粉食では消化がよいが，そのまま焼いたり，蒸したりしてたべるのは消化によくない．コーンミール，コーンフラワー，コーンフレーク，コーンスターチ等の原料になる．

水不溶タンパク質のツェインが全タンパク質の45%を占める．脂質は粒の中で大きな比率を占める胚中の35%を占める．デンプンにはモチ，ウルチ種がある．

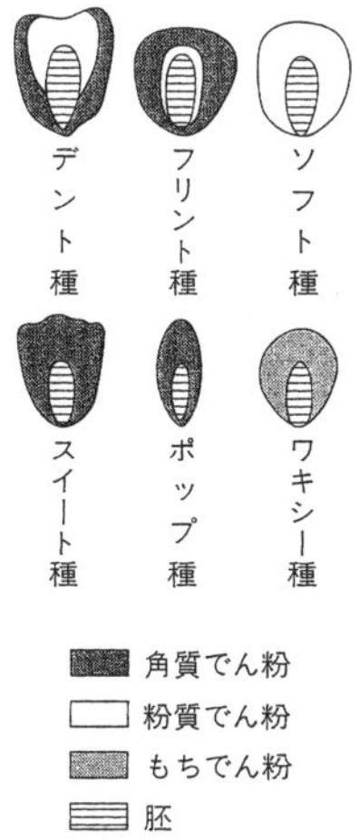

d. 雑穀

雑穀の主なものは，アワ，ヒエ，キビ，えん麦，はと麦，ソバ等である．これらは一般に冷涼な気候の痩せ地で育ち，昔は低湿，過湿度，低温に強いことから救荒作物として重要であった．アワはあわもち，あわ飯，あわ麩，あめ，ヒエはひえ飯，キビはきびもち，きび団子，えん麦はオートミールに，はと麦は薬用（鎮痛，利尿，強壮）に，ソバはそばがき，そば粉に利用される．最近では成人病予防食品としての機能性食品素材として見直されている．

プレミックス

ホットケーキミックス，ドーナッツミックス，パンミックス，お好み焼き，天ぷら粉などがある．小麦粉以外の副材料をすべて配合し，すぐにクッキングできるようにした調整粉である．

植物性タンパク質

小麦粉からグルテンを抽出し，これを加工したものが植物性タンパク製品である．高タンパク質含量の強力粉を原料とし，とれたグルテンを加工したもので，製パン，水産練り製品（かまぼこ，薩摩あげ等），ハンバーガー，しゅうまい，ハム，ソーセージに用いられる．

図 4.8　とうもろこしの種類と粒質
（杉田浩一他編：日本食品大事典，医歯薬出版，2003）

4.1.2 豆　　類

養分を子葉に貯えた無胚乳種子で，子葉部を食用とし，デンプン，脂質，タンパク質に富む．タンパク質，脂肪を主成分とするものには大豆，ラッカセイがあり，デンプン，タンパク質を主成分とするものには小豆，エンドウ，ソラマメ，インゲン，ウズラがある．その他，枝豆，さや豆，サヤエンドウ，青豆等がある．マメ類は各々の成分，性質に応じて各種の加工が行われている．マメ類一般には煮豆，煎り豆，豆もやしなどある．さらにデンプン質のものは餡になるものが多い．日本人にとって昔から大切なタンパク質源やビタミンB群供給源であった．

a. 大豆

多量のタンパク質を含有（33～35%）し，そのうちの85%を加熱水抽出できる．中心のタンパク質はグロブリンである．大豆中のアミノ酸組成は整っており，畑の肉といわれる．脂質含量も高い．大豆は栄養価は高いが，硬くて消化率が低い．そのため大豆はみそ，醤油，豆腐，豆乳，湯葉，もやし，煮豆，きなこ，煎り豆などとして食べられてきた．戦後，アメリカに持ち込まれた大豆は採油用，タンパク質源として利用されている．

1) 豆腐類の製造

かたい大豆を食用にする優れた食品の一つに豆腐がある．十分吸水させた大豆を磨砕後，水とともに加熱し，布袋でおからを除いて豆乳を作る．まだ熱いうちに豆乳に凝固剤（硫酸カルシウム，塩化マグネシウムなど）を加えて固める．薄い豆乳を凝固しこれを圧搾して形成するもめん豆腐と濃い豆乳をそのまま容器の中で固める絹ごし豆腐の二つのタイプがある．沖縄どうふは凝固剤として海水を使うもめん豆腐である．ソフト豆腐は凝固剤としてグルコノデルタラクトンを塩化マグネシウムなどにまぜて使うもめん豆腐である．さらに2次加工品として油揚げ，がんもどき（ヒロウス），凍り豆腐等がある．充塡豆腐はその一つである．大豆から豆腐へ，タンパク質と脂質は各々70%程度移行する．凝固剤としてグルコノデルタラクトンや塩化マグネシウム（にがり）があるが，最近はにがりが多い．

2) 豆腐関連加工品

a) 豆乳　豆乳は大豆から熱水によりタンパク質その他の成分を溶出した乳状の飲料．大豆固形分が8%以上からなる．工業的には大豆を高圧水蒸気を用いて瞬間加熱し，大豆中のリポキシゲナーゼ等を失活させ，次に熱水とともに粉砕化後，混濁液から遠心分離により沈殿を分離する．大豆臭がきらわれるため脱臭される．

b) 油揚げ，がんもどき（ヒロウス）　油揚げは，水分の少ない豆腐を作り，うすく切って油（110～120℃）で揚げ，さらに高温の油（180～200℃）で揚げ，表面を乾燥させて作る．油は菜種，大豆精製油を使う．揚げること

絹ごし豆腐は均一でなめらかなゲルであることからそのように呼ばれ，もめんの代わりに絹布を使うわけではない．

その他の大豆加工食品
テンペ
インドネシアのジャワ島，スマトラを中心として古くから食用に供されている大豆発酵食品である．吸水させた大豆を蒸煮し，種菌と混ぜ30～35℃の発酵室で2～3時間発酵させる．主発酵菌はクモノスカビの *Rhizopus oligosporus* で，真っ白な菌糸が全体をおおう．テンペは抗酸化作用が強く，ビタミンB_{12}も多い．

大豆タンパク質

脱脂大豆より調製される．乳化性，ゲル化性，気泡性，凝固性，結着性，組織化性などの食品加工に必要な機能性をもつ．食品加工用に種々の大豆タンパク素材が製造されている．大豆タンパク質の濃度から大豆粉，グリッツ（タンパク質50%以上），濃縮大豆タンパク（70%程度），分離大豆タンパク（90%程度）に分離される．また，形状から分離すると粉状，ペースト状（カード），粒状（組織状），繊維状等がある．各々のもつ機能性と関連して畜肉加工品，水産練製品，冷凍食品，調理済み食品，パン菓子類，冷菓デザート類，スープ類，惣菜類等の食品に利用されている．

で豆腐は膨化し，容積はもとの3倍になり内部は海綿状になる．

c) 凍豆腐（高野豆腐，凍り豆腐）　冬に豆腐を空気中で凍結乾燥する．現在は工場で年中製造される．水分の少ない堅目の豆腐を作りこれを切ってマイナス10℃で凍結する．マイナス2℃で2～3週間放置すると，氷結晶間で濃縮した豆腐のゲルは別のゲル（キセロゲル）に変わる．このため解凍後，スポンジ状になり，もとの組織状態には戻らない．タンパク質，脂質が主成分である．キセロゲルになると栄養価は豆腐より劣る．

3) 湯葉

湯葉は加熱した豆乳の表面に生じるうすい皮膜を棒ですくいあげて作る．生湯葉，乾燥湯葉がある．生ゆばは水分60%，タンパク質20%，脂質10%からなる．

4) 納豆

納豆には糸引き納豆と塩納豆の二種がある．主体は糸引き納豆であるが，いずれも蒸煮した大豆を微生物の発酵作用によって熟成させたものである．一方，塩納豆は中国から禅宗とともに伝えられたもので，京都の大徳寺，一休寺等で製造されているにすぎない．糸引き納豆は大豆に水を吸わせてから蒸煮し，納豆菌の胞子を接種し，40～42℃で16～20時間発酵させて作る．納豆菌は *Bacillus subtilis*（枯草菌）に入る好気性有胞子細菌である．煮豆表面に多量の粘質物（ポリグルタミン酸とフラクタン）を形成する．この中のナットーキナーゼは脳血栓や脳硬塞などの予防に効果があるといわれている．

b. 小豆

赤アズキ，白アズキがあり，形状は円筒形である．全消費量の8割はあん，菓子材料に使われる．水に浸して加熱すると胴切れを起こす．表皮がかたく水は表皮からは吸収されず，側面の孔から吸水し，加熱する内部で膨張が起こるためである．このためあんを作るのに小豆以外のささげなどを用いることもある．あんは主成分がデンプンであるが，デンプンのように糊状ではないのは細胞のまま加熱されるのでデンプン粒表面にタンパク質が付着するためである（図4.9）．

4.1.3 イ モ 類

一般にはジャガイモ，サツマイモ，サトイモ，ヤマイモ，コンニャクイモ類が用いられる．イモ類は根，根茎，塊茎などの一部が肥大してできたものの総称で，その中にデンプン質が蓄えられている．主にデンプンを集めるのが目的だが，コンニャクイモはこんにゃくという独特の加工食品材料として使われる．イモ類には有毒なものが多く，一般に生では食べないが，ヤマイモだけは生で食べる特殊なものである．

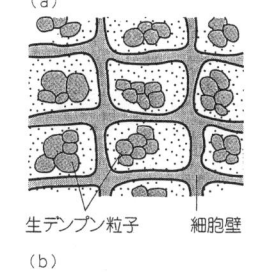

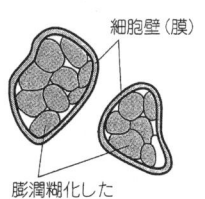

図 4.9　あずきあんの細胞膜式図
(a) あずき生子葉細胞．(b) あずきあん粒子．
(小川　正他編：南江堂，1997 食品加工学（改訂第2版）

a. ジャガイモ

ナス科の多年生草本で，一定期間当たりのエネルギー生産量は作物中では最大である．主成分はデンプンであり，タンパク質はグロブリンが主体である．ビタミンC含有量は多くしかも加熱に安定．ソラニン等の有毒配糖体は苦味があり，芽や皮の部分に多い．

切り口が黒変するが，ポリフェノラーゼ等の酵素でポリフェノール物質の酸化による酵素的褐変で，チロシンがチロシナーゼでメラニンに変化するのもある．

加工食品として，ポテトチップスはジャガイモを輪切りにして油で揚げたもの．ポテトフラワーに調味，着香料を加え，スライス状に成形後，油で揚げる成形ポテトチップスもある．インスタントマッシュポテトはゆでたジャガイモを熱いうちにポテトマッシャーでつぶし，それに乳化剤を加えて乾燥したもので，成形ポテトチップスの素材としても重要である．

b. サツマイモ

単位面積当たりのエネルギー生産量は作物中最大で，エネルギー供給源として重要である．主成分は炭水化物でデンプンが大部分である．ビタミンCの含有量はミカンなみに高く，比較的熱に安定である．食物繊維が多く大腸癌予防によい．水分が多く腐敗しやすい．

干しいも
サツマイモを蒸し器で蒸し，その後5～7mmにスライスし，天日乾燥して蒸し切りさつまいもをつくる．表面は白い粉（麦芽粉，デキストリン，ショ糖，転化糖を含む）でおおわれ，甘みが強くなり，あめ色のものができる．

c. ヤマイモ（ジネンジョ，ヤマノイモ，ダイジョ）

ヤマイモ科ヤマノイモ属である．茎のわきにつくムカゴという芽も食べられる．デンプンと粘質物（タンパク質にマンナンの結合したもの）からなり，アミラーゼが多いので生でとろろ汁として食べる．その他はんぺん，そばなどのつなぎに使う．

d. サトイモ

サトイモ科サトイモ属多年生である．デンプンが大部分で，タンパク質，ビタミン類は少ない．サトイモのぬめりは多糖類のガラクタンとタンパク質の結合したものである．サトイモの場合，デンプン性食品というより野菜としての利用が多い．エグ味はホモゲンチジン酸とシュウ酸カルシウムによる．

その他のイモ類
キクイモ
キク科ヒマワリ属多年生草本でイヌリンが主成分．難消化性炭水化物で漬け物用，果糖原料に使う．

キャッサバ
タカトウダイグサ科キャッサバ属の多年生草本で東南アジア，南米で栽培される．根茎からタピオカデンプンをとる．キャサバの根からとるタピオカデンプンは，アミロース含量が低く糊化しやすく，老化しにくいため，最近ではパンの中にブレンドされ，日本人好みのしっとりとしたパン組織をつくるのに利用されている．

e. コンニャクイモ

サトイモ科の多年草で，主成分の大部分は水溶性多糖類コンニャクグルコマンナンである．多糖類はマンナン細胞に蓄積される．水を加えて膨潤させたグルコマンナンにアルカリを加え加熱すると，凝固して半透明の塊となる．コンニャクグルコマンナンは難消化性の食物繊維（お腹の砂払い）としてダイエット食品にも用いられている．

コンニャクグルコマンナン構造式は下記のとおり．

$$\rightarrow 4)\text{-}\beta\text{-Man-}(1 \rightarrow 4)\text{-}\beta\text{-Glc-}(1 \rightarrow 4)\text{-}\beta\text{-Glc-}(1 \rightarrow 4)\text{-}\beta\text{-Man-}(1 \rightarrow$$

4.1.4 果 実 類

　果実類を大きく分類すると，リンゴ，ナシ，ビワ，カキ，ミカン等の仁果類（子房を包んで花床が肥大して多肉化した偽果），モモ，ウメ，アンズ，スモモ，桜桃，ナツメ等の核果類（中果皮が多肉化したもの），ブドウ，キイチゴ，イチジク，スグリ，パイナップル，バナナ等のしょう果類（中果皮，内果皮が多肉化したもの），クリ，クルミ，ギンナン等の堅果類からなる．

a. リンゴ

　バラ科リンゴ属落葉高木で世界に2000種以上ある．100g中水分85g，糖類（果糖，ブドウ糖，ショ糖，ソルビトール）13g，リンゴ酸，クエン酸を0.2～0.8g含み，0.2gの灰分（主成分はカリウム）を含む．

　アントシアンがリンゴの色である．蜜入りはソルビトールの異常蓄積である．果汁には褐変物質多いのでビタミンCを添加して褐変を押さえる．長期貯蔵には低温貯蔵とCA貯蔵（CO_2 2%，O_2 2～3%）が有効である．

b. ナシ（日本ナシ）

　バラ科ナシ属落葉性高木である．ナシ果肉中のざらつきは石細胞による．果肉100g中水分88g，炭水化物11.3g（食物繊維0.9g，ショ糖，果糖，ソルビトール等）で主成分は炭水化物である．他に西洋ナシ，中国ナシがある．

c. モモ

　バラ科サクラ属落葉性小高木である．白肉桃，黄肉桃に分けられ前者は生食，加工用，後者は加工用に用いられる．100g中水分88.7gである．糖類はショ糖6～7%，果糖1%，ブドウ糖1%など．褐変はモモ中のポリフェノール化合物とポリフェノールオキシダーゼによって生じる．モモ缶詰製造ではその剥皮に加温した2%水酸化ナトリウム溶液を噴霧して行う．

d. カキ

　カキノキ科カキノキ属落葉高木で甘味主成分はブドウ糖，果糖，酸はリンゴ酸，柿の色はアントシアン，カロチノイドによる．ビタミンCが多い．渋味はタンニン成分で甘柿，渋柿に多い．脱渋には炭酸ガス，アルコール，温湯が利用される．加工品として干し柿，羊かんがある．

e. ブドウ

　ブドウ科ブドウ属落葉性蔓性低木で，世界でもっとも生産量の多い果実である．多くはワインに用いられる．ジベレリン処理で種なし果実となる．糖分はブドウ糖，果糖，酸は酒石酸とリンゴ酸の半々である．ペクチン，タンニンが多く，ぶどう酒の渋味にとって重要である．色はアントシアン系の色素，香気はアルコール，エステル，アルデヒドである．加工品はぶどう酒，ジュース，干しぶどうがある．

その他の果実類

アンズ
　バラ科サクラ属落葉性高木．100g中糖類7～8gでショ糖4.5g，ブドウ糖2g等からなる．缶詰，ジャム，乾燥あんず，飲料がある．乾燥品は天日乾燥で安価に作られる．

ウメ
　バラ科サクラ属落葉高木．100g中4～5gの酸を含む．リンゴ酸がもっとも多い．成熟するとクエン酸が40～80%となる．青梅中にはシアン化水素 HCN（青酸），ベンズアルデヒドがあり，青酸は有毒である．安息香酸による防腐効果がある．ウメの香りはベンズアルデヒド，安息香酸等による．梅干し，梅酒に用いる．

イチジク
　クワ科イチジク属落葉小高木で主成分は糖質である．100g中約15gの糖類を含み，ブドウ糖と果糖が中心である．果実はアントシアン系シアニジンである．果肉，葉から出る白い汁はフィシンというプロテアーゼである．加工品は干しいちじく，ジャムがある．

キウイフルーツ

マタタビ科マタタビ属落葉性蔓性木本で原産地は中国である。100g中8.1gの糖類がある。そのうち50%はブドウ糖，33%果糖，17%がショ糖である。酸（キナ酸がもっとも多い）は1.3gで多い。エチレンで追熟促進される。加工品に缶詰，ジャムがある。

ナツミカン

ミカン科ミカン属常緑低木で，100g中の酸（クエン酸）含量は2.5gである。糖類は5～7gでショ糖が最も多い。ナツミカンの苦味はナリンギンであるが，これは果皮，種子に多い。果汁，マーマレード，缶詰がある。

f. イチゴ

バラ科オランダイチゴ属多年生草本．100g中糖類7g（ブドウ糖，果糖，ショ糖），酸は1～3gでクエン酸から成る．イチゴの紅色はアントシアンである．ビタミンCが多い．利用としてジャムの加工品がもっとも多い．

g. バナナ

バショウ科バショウ属多年生蔓本で人類最古の栽培作物である．100g中水分25.4g炭水化物22.5gである．炭水化物はデンプン，ショ糖，ブドウ糖，果糖からなる．エネルギーは果物のうちでもっとも高く，消化吸収もよい．バナナの香りは酢酸イソアミル，酢酸アミル等のエステルである．果皮の黄色はクロロフィルが分解したもので，エチレンガスで未熟な青いものを追熟し黄色化する．乾燥バナナ，バナナチップスがある．

h. パイナップル

パイナップル科アナナス属多年生草本．100g中水分85.5g，炭水化物13.4g（食物繊維1.5g）からなり，糖類は量的にショ糖，ブドウ糖，果糖と続く．酸はクエン酸が多く，酢酸エチル，酢酸アミル等のエステルが芳香をつくる．プロテアーゼのブロメラインが含まれる．果汁飲料，缶詰，乾燥果実などに利用される．

i. ウンシュウミカン（温州ミカン）

ミカン科ミカン属常緑低木または小高木で，最も耐寒性の大きいミカンである．図4.10にウンシュウミカンの果実の構造と成分を示した．香気はα-ピネン，ミルセン，リモネン，シトロネラールなどの精油である．ミカン果肉100g中の水分88g，糖類（ショ糖，果糖，ブドウ糖）7～10g，酸（クエン酸が中心）0.8～1.1g，ペクチン0.2～0.3gからなる．ビタミンCが多く，100g中35g，ヘスペリジンはビタミンP効果（毛細血管の通過性や

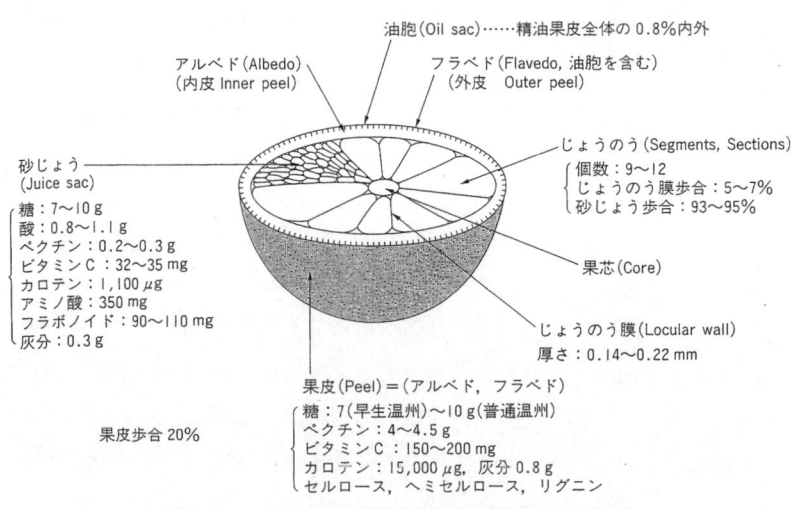

図4.10 ミカン果実の構造と成分（成分量は100g当り）
（杉田浩一他編：日本食品大事典，医師薬出版，2003）

血管脆弱性防止）あるが，缶詰の白濁原因はこのヘスペリジンの結晶による．加工品は果実ジュース，濃縮果汁，缶詰，ジャムがある．

j. スイカ

ウリ科スイカ属1年生草本である．100g中89.6gは水分であり，糖分（大部分は果糖）は7~9%である．灰分は0.2gでカリウムが大部分である．アミノ酸は利尿作用あるシトルリンが多い．赤い色はカロチノイド色素でリコピンが大部分である．

k. メロン

ウリ科キュウリ属1年生蔓性草本で可食部の水分は100g中87.8gである．主成分は糖類でショ糖，果糖，ブドウ糖と続く．

● 4.1.5 野菜類 ●

根を利用する根菜類として，サツマイモ，ヤマノイモ，大根，カブ，ニンジンがあり，地下部，地上部の茎を利用する茎菜類として，ハス，ワサビ，ジャガイモ，サトイモ，クワイ，タマネギ，ニンニク，ラッキョウ，アスパラガス，ウド，タケノコがあり，葉，葉柄をつかう葉菜類として，ハクサイ，カラシナ，キャベツ，ホウレンソウ，レタス，ネギ，セロリ，フキがあり，花房，花弁を使う花菜類として，カリフラワー，ブロッコリー，食用キク，未熟果，塾果類として，エンドウ，サヤインゲン，空豆，キュウリ，オクラ，ナス，カボチャ，トマトがある．

a. キャベツ

アブラナ科アブラナ属1~2年生草本で，葉はやわらかくみずみずしい．球の内部が黄緑色味を帯びたキャベツが高品質といわれる．100g中水分92.7g，遊離アミノ酸450mg（グルタミン200mgで最も多い），炭水化物5.2g（食物繊維1.8g，糖類組成はショ糖0.5%），カリウム200mgと多い．加工品にロールキャベツ，缶詰，ザワークラウト，漬け物がある．

b. ハクサイ

アブラナ科アブラナ属1~2年生草本で，野菜類の中でも大根，キャベツ，タマネギなどとともに生産量は極めて多い．球の内部の帯黄色の品種が好まれる．100g中水分95.2g，タンパク質0.8g，炭水化物3.2g，食物繊維1.3gである．漬け物，キムチに多用される．

c. レタス

キク科アキノノゲシ属1~2年生草本で，100g中水分95.9g，炭水化物2.8g（このうち食物繊維1.1g），灰分（カリウムが多い）0.5gである．葉の組織が柔らかく歯切れがよいのでサラダ専用の野菜である．調理の時必ず手でちぎるのは，包丁で切ると包丁の鉄分が切り口でフェノール分の褐変を促進するからである．

その他の野菜類

ニラ
ユリ科ネギ属多年生草本で，ジメチルジスルフィドがニラの香りを形成している．

ラッキョウ
ユリ科ネギ属多年性草本で，水分100g当たり65～85g，炭水化物が29.3g（内食物繊維21.0g），食物繊維の主成分はフラクタンである．カリウム230mgと多い．ラッキョウの臭いはジプロピルジスルフィドである．甘酢漬がある．

シュンギク
キク科キク属1～2年草本で，独特の香気がある．日本料理の材料で100g中タンパク質2.3g，灰分4gと多く，カロチン4500μgなどビタミンに富む野菜である．

セロリー
セリ科オランダミツバ属1～2年生草本で，歯切れのよい肉質と香気が特徴．100g中水分94.7g，炭水化物3.2g（内食物繊維1.5g）からなる．

シソ（赤しそ，青しそ）
シソ科シソ属1年生草本で，シソの強い香り（ペリラアルデヒド）が特徴．赤しその葉のアントシアン系色素（シソニン，ペリラニン）が梅干しの赤味をつける．

モロヘイヤ
シナノキ科ツナソ属1年生草本で，エジプト料理に使用．100g中食物センイ5.9g，カリウム530mg，カルシウム26mg，鉄1.0mg，カロチン10000μg，ビタミンC65mgを含み健康食品として利用する．

d. ホウレンソウ

アカザ科ホウレンソウ属1年生草で，100g中カロチン4200μg，ビタミンC35mgと比較的多い．カリウム690mg，カルシウム49mg，鉄2.0mgあり，無機質のよい供給源である．シュウ酸が多くポリフェノール類とえぐ味の原因になる．さらにシュウ酸はCaと結合して不活性塩となり，カルシウムの吸収をさまたげる．調理時にゆでてシュウ酸をのぞくことが大切だが，ゆで過ぎると色があせる．

e. ネギ

ユリ科ネギ属多年生草本で100g中水分90～92gで炭水化物は5～7gである．ジプロピルジスルフィドが香気成分である．

f. タマネギ

ユリ科ネギ属1～2年生草本．100g当たり水分89.7g，炭水化物8.8g（内，食物繊維1.6g），糖類は果糖が多い．甘タマネギと辛タマネギがある．ジプロピルジスルフィドが多く含まれ特有の臭いを出す．タマネギを加工処理するとジスルフィド類は還元され甘味の強いメルカプタン類になる．加工品として各種ソース，ドレッシング，たれ，ケチャップの原料，オニオンバターなどがある．

g. ニンニク

ユリ科ネギ属多年生草本で一般に風乾燥物が流通している．100g当たり水分65.1g，タンパク質6.0g，炭水化物26.3g（うち食物センイ5.79g）で，アリシン，アリルジスルフィド類が香気，辛味成分である．アリシンとビタミンB_1結合したアリチアミンはチアミナーゼ（アノイリナーゼ）で分解しないB_1化合物である．

h. アスパラガス

ユリ科アスパラガス属多年生草本で，100g当たりビタミンCはグリーンアスパラガスで15mg，カロチン380μg，遊離アミノ酸780mgと非常に多い．アスパラギン（全アミノ酸の約50％）が多い．

i. タケノコ

イネ科マダケ属多年生草本である．タケノコのえぐ味はアミノ酸のチロシンの酸化したホモゲンチジン酸やシュウ酸である．ほとんどが食物繊維である．タケノコには遊離アミノ酸，還元糖など代謝の中間産物が多く，旨味となる．しかし収穫後短時間のうちに変化する．しなちくは塩蔵，または味付けしメンマとしてラーメンの材料となる．

j. トマト

ナス科トマト属1年生草本で，100g当たり94gが水分，糖類は3～4gで，果糖，ブドウ糖からなる．有機酸はクエン酸が主体である．加工品は水煮乾詰，ピューレ，ジュース，ケチャップがある．

ウド

ウコギ科タラノキ属多年生草本，苦味成分はポリフェノール化合物で，ポリフェノールオキシダーゼによる酸化で褐変の原因物質となる．特有の香りはα-ピネン，β-ピネン，サビネンである．酢の物，ぬたの料理に使う．

オクラ

アオイ科トロロアオイ属1年生草本で，100g当り水分90.2g，炭水化物6.6g（そのうち食物繊維5.0g），タンパク質2.1gでペクチン質が粘りの原因となる．淡白な味で粘りがある．

レンコン

スイレン科ハス属多年生草本で100g中炭水化物15.5g（内，食物繊維2g）を含む．ポリフェノールオキシダーゼで褐変する．

クワイ

オモダカ科オモダカ属多年生草本で100g中水分65.5g，タンパク質6.3g，脂質0.1g，炭水化物26.6g（内，食物繊維2.4g）を含む．炭水化物はデンプンである．

ショウガ

ショウガ科ショウガ属多年生草本で香気と辛味が特徴である．100g当たり水分91.4g，タンパク質0.9g，炭水化物6.6g（このうち食物繊維2.1g）で，辛味成分はジンゲロンとショウガオール，香気成分はシネオール，ジンギベロールなどである．

k. トウガラシ

ナス科トウガラシ属1年生草本で，トウガラシ，シシトウガラシ，ピーマンからなり，辛味成分はカプサイシンとジヒドロカプサイシンがある．ピーマンは一般に青ピーマン（未熟のもの），赤ピーマン，黄ピーマンがある．青ピーマンはビタミンCは少ない．赤ピーマンはカプサイシン，カロテン含量が多い．

l. カボチャ

ウリ科カボチャ属1年生草本で，主成分は炭水化物（デンプン）であるためイモ類に近い．ショ糖，ブドウ糖も多い．カロテンは100g当たり日本カボチャで730μg，西洋カボチャで4000μgと多い．西洋カボチャは粉質で甘味が多く，ホクホクとした食感で消費が多い．

m. ナス

ナス科ナス属1年生草本で，100g中水分は94gだが組織から遊離し難い．しかし加熱すると軟化して遊離する．アントシアン系ナスニン，ヒアシンの配糖体がナスの色である．ミョウバンを入れて漬け物を作ると，ヒアシンは鉄やニッケルで安定なキレート化合物となり青色が強くなる．ポリフェノールによる褐変が起りやすい．

n. キュウリ

ウリ科キュウリ属蔓性1年生草本で100g中水分が95.4gと非常に多い．緑色，香気，新鮮な歯切れ，フレッシュさが重要な野菜である．

o. ダイコン

アブラナ科ダイコン属1～2年生草本で，100g当たり根で水分95g前後である．糖類はブドウ糖が多い．葉にはカリウム，カルシウムが多い．ダイコンの尾の方に辛味成分のイソチアシアネート類が多い．組織が壊れるとミロシナーゼでイソチアシアネートが遊離され辛味となる．アミラーゼの活性が高い．オキシダーゼは焼き魚のこげを分解し発癌性を抑えるといわれている．

p. カブ

アブラナ科アブラナ属1～2年生草本で，カブ特有の香気はS-メチルシステインの酸化物であるS-トリメチルシステインスルフォキサイドである．アミラーゼ含有量が大きい．

q. ニンジン

セリ科ニンジン属1年生草本で，赤橙色の濃いものほどカロテノイド色素（カロテン90％）が多い．ニンジン中のアスコルビン酸酸化酵素がダイコンのビタミンCの酸化を促進する．リポキシゲナーゼをもち，カロテンを酸化しビタミンA効果は低下する．

r. ゴボウ

キク科ゴボウ属1～2年生草本．100g中81.7gの水分，他は炭水化物

15.4 g（内，食物繊維 5.7 g）でイヌリン，セルロース等を含む．便秘を防ぎコレステロール値を低下する．黒変はフェノール成分のポリフェノールオキシダーゼによる酸化である．

4.2 畜産食品素材

● 4.2.1 肉　　類 ●

食用に利用する家畜や家禽肉およびそれらの可食内臓を食肉と呼んでいる．食肉は，栄養価の高い良質なタンパク質や脂質，無機質（カルシウムや鉄など），ビタミン（特に B_1）に富む食品である．国内では，主に牛・豚・鶏から食肉を生産しており，これらの肉用動物につき以下解説する．

a. 牛

肉用牛は，肉専用種，乳用種などに分かれる．和種の肉専用種は図 4.11 に示すように和牛と呼ばれ 4 種類からなる．中でも黒毛和種は，主要品種で，肉質が大変優れ肥育により筋線維の間に細かく脂肪が沈着した極上の霜降り肉を形成する．外国種ではアバディーン・アンガス，ショートホーン，ヘレホードなどがある．乳用種と交雑種（和牛と乳用種との交雑）で国産牛肉の約 55% をまかなっている．

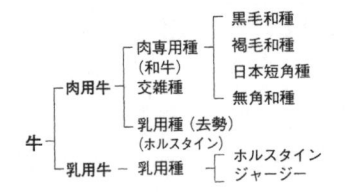

図 4.11 わが国で飼養されている主な牛
（財団法人日本食肉消費総合センター：食品がわかる本 改訂版, 財団法人日本食肉消費総合センター，2001）

b. 豚

代表的な品種は，大ヨークシャー，中ヨークシャー，バークシャー，ランドレース，ハンプシャー，デュロックの 6 種の純血種である．ランドレースはベーコンなどの加工用原料として，中ヨークシャー（白豚），バークシャー（黒豚），ハンプシャーなどは生肉の原料として用いられてきた．しかしながら，一般に利用されている肉用豚の 90% は上記の 6 種を交配させて生産した交雑種である．また，飼育の工夫に重点を置いた銘柄豚として SPF 豚がある．ビタミン B_1 が多いことが豚肉の栄養学的特徴である．

c. 鶏

鶏は，卵用種，卵肉兼用種，肉用種に分類される．鶏肉は，ブロイラーと呼ばれる飼育若鶏が 90% 以上を占め，それ以外に地鶏肉，銘柄鶏肉などがある．ブロイラーは，種雄（白色コーニッシュ）と雌（白色プリマスロックやニューハンプシャー）の 1 代雑種を飼育したもの．成長が早く，小型（体重 1.9 kg 前後）は，約 7 週間の飼育で，大型（体重 2.3～2.8 kg）でも約 8

肉用牛としての乳用種

わが国では，乳用種はほとんどがホルスタインで，生後約 18 カ月の雄を去勢して食肉用に肥育する．雌は，産乳能力が低下すると乳廃牛として食用にまわされる．

霜降り肉

「さし」ともいう．筋束間と筋線維間に脂肪組織が，筋肉全体に霜が降るように分散している肉．牛肉は，豚肉と比べて筋線維が硬いので，さしが入ることで軟らかさが増す．肉の格付けの重要な要素．

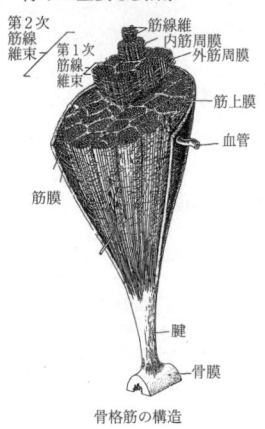

骨格筋の構造

交雑種

交雑種には，産子成績や発育成績のよい三元雑種（ランドレース，大ヨークシャ，デュロックを主とする三元交雑豚）や，TOKYO X（北京黒豚，バークシャー，デュロックを主とする三元交雑豚）などが確立している．

SPF豚

specific pathogen free pig（特定病原菌不在豚）の略．徹底管理された飼育環境の中で育てられることにより，豚の発育に大きな影響をもたらす病気にかかっていないことが証明された豚のこと．病気によるストレスがないので，発育が早いのが特徴．肉質も良好といわれている．

地鶏

特定JASによると，地鶏とは在来鶏（明治時代までにわが国で定着した肉専用種以外の日本鶏（コーチン，比内鶏など）の総称）由来の血を50％以上ひいている鶏で，飼育期間が80日以上，1 m^3 あたり10羽以下の放し飼い等の飼育基準を満たしているもの．

銘柄牛・豚・鶏

差別化を図るために飼料，飼育方法，出荷日齢などについて，通常の牛や豚，鶏の飼育方法とは異なる工夫を加えているもの．銘柄牛としては松阪牛や米沢牛を含め全国で約140銘柄が，銘柄豚としては，SPF豚を筆頭に全国で約180銘柄が，銘柄鶏も全国で相次いで生産されている．

週間の飼育で出荷される．

d. その他

羊，ウサギ，馬，アヒルなどが食肉として用いられているが，わが国での消費量は少ない．

e. 部位別肉の分割

1) 牛・豚の解体

放血死させた後に皮はぎをし，頭部と肢端を切断後，内臓を除去し枝肉（丸）を得る．生体重に対する枝肉重量の割合を枝肉歩留まりという．豚の歩留まりは他の家畜より優れており（表4.4），肉の生産性がよい．近年異常プリオンにより発症する牛海綿状脳症（BSE）が問題となっている．このプリオンは，脳，脊髄，目，回腸遠位部（小腸の最後の部分）に多く蓄積しており，牛の解体中にこれらの危険部位を傷つけることなく取り除くことがBSEの感染防止に重要である．

表 4.4 家畜の屠殺解体成績（％）

部　分	牛	馬	豚	羊
枝　　肉	53.75	51.25	74.57	45.50
頭　　部	3.00	4.08	2.61	4.40
尾	0.19	0.22		
皮	8.73	5.37	6.00	13.30
血　　液	3.01	3.23	5.60	4.30
趾　　端	1.44	2.74		1.30
内　　臓	29.88	31.11	11.23	28.20
減 耗 量		2.00		3.00

（鴇田文三郎：畜産食品―科学と利用，文永堂，1978）

2) 鶏の解体

放血死させた後，湯につけ抜羽し，頭部と脚を切断後，肛門部分を縦に切り，内臓をとり除き枝肉を得る．

枝肉は，さらに図4.12に示す部位に分けられる．

f. 食肉の成分

食肉の成分は，おおむね水分65〜70％，タンパク質約20％，脂質10〜15％で，無機質や糖質はきわめて少ない．

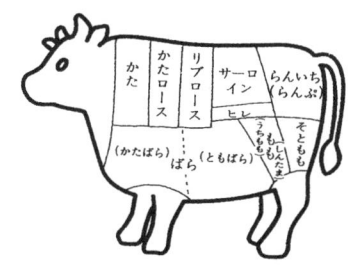

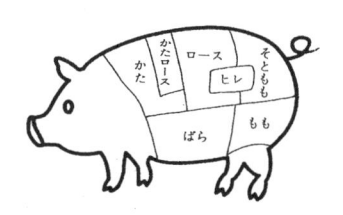

牛小売用部分肉の部位　　　豚小売用部分肉の部位　　　鶏小売用部分肉の部位

図 4.12　食肉の部位
（沖谷明紘編：肉の科学，朝倉書店，1997）

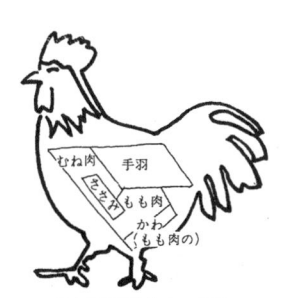

異常プリオン

プリオンとは，タンパク性感染因子（proteinaceus infectious particle, PrP）のこと．正常なプリオンが，外部からの異常プリオンに接触すると，自らも異常プリオンとなり連鎖的に異常プリオンが増殖すると考えられている．プリオン病（牛のBSE，羊のスクレイピーやヒトのクロイツフェルト・ヤコブ病など）の原因物質．

牛海綿状脳症

正式名称は bovine spongiform encephalopathy（BSE）．狂牛病とも呼ばれており1986年イギリスで初めて報告された．脳の組織に細かい穴が無数に生じて海綿状（スポンジ状）になるのが特徴である．感染源は，異常プリオンを含んだ肉骨粉が考えられている．潜伏期間は，2～8年と長く，発病すると行動異常や運動失調などの神経症状が現れる．日本では，牛肉の安全性を確保するために全頭検査（出荷されるすべての牛についてBSE検査）を行っている．しかしながら，異常プリオンが飼料とともに牛の体内に入り，回腸から神経を経由して脳に到達するには，少なくとも2年以上を要する．したがって，この期間に脳幹部を取り出して，全頭検査をしても意味がない．また，3歳齢以下の牛ではBSEに感染していても，検査の感度が弱いので大半は陰性牛と判定され市場に出回っているのが現状である．安全は，解体処理現場内で危険部位を如何に傷つけずに取り除くかにかかっているといえよう．（小澤義博氏講演（日本学術会議・京都大学大学院農学研究科公開シンポジウム，一食の安全性をめぐって一 05/7/15）より一部引用）

1) タンパク質

食肉のタンパク質は，各種塩溶液に対する溶解性から，水溶性の筋漿タンパク質，塩溶性の筋原線維タンパク質，不溶性の肉基質タンパク質に大別され，全筋肉に占める割合は，各々約30～40％，40～50％，20～30％である．筋漿タンパク質は，ミオグロビンや解糖系の酵素など約50種類のタンパク質からなる．筋原線維タンパク質は，筋収縮に関わるタンパク質から成り，ミオシンやアクチンは筋原線維の構成成分である．肉基質タンパク質は，コラーゲンやエラスチンなどで結合組織の成分である．食肉タンパク質の栄養価はきわめて良好で，アミノ酸スコアは100である．

2) 脂質

食肉の脂質は，皮下や腹腔内などに沈着する蓄積脂肪と骨格筋などの組織の構成成分である組織脂肪に大別される．蓄積脂肪はほとんどが，中性脂質から成る．霜降り肉は，筋組織間にこの脂肪が蓄積したものである．食肉の脂質を構成する脂肪酸は，一価不飽和脂肪酸のオレイン酸（30～48％），次いで飽和脂肪酸のパルミチン酸（17～28％）やステアリン酸（5～18％）が多い．必須脂肪酸のリノール酸は，豚肉と鶏肉に多いが，その他の食肉では少ない．

3) 糖質

食肉中の糖質含量は，0.1～0.8％と微量で，そのほとんどは，グリコーゲンである．

4) 無機質

食肉中の無機質含量は1～2％であり，カリウム，ナトリウム，マグネシウム，リン，硫黄などに富むが，カルシウムは少ない．タンパク質や脂質，糖質と結合した状態で存在している．

5) ビタミン

食肉は一般に水溶性ビタミンのB群が多いが，特に豚肉にはビタミンB_1が 0.26～1.5 mg/100 g と豊富である．肝臓や内臓類には脂溶性ビタミン A, D, K が多く，これら脂溶性ビタミンの優れた供給源となっている．

g. 食肉の熟成と成分変化

1) 筋肉の死後硬直

屠殺後，筋肉は徐々に収縮し硬くなってゆく．この現象を死後硬直と呼び，牛で24～48時間後，豚で12時間後，鶏で6～12時間後に最も硬くなる．死後硬直中の筋肉は，保水性や風味に乏しく調理加工に適さない．

2) 食肉の熟成

死後硬直が完了した筋肉をそのまま放置しておくと，自己消化により筋肉の構造が小片化することで，時間とともに軟化してくる．この現象を解硬（硬直解除）と呼ぶ．この時，肉中にペプチド，遊離アミノ酸，ヌクレオチド，糖質，有機酸などが生成する．また，ATPも酵素分解され，旨味成分

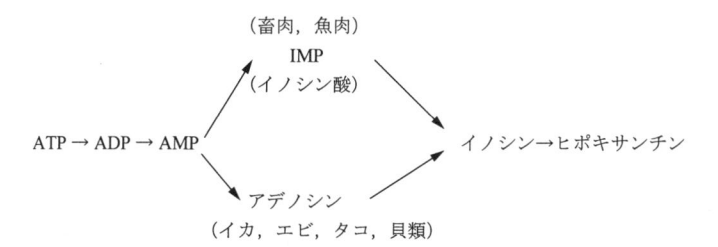

```
                    (畜肉, 魚肉)
                       IMP
                    (イノシン酸)
ATP → ADP → AMP                    イノシン → ヒポキサンチン
                      アデノシン
                 (イカ, エビ, タコ, 貝類)
```

図 4.13 食肉の熟成

解硬に要する時間

2～4℃で貯蔵した場合, 牛で7～10日, 豚で3～5日, 鶏で1～2日程度であり, 調理加工に適する食肉となる. 場合によってはさらに自己消化を進め風味やコクを蓄積させる場合もある.

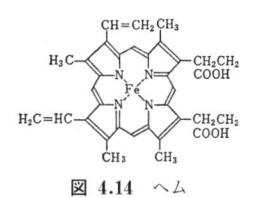

であるイノシン酸（IMP）が生成する（図4.13）. その結果, 味に風味やコクが加わるとともに肉質も軟らかくなり保水性も増してくる. 屠殺後から自己消化を進める工程までの一連の過程を食肉の熟成と呼んでいる.

3) 食肉の色

食肉の色は, 主にミオグロビンに由来するので, ミオグロビンを約0.5%含む牛肉は, 約0.06%を含む豚肉より濃赤色を示す. ミオグロビンは, 1分子のタンパク質グロビンに1分子のプロトヘム（2価鉄の錯塩）（図4.14）が結合したもので, 図4.15に示す還元型ミオグロビンとして新鮮な食肉中に存在している. 食肉を切ることで酸素と結合し, 鮮赤色のオキシミオグロビンになる. スーパーなどでみかける肉の色がこの色である. さらに放置するとヘム中の2価の鉄が3価となり, 褐色のメトミオグロビン（メト化）となる. 新鮮な生肉を加熱するとミオグロビンのグロビン部が加熱変性し（この時2価鉄が, 3価鉄に酸化される）, 褐色のメトミオクロモーゲンに変化するので, 褐色を呈する. ハムやソーセージの製造では, 原料肉に発色剤として硝酸塩や亜硝酸塩を添加し, ミオグロビンを熱に安定なニトロソミオグロビンとし, 赤色が退色しないようにしている.

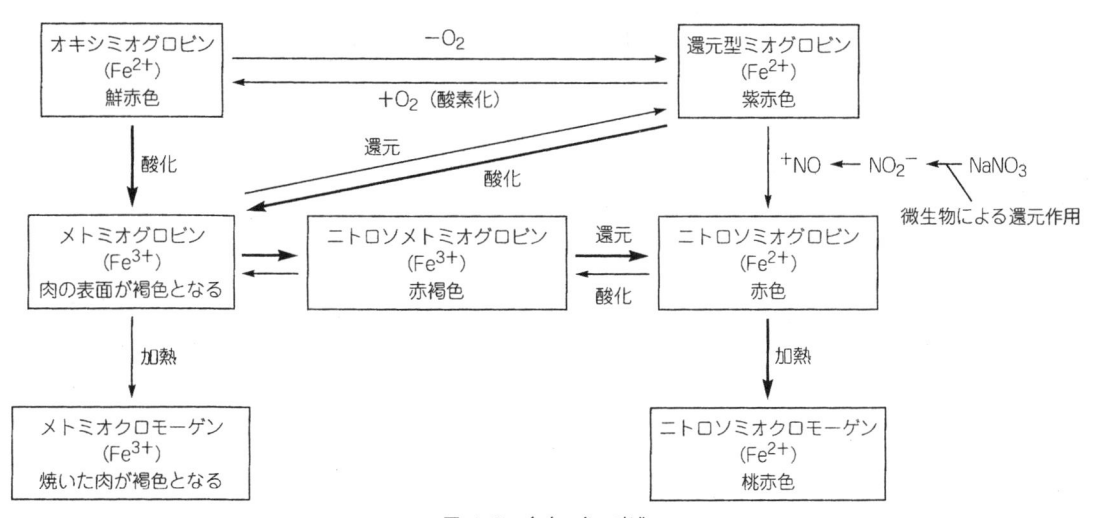

図 4.14 ヘム

図 4.15 食肉の色の変化
(瀬口正晴他編：食品学各論, 化学同人, 2003)

4.2.2 卵　類

家禽卵で食用として流通しているものは，鶏卵，うずら卵，あひる卵であるが，単に卵といえば鶏卵を意味する．鶏卵は良質のタンパク質，脂質，ビタミン（特にA，DおよびB群）に富み，消化・吸収もよく栄養価の高い食品である．我が国で広く養鶏されている産卵鶏は白色レグホンで全体の80％以上を占めている．中華料理に用いられるピータン（皮蛋）の原料はあひる卵である．

a. 鶏卵の構造

鶏卵の構造を図4.16に示す．鶏卵は，卵殻部，卵白部および卵黄部に大別され卵重に対する各部の重量比率は，それぞれ11～14％，45～60％，26～33％である．

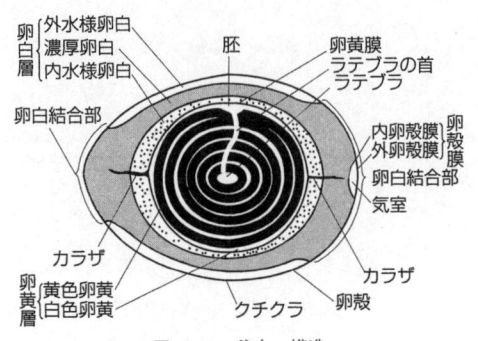

図 4.16 鶏肉の構造
（山崎清子他：新版調理と理論，同文書院，2003）

1) 卵殻部

卵殻の表面は厚さ約10μmで，ケラチン様のタンパク質からなるクチクラで覆われている．このクチクラは，通気性と同時に微生物の侵入を阻止している．卵殻は，炭酸カルシウムを主成分とし，表面には1～2万個の気孔が存在している．卵殻の内側には卵殻膜が密着している．卵殻膜は，外膜と内膜があり，卵の鈍端部で分離し気室を形成している．卵が古くなるとこの気室が大きくなる．

2) 卵白部

卵白は，粘稠なゲル状の濃厚卵白と粘度の低い内・外水様卵白およびカラザ層からなる．卵が古くなると濃厚卵白が水様化して水様卵白に変化する．カラザ層は卵黄膜を覆い，卵の両端部で卵殻膜に接しており卵黄を保護すると同時に卵中央に位置させる役割をしている．

3) 卵黄部

卵黄は，卵黄膜と卵黄に分かれる．卵黄の上部には胚があり，ラテブラと細い柱状部分（白色卵黄）により連結されている．

鶏卵・うずら卵・あひる卵

白色レグホンの年間産卵数は，200～300個以上で卵重は，55～60gのものが市場に出回っている．うずら卵は家禽化された日本ウズラの卵で，年間産卵数は150～250個，卵重は，8～10gである．アヒルは，やや大型の卵（卵重70g）を年間150～180個産む．

卵の防御機構

鶏卵は，総排泄腔から卵を産み落とすので，糞などで卵は汚染されている．そこで，卵は，幾重にも微生物の侵入を防御する機構を備えている．卵殻は，物理的に微生物の侵入を阻止しているし，濃厚卵白やカラザは，胚をもつ卵黄を卵の中心部に位置させ，もし微生物が卵内に侵入してきてもなかなかたどり着けないようにしている．また，pHが弱アルカリ性であることも中性域で繁殖しやすい細菌には，悪環境となる．さらに，リゾチーム，オボトランスフェリン，オボムコイド，アジピンなどの卵白タンパク質は抗菌作用を持っており，微生物の増殖を阻害している．中でもリゾチームの溶菌作用はすばらしく，汚染卵中にグラム陽性菌は見いだせないほどである．しかし，グラム陰性菌を溶菌する能力はなく，この点が弱点でもある．グラム陰性菌には，食中毒菌のサルモネラ菌があり，卵による食中毒の原因となることが多い．

水様化

卵が新鮮度を失ってくると濃厚卵白が減り水様卵白が増加してくる現象．濃厚卵白は，オボムチンとリゾチームが会合してゲル構造を形成しており，この会合している分子が解離することで卵白は水様化するといわれている．

表 4.5 主要な卵白タンパク質の組成とその性質

タンパク質	組成（%）	分子量	等電点	糖含量（%）	主要な性質
オボアルブミン	54	45,000	4.7	3	リンタンパク質
オボトランスフェリン	12〜13	77,700	6.0	2	鉄結合性, 抗微生物作用
オボムコイド	11	28,000	4.1	22	トリプシンインヒビター
オボムチン	1.5〜3.5	$0.2〜8.3 \times 10^6$	4.5〜5.0	$15(\alpha), 50(\beta)$	粘稠性, ウイルスによる赤血球凝集阻止作用
リゾチーム	3.4〜3.5	14,300	10.7	0	細菌細胞壁の溶菌性
G_2 グロブリン	4.0	49,000	5.5	5.6	?
G_3 グロブリン	4.0	49,000	5.8	6.2	?
オボインヒビター	0.1〜1.5	49,000	5.1	6	セリンプロテアーゼインヒビター
アビジン	0.05	68,300	10.0	8	ビオチン結合性

(Li-chen and Nakai, 1989, 一部改変)

b. 鶏卵の成分

卵白は水分約 90%, タンパク質約 10% で脂質はほとんど含まない. 一方, 卵黄は水分約 50%, タンパク質約 17%, 脂質約 30% からなる.

1) タンパク質

主要な卵白タンパク質を表 4.5 に示す. オボアルブミンは最も量の多いタンパク質で唯一遊離の SH 基をもつ. 加熱などによる凝固や泡立ち性に関与している. オボトランスフェリンはコンアルブミンともいい, 1 分子当たり鉄, 銅などの 2 価金属イオンを 2 分子結合し, 金属要求性の微生物の増殖を防止する. オボムコイドは, 糖含量が最も多い糖タンパク質で, きわめて熱安定性が高くトリプシンの働きを阻害する (ヒトのトリプシンには作用しない). オボムチン (オボムシン) は濃厚卵白の維持に関わる巨大な糖タンパク質で, 特に卵白の泡沫安定性に関与している. リゾチームは, グラム陽性菌の細胞壁の糖鎖部分を加水分解することにより溶菌させる作用をもっている. アビジンは, ビオチンを要求する細菌の増殖を抑える.

主要な卵黄タンパク質を表 4.6 に示す. 卵黄タンパク質は, 低密度リポプロテインタンパク質 (LDL) と高密度リポプロテインタンパク質 (HDL) の様な脂質と結合したリポタンパク質とリベチンやホスビチンの様な水溶性のタンパク質に大別される. LDL は卵黄タンパク質の約 65% を占め卵黄の

表 4.6 卵黄タンパク質の種類と性質

	組成(%)	分子量	性質その他
低密度リポタンパク(LDL)	65.0	$10.3 \times 10^6 (LDL_1)$ $3.3 \times 10^6 (LDL_2)$	組成の少し異なる 2 成分(LDL_1, LDL_2)があり, いずれも 90% 近くの脂質を含む
高密度リポタンパク(リポビテリン)	16.0	4.0×10^5	約 20% 脂質を含む
リベチン	10.0	α-リベチン 8×10^4 β-リベチン 4.5×10^4 γ-リベチン 15.0×10^4	α, β, γ-リベチクの 3 種類があり, 卵黄中の酵素のほとんどが含まれる
ホスビチン	4.0	35,500	約 10% のリンを含み, 種々の金属を結合する
リボフラン結合タンパク質	0.4	36,000	リボフラミンと結合
その他	4.6	—	—

(中村 良編: 現代の食品科学第 2 版, 三共出版, 1992)

乳化性に関与している．

2） 脂質

卵の脂質はほとんどが卵黄中に含まれており，大部分がリポタンパク質として存在している．その成分は，中性脂質が約65％，リン脂質約33％，コレステロール約5％と少量のカロチノイドである．脂肪酸組成は，オレイン酸約43％，パルミチン酸約25％，リノール酸約13％の順に多く含まれ，全体的な不飽和脂肪酸と飽和脂肪酸の比率は，約3：2となっている．リン脂質の主成分は，レシチン（ホスファチジルコリン）とホスファチジルエタノールアミンでそれぞれ約70％と約24％を占める．

3） 糖質

糖質は約1％で，タンパク質の構成糖として大部分が存在している．遊離の糖質はほとんどがグルコースである．

4） 無機質

主にカリウム，ナトリウム，リン，鉄，カルシウム，硫黄などを含んでいる．鉄は卵白よりも卵黄に多く含まれるが，ホスビチンが鉄と結合するので利用率を下げている．

5） ビタミン

主として卵黄部に多く含まれ，水溶性ビタミン B_1, B_2 および脂溶性ビタミン A, D, E などが含まれている．

c. 卵の特性

1） 凝固性

卵を加熱すると凝固するが，卵白と卵黄で凝固温度が異なる．卵白は60℃前後から凝固が始まるが，はじめのうちはゲル状となる．80℃以上になると完全に固化する．卵黄は，65℃前後からゲル化し始めるが，卵白よりゲル化速度が速く70℃で固化する．この凝固温度差を利用してつくられるのが温泉卵である．酸やアルカリによっても卵は凝固する．アルカリ性による凝固を利用したものが，ピータンである．

2） 泡立ち性

卵白，卵黄とも激しく攪拌すると泡立つが，タンパク質含量の高い卵白の方が，空気をより抱き込み壊れにくい泡を生じる．卵を製菓あるいは製パン材料として用いる場合に重要な特性である．

3） 乳化性

卵白，卵黄ともに乳化性を示すが，卵黄の乳化力は，卵白の4倍程度である．特に卵黄中のレシチンの乳化力が強く，この性質を利用してマヨネーズやアイスクリームが作られる．

d. 貯蔵による鶏卵の変化

1） 比重

一般に新鮮卵の比重は1.08〜1.09程度であるが，貯蔵に伴い気孔から水

卵黄中のコレステロール

卵は一個あたり約200〜250 mgのコレステロールを含んでいる．コレステロール含量の高い食品として知られているが，コレステロールはホルモンの原料でもあり，ヒトの体内で毎日1.5 gほど合成している．それでも足りない0.5 gほどは食品から摂取しなければならない．したがって，一日1, 2個の卵の摂取は問題とならない．

温泉卵

65〜70℃の湯に30分以上卵を入れておくと，卵黄の凝固温度が卵白より低いために卵黄は流動性を失い，卵白は流動性を保った状態の卵が得られる．これを温泉卵という．

泡立ち性

泡を作る起泡力と泡を安定化させる泡沫安定性の二つの要因からなる．起泡力は，卵白タンパク質のオボグロブリンとオボトランスフェリンが優れ，泡沫安定性は，オボムチン単独あるいはリゾチームとの複合体が大きく関係している．新鮮卵には，オボムチンを含む濃厚卵白を多く含むので泡立ち性に優れている．

乳化

水と油のような互いに混ざり合わない2種の液体の一方を微粒子として他方に分散させた系（エマルジョン）にすること．この微粒子にさせる働きを持つ界面活性物質を乳化剤という．

分が徐々に蒸散し，気室が広がり，比重も低くなる（1.06以下は腐敗卵）．そこで比重既知の食塩水に卵を入れ，その浮き沈みで鮮度を判定する．

2) pH

新鮮卵の卵白はpHは約7.5であるが，貯蔵中に卵白に溶存する二酸化炭素が気孔から散逸すると，炭酸イオンが減少し，pHが上昇する．最終的には，pH 9.5～9.7に達する．

3) 卵黄係数

卵黄の高さを卵黄の直径で割った値が卵黄係数である．新鮮卵の卵黄係数は，0.36～0.44で，鮮度低下に伴い値が下がる．

● 4.2.3 乳　　類 ●

乳は，言うまでもなくは乳類がその幼動物の発育を促すために与えるものであるから，成長に必要な栄養分を確実にかつバランスよく含んでいる．ただし，その成分組成は，動物の種類によって異なるので，ヒトが摂取するときはその点を踏まえておく必要がある．乳用牛としては図4.12に示すようにホルスタインとジャージー種がわが国では飼育されており，生乳とは一般的に牛の乳汁のことである．分娩後数日間に分泌される乳を初乳と呼び，特に5日以内のものは，常乳（分娩後8日～10カ月までの間の乳）に比べて成分組成の変動が激しいので乳等省令により搾取を禁じられている．

a. 牛乳の成分

牛乳の成分を図4.17に示す．

牛乳中のカルシウムの吸収がよい訳

牛乳中のカルシウムの吸収率は，50～60％と他の食品（20～30％）に比べて非常に高い．その理由は，①乳糖が腸管内で乳酸となり吸収を助ける，②カゼインから消化中に必ず切り出されてくるカゼインホスホペプチドが吸収を助ける，③Ca：Pの比率が，1～2：1～2でカルシウムが吸収されやすいバランスとなっている，④ビタミンDが含まれており吸収を助ける，などによる．乳は，本来哺乳動物の成長を促すために与えられるものであることから，骨形成を早めるためにカルシウムの吸収がよくなるシステムを幾重にも備えたものと考えられる．

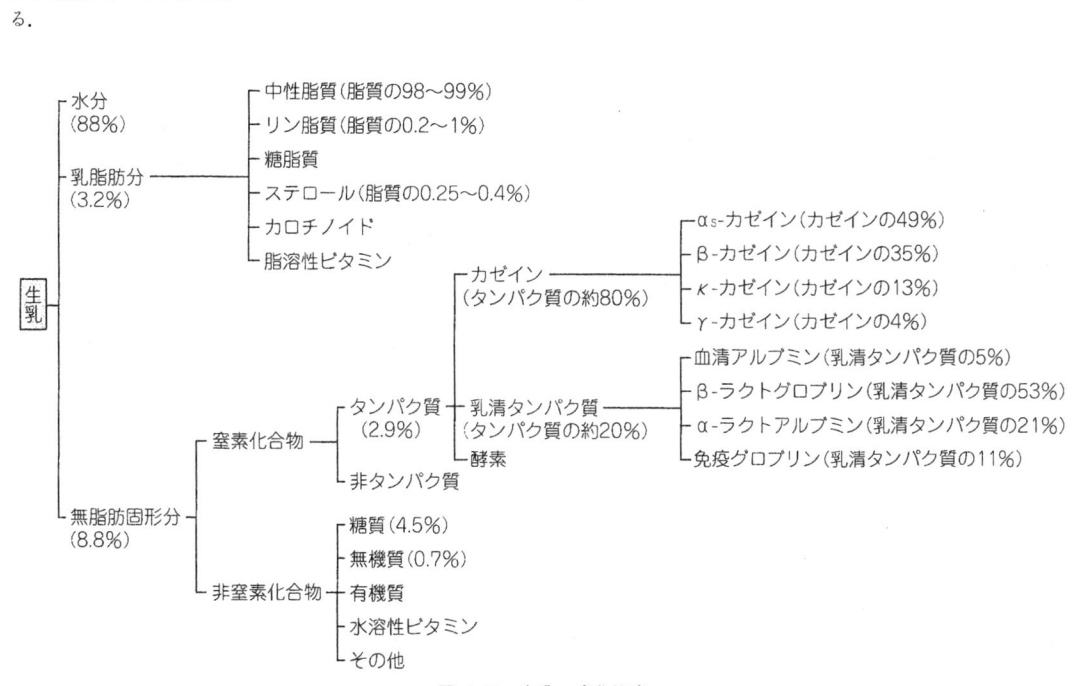

図4.17　牛乳の成分比率
（瀬口正晴他編：食品学各論，化学同人，2003）

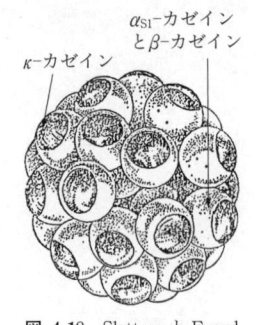

図 4.18 Slattery と Evard のカゼインミセルのモデル
(山内文男編：食品タンパク質の科学―タンパク質食品の製造と利用編―食品資材研究会, 1987)

コロイド

$10^{-5} \sim 10^{-7}$ cm の粒子が，水に分散したものをコロイド溶液と呼び，粒子をコロイド粒子とという．牛乳は，カゼインミセルや脂肪球がコロイド粒子となったコロイド溶液である．

表 4.7 牛乳と人乳のタンパク質の比較 (g/100 ml)

	牛乳	人乳
総タンパク質	3.31	0.89
カゼイン	2.73	0.25
乳清タンパク質	0.58	0.64
α-ラクトグロブリン	0.11	0.26
ラクトフェリン	微量	0.17
β-ラクトグロブリン	0.36	―
リゾチーム	0.04	0.05
血清アルブミン	0.04	0.05
Ig-A	0.003	0.10
Ig-G	0.06	0.03
Ig-M	0.003	0.002

(瀬口正晴他編：食品学各論, 化学同人, 2003)

1) タンパク質

牛乳タンパク質は，pH を 4.6 にすると沈殿するカゼインとそのときの上清(乳清)に溶けている乳清タンパク質に分かれる．α_{S1}-, β-, κ-カゼインは会合しサブミセルを形成する．これらが主にリン酸カルシウム $[Ca_9(PO_4)_6]$ を介して複合体(カゼインミセル)(図 4.18)を作り，コロイド状に牛乳中に分散している．このカゼインミセルは，塩化カルシウムの添加や凝乳酵素(キモシン)の作用により凝固する．凝固物はカードと呼ばれチーズの製造に用いられる．

乳清タンパク質の主成分は，β-ラクトグロブリン(人乳にはない．表 4.7 参照)と α-ラクトアルブミンである．β-ラクトグロブリンは，ビタミン A の吸収に寄与し，α-ラクトアルブミンは乳糖合成過程において酵素として働いている．両者とも加熱により凝固変性し牛乳表面に膜を形成する．免疫グロブリンには IgG, IgA, IgM, IgE があり，牛乳の初乳に多いのは IgG であるが，人乳では IgA が主である．ラクトフェリンは，表 4.7 に示すように牛乳より人乳に多く含まれるタンパク質で，1 分子あたり鉄 2 個を結合でき，鉄要求性の微生物を静菌する．アレルギー性は β ラクトグロブリンが最も強く(患者の 82%)，ついでカゼイン(約 41%)，α-ラクトアルブミン(約 41%)の順となる．

2) 脂質

牛乳の脂質は，中性脂質(97〜98% を占める)，リン脂質，ステロールなどからなり，脂肪球として牛乳中に分散して存在している．構成脂肪酸は，リノール酸やリノレン酸などの高度不飽和脂肪酸が少なく，炭素数の少ない酪酸やカプロン酸が含まれる．これらの低級脂肪酸は，リパーゼにより分解・遊離されると不快臭の原因となる．

3) 糖質

糖質の約 99% は乳糖(ラクトース)で，エネルギー源となっている．乳糖は，体内の β-ガラクトシダーゼ(ラクターゼ)により単糖に分解され吸収される．ラクターゼ活性が低いと牛乳を飲んだとき乳糖が，消化管下部にたまり，下痢や腹痛の症状を起こす．これを乳糖不耐症(ラクターゼ欠損症)という．

4) 無機質

牛乳では，カリウムに次いでカルシウムとリンの含量が高く，骨格形成を促す重要な供給源となっている．

5) ビタミン

すべてのビタミンが含まれるが，特にビタミン A，B_2 に富む．

4.3 水産食品素材

4.3.1 魚介類

日本は世界有数の魚介類の消費国であり，国民1人当たりの総消費量はここ数年大きな変化はない．魚介類はタンパク質をはじめ種々の栄養素（脂質，ビタミン，ミネラル）のよい供給源となっており，魚介類が日本人にとって重要な食料であることを示している．

a. 魚類の構造と性状

魚類は頭，胴，尾の3部からなる．魚類の体表の皮膚は表皮と真皮からなり，真皮に石灰質が沈積して鱗となる．

食用にされる筋肉の構造は，畜肉類と同じ横紋のある筋原繊維が集合した筋繊維の束から構成されている．体側筋ではこの束が集まって筋節となり，魚体の背部と腹部に分かれて，体軸に並列している．筋節と筋節の間は，薄い腱状の隔膜で接合されている．魚肉を加熱調理すると腱状隔膜はゼラチン質になり，加熱凝固した筋節がはがれやすくなる．赤褐色の筋肉を血合肉といい，他の部分を普通肉という（図 4.19）．

血合肉
血合肉は普通肉に比べて筋肉色素のミオグロビンや各種酵素，ビタミン類などを多く含んでいる．一般に底棲性の白身魚には血合肉が少なく，回遊性の赤身魚には血合肉が多い．

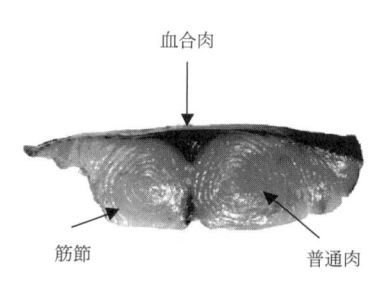

図 4.19 魚類の筋肉の構造（さわら）

b. 魚介類の一般成分

1) 一般成分組成

魚介類の一般成分は，種類，季節，魚体の大小，漁場，年齢，餌などにより異なる．タンパク質は約 15〜20％，脂質は 0.5〜10％ 含まれる．一般に魚類は産卵期を境に脂質含有量が変動し，脂質含有量の高い時期の魚を「旬」という．また，養殖魚は天然魚よりも脂質含有量が高い傾向を示す．

2) タンパク質

畜肉と同様に魚介類のタンパク質は表 4.8 のように分類される．魚肉の筋基質タンパク質は 10％ 以下で，畜肉の 20〜30％ より低く，これが魚肉の軟らかいとされる原因である．

魚肉は畜肉に匹敵し，良質のタンパク質の供給源である．魚肉のアミノ酸

表 4.8 魚類筋肉タンパク質の分類

種類	含有割合（％）	溶解性	存在箇所	代表例
筋原線維タンパク質	50〜70	塩溶液	筋原線維	ミオシン，アクチン
筋形質タンパク質	20〜50	水溶液	筋細胞間，筋原線維間	解糖系酵素，ミオグロビン
筋基質タンパク質	10以下	不溶性	筋隔膜，筋細胞膜，血管など結合組織	コラーゲン

スコアはほとんどのものが100で，また，生物価（79〜89）や正味タンパク質利用率（77〜88％）も非常に高い．貝類のアミノ酸スコアは68〜95，軟体類や甲殻類では59〜94で，第一制限アミノ酸はバリンが多い．白米はリジンが第一制限アミノ酸であり，魚肉はリジンを豊富に含むので，白米と魚肉の組み合わせは栄養学的にバランスがよい．

3) 脂質

脂質の含有量は魚種，組織，季節などの違いにより大きく変動する．魚肉の脂肪含有量は産卵期と連動して周年変化をすることが多く，貯蔵脂質のほとんどは中性脂肪（トリアシルグリセロール）である．

魚肉に含まれる脂質は n-3系多価不飽和脂肪酸に富んでおり，イコサペンタエン酸やドコサヘキサエン酸が主成分であり，必須脂肪酸として重要である．このような多価不飽和脂肪酸には心血管系疾患に対する効果，炎症や免疫系に与える影響などの生理活性が報告されている．

魚類のステロールの大部分はコレステロールであり，魚卵中のコレステロール含有量（300〜500 mg/100 g）は特に高い．スクワレンは炭素数30の不飽和炭化水素で，サメやマダラの肝臓脂質に多い．

4) 炭水化物

魚肉中に含まれる炭水化物は少なく，グリコーゲンとして約0.4〜1％含まれている．一方，貝類はグリコーゲン含有量が高く，冬の旬のものには10％近く含まれる．

5) ビタミン

ビタミンは，一般に筋肉より内蔵に多く，また，普通肉より血合肉に多い．ウナギはビタミンAやE，ベニザケはビタミンD，貝類はビタミンB_{12}のよい供給源である．魚介類にはビタミンCはほとんど含まれていない．

6) 無機質

魚介類には無機質が1〜3％程度含まれている．赤身魚はミオグロビン由来の吸収利用されやすいヘム鉄の含有量が高い．特に魚肉の血合肉や貝類は鉄を豊富に含んでいる．小魚などは骨ごと食べるのでカルシウムのよい供給源である．軟体動物や甲殻類は血色素が銅を含むヘモシアニンであるので銅の含有量が高い．

c. 魚介類のエキス成分

魚介類のエキス成分を表4.9にまとめた．

多価不飽和脂肪酸は酸化に対して非常に不安定で，食品の加工・貯蔵中に生じる脂質の酸化は，食品の臭い，色，味，栄養価などに大きな影響を与える．魚の干物や塩蔵品を長期間保存すると脂質過酸化物（カルボニル化合物）とアミノ酸などがアミノカルボニル反応により褐変し，いわゆる"油やけ"を生じる．

表 4.9 魚介類のエキス成分

含窒素成分	遊離アミノ酸：タウリン，グルタミン酸，グリシンなど オリゴペプチド：カルノシン，アンセリンなど 核酸関連化合物：IMP，AMPなど その他：ベタイン，トリメチルアミンオキシドなど
無窒素成分	有機酸：コハク酸，乳酸など 糖：グルコースなど

赤身魚にはヒスチジンが，白身魚にはタウリンが多い．ヒスチジンは鮮度の低下により細菌の作用でヒスタミンとなり，アレルギー様症状を引き起こす．エビ・カニ類や貝類の筋肉にはタウリン，グリシン，アラニン，プロリン，アルギニンが豊富に含まれている．タウリン（2-アミノエタンスルホン酸）には血清コレステロールの改善作用や肝機能改善作用がある．遊離アミノ酸は魚介類の味に関係が深い．オリゴペプチドのカルノシン（β-アラニル-L-ヒスチジン）やアンセリン（β-アラニル-1-メチル-L-ヒスチジン）は，それぞれウナギやカツオ・マグロ類に含まれており，抗酸化作用などの生理機能が知られている．

呈味成分として重要な核酸関連化合物はIMP（イノシン一リン酸）とAMP（アデノシン一リン酸）でグルタミン酸と共存すると味の相乗効果がある．

海産魚はトリメチルアミンオキシドを筋肉中に多く含んでいる．死後，トリメチルアミンオキシド [$(CH_3)_3NO$] は微生物によりトリメチルアミン [$(CH_3)_3N$] に還元され，特有の"魚臭さ"の原因物質となる．

ベタイン（トリメチルグリシン）は魚介類に多量に含まれ，魚介類の呈味に関係している．

コハク酸は貝類に多く含まれ，乳酸はカツオ・マグロなど赤身魚に比較的多く含まれており，呈味に関係している．

d. 魚介類の特殊成分

1) 色素成分

魚介類の代表的な色素成分を表4.10に示す．ヘム色素の代表例として，筋肉の色のミオグロビンがある．一般に赤身魚は白身魚に比べ，ヘム色素含

表 4.10 魚介類の代表的な色素成分

	色素成分	色	存在場所
ヘム色素	ヘム	赤色	魚の筋肉（ミオグロビン）
カロテノイド色素	β-カロテン	橙色	各組織（主に体表・肝臓）
	アスタキサンチン	紅色	サケ，マスの肉， マダイなど赤色魚の体表 エビ・カニの甲殻類の殻
メラニン色素	ユウメラニン	黒～茶色	イカのスミ，魚類の体表
胆汁色素	ビリベルジン	青緑	サンマの体表

有量が高く，また普通肉より血合肉に多い．カロテノイド色素のβ-カロテンやアスタキサンチンは，魚介類に広く分布している．エビ・カニの殻はアスタキサンチンがタンパク質と結合して存在し，加熱によりタンパク質が変性すると，アスタキサンチンが離れ，酸化されて鮮紅色のアスタシンに変化する．

2）臭気成分

魚介類の多くは，貯蔵中に微生物の作用や自己消化作用により低分子の揮発性化合物を生成する．血合肉ではトリメチルアミンオキシドからトリメチルアミンが生じやすいので血合肉は普通肉に比べ"生臭い"臭いが強い．また，赤身魚は白身魚より脂肪含有量が高く，多価不飽和脂肪酸も多いため，脂肪酸の酸化・分解による悪臭が生じやすい．淡水魚の"生臭い"臭いの主成分はピペリジン系化合物である．

3）有毒成分

フグ毒はテトロドトキシンと呼ばれ，肝臓，卵巣，腸に毒性が強い．麻痺，歩行困難，呼吸困難を生じ，致命率が高い．

二枚貝は有毒プランクトンが出現すると毒を蓄積し，中毒を起こすことがある．麻痺性貝中毒は，フグ中毒に似た神経麻痺を引き起こし，死亡率が高い．原因毒は，サキシトキシンやゴニオトキシンなどである．

e. 魚介類の死後変化と鮮度

1）鮮度の判定

魚介類は鮮度が最も重要視され，死後2〜3日中に調理加工されるものがほとんどである．魚の死後の時間経過に伴う変化は，魚体が硬く棒のようになる硬直と，その後再び軟らかくなる解硬である．解硬以前の魚は生鮮魚と呼ばれ，刺身で食することができる．解硬以後は鮮魚と呼ばれるが，生きが悪く，刺身には適さない．鮮度を客観的に判定する方法を表4.11にまとめた．初期の鮮度の指標としてよく用いられるものにK値（％）［＝（ヒポキサンチン＋イノシン/ヒポキサンチン＋イノシン＋IMP＋AMP＋ADP＋ATP）×100］がある．これは死後の時間経過とともに筋肉中のATPが分解していくことに基づいている．

K値は即殺魚では10％以下であり，死後の時間経過に伴って徐々に上昇する．K値が20％以下であれば刺身として良好な鮮度といえる．

表 4.11 魚介類の鮮度判定

官能検査法	魚体が硬直していること
	皮膚に光沢があり，傷んでいないこと
	眼球に光沢があり，全体が張り出していること
	鰓が鮮紅色を呈していること
細菌学的方法	生菌数の測定（新鮮：10^5/g 以下）
化学的方法	揮発性塩基窒素量（VBN）の測定（新鮮：5〜10 mg/100 g）
	K値の測定（即殺魚：10％以下）
物理学的方法	魚体の硬度
	眼球水晶体の混濁度

表 4.12 主な魚介類の特徴

	種類	特徴
海水産魚類	イワシ	通常イワシという場合はマイワシを指す．その他，ウルメイワシ，カタクチイワシ，キビナゴなどがある．イワシ類はエキス成分（含窒素化合物）の量が多いので，味は濃厚である．
	サバ	ホンサバの旬は秋で，冬にかけて脂質含有量が最大となる．この時期の大型のサバの可食部の脂質は 20% を超え，鮮魚として美味である．サバには，ホンサバとゴマサバがある．
	サンマ	旬は秋で北海道から南下し始める頃のものが最も脂肪含有量が高く美味である．可食部の脂質含有量は最も脂ののった時期の大型のものでは 17〜20% にもなる．
	マグロ	マグロ類の種類は多く，ホンマグロ，ミナミマグロ，ビンナガマグロ，キハダマグロがよく知られている．マグロ類全般を通じての成分の特徴はタンパク質の含量が 20% を超え非常に高いことである．
	カレイ	カレイ類は冬が旬となるものが多いが，マゴガレイ，メイタガレイのように夏に美味となるものもある．カレイ類にはコラーゲンが多く含まれていて煮ると肉が軟らかくなり，コラーゲンはゼラチンとなって溶け出て，冷えて固まると"煮こごり"になる．
	タイ	マダイ，チダイ，クロダイなどがある．タイは典型的な白身魚で，美しい色や姿と味で日本料理の代表的な魚として利用される．
	タラ	タラ類は成分的には水分が多く，脂質の含有量がきわめて低い特徴がある．スケソウダラの卵巣は塩漬けされ，たらことなる．
淡水産魚類	アユ	初夏から夏が旬で独特の香気を有している．天然のアユに比べて養殖アユは肉質が軟らかく，甘味が乏しく，加熱時の香気が著しく劣っている．
	ウナギ	ウナギは昔からビタミンAの供給源として知られている．肉に総ビタミンA量の 70〜80% が含まれている．
軟体動物	イカ	イカ類にはコウイカ，アオリイカ，スルメイカなどがある．イカの胴肉では筋肉組織を束ねている結合組織がなく，縦には非常にさけにくいが，横には容易にさける構造となっている．
	タコ	タコ類はマダコ，ミズダコ，イイダコなどがあり，特有の筋肉組織をもち筋繊維に方向性がない．全体に弾力があり，しこしこした歯ごたえをもつ．
	アサリ	二枚貝のうちでは水分含量が高く，タンパク質や脂質の含有量が低い．ビタミン B_{12} 含有量が高く，よい供給源である．貝特有の旨み成分のコハク酸含有量が高い．
	カキ	栄養豊富なため"海のミルク"と呼ばれる．ビタミン B_{12} を豊富に含み，糖質としてグリコーゲン含量が高いことが特徴である．
甲殻類	エビ	エビ類の可食部は腹部の肉（尾肉）で，この部分の歩留まりは種類によって異なる．エビには，エキス分のベタイン，アルギニンが多く含まれ，独特の旨味を有する．
	カニ	カニ類は主として脚肉を食用とする．カニの脚肉の組織はそれぞれ膜でまとめられた筋肉繊維束の集合体がゼラチン様の組織でまとめられ，さらに表皮でおおわれており，このため，カニ肉は特有の食感を有している．

2) 死後硬直と解硬

　魚の死と同時に筋肉内のクレアチンリン酸が急速に減少する．クレアチンリン酸が枯渇し始めると ATP はゆっくり減少し始める．その時，筋肉内に蓄積されたグリコーゲンが解糖経路により分解され乳酸になる．ATP が減少するころから硬直が始まる．ATP の分解は ADP で留まらず，旨味成分である IMP まで分解される．そのため硬直中の魚は美味しいといわれる．その後，自己消化作用などにより解硬が始まる．解硬に伴って肉質は再び軟化し，筋肉は保水性を失う．

　主な魚介類の特徴を表 4.12 にまとめた．

● **4.3.2 藻類** ●

　日本では古くから多種類の藻類を食料として利用してきた．また，現在で

も藻類の加工食品を多数生産している。最近、藻類の栄養特性や機能性成分が注目されている。

藻類は水中で生育する光合成生物であり、系統的に異なる植物であるが、藻類として総称している。藻体の色により褐藻類（コンブ、ワカメ、ヒジキ、モズク、アラメなど）、紅藻類（アマノリ、エゴノリ、フノリ、テングサ、オゴノリなど）、緑藻類（アオノリ、ヒトエグサ、アオサなど）、藍藻類（スイゼンジノリなど）に分類される。

a. 藻類の一般成分

1) タンパク質

藻類（乾燥品）のタンパク質含有量は、10～20％程度であるが、アマノリのように40％を超えるものもある。タンパク質含有量は、産地や採取時期や養殖方法などによって異なる。アミノ酸スコアは、干しのり73、まこんぶ素干し78、干しひじき58である。アマノリの制限アミノ酸はヒスチジン、その他はリジンである。

2) 脂質

藻類には1～4％程度の脂質が含まれ、脂肪酸組成は、藻類の種類により異なる。アマノリ（乾燥品）では、パルミチン酸（23％）やイコサペンタエン酸（54％）が多い。削りこんぶでは、パルミチン酸（30％）とオレイン酸（37％）がおもである。また、コレステロールは、アマノリやふのり素干しに100g当たり20mg程度含まれている。

3) 炭水化物

藻類の多糖類は、細胞壁を支持する骨格多糖、細胞間質の粘質多糖および細胞内の貯蔵多糖に分けられる。

藻類の骨格多糖はセルロースからなるが、種類により一部構造が異なっている。また、アマノリの骨格多糖はマンナンとキシランから構成されている。

粘質多糖では、緑藻のアオノリやアオサなどにはD-グルクロン酸やウロン酸硫酸多糖が含まれる。褐藻のワカメやコンブには、アルギン酸やフコイダンが存在する。紅藻のテングサは寒天を含む。寒天は、単一の多糖ではなく、約70％のアガロースと約30％のアガロペクチンの2種類の多糖からなる。また、寒天と構造のよく似たカラゲナンはスギノリ科などに広く含まれる。アマノリは、硫酸を含むガラクタンのポルフィランを多量に含む。

> デンプン以外は難消化性多糖である。

緑藻の貯蔵多糖はデンプンであるが、褐藻はD-グルコースがβ-1,3結合で構成されたラミナランである。

4) ビタミン

アマノリ、イワノリ、アオノリはカロテンを多く含むのでレチノール等量が非常に高い。アオノリとヒトエグサは100g当たりビタミンCを40mg程度、アマノリは200mg程度含んでいる。また、アオノリ、アマノリ、イ

ワノリには，植物性食品では珍しくビタミン B_{12} が多量に含まれている．

5) 無機質

藻類は水中の無機質を吸収・濃縮する機能を有するため，きわめて多種類の無機質を含んでいる．特に，ヒジキはカルシウムに富み，アオノリやヒジキには鉄が多く，マコンブ，ヒジキ，ワカメなどの褐藻類はヨウ素含量が高い．

b. 藻類のエキス分

褐藻類は，遊離アミノ酸としてグルタミン酸，アスパラギン酸，アラニン，ラミニンなどが多く，紅藻類はアラニン，グルタミン酸，タウリンが多い．また，藻類にはベタイン類も含まれており，ラミニン，タウリン，ベタインなどは機能性因子として注目されている．

c. 藻類の特殊成分

1) 色素成分

緑藻，褐藻，紅藻類のすべてに脂溶性のクロロフィルaが分布しており，緑藻類は緑色を呈する．褐藻類は脂溶性のカロテノイドのフコキサンチンが多いため褐色を呈する．紅藻類は，水溶性のタンパク質色素で鮮紅色のフィコエリトリン，青色のフィコシアニンなどが多いため，赤紫色にみえる．

2) 臭気成分

アオノリは，磯の香りの主成分であるジメチルスルフィドが含まれている．コンブには，メタンチオールが含まれている．

主な藻類の特徴を表4.13にまとめた．

表 4.13 主な藻類の特徴

	種類	特徴
褐藻類	コンブ	コンブ属およびその近縁種の総称である．食用にされるコンブは，マコンブ，リシリコンブ，ホソメコンブ，ミツイシコンブ，ナゴコンブ，エナガオニコンブ（ラウスコンブ）など10種類ほどである．北海道沿岸で地域別に生産され，生産地によりコンブの種類が決まっている．
	ワカメ	体は，緑褐色で中央に太い中肋があり，葉状部は羽状に切れ込んでいる．生産量の70%近くを三陸沿岸の岩手，宮城の両県で占める．コンブなどに比べて旨みは劣るが，香り，色彩，歯触りなどが好まれる．
	ヒジキ	藻体は，黄褐色，円柱形で樹枝状にわかれ，葉はふくらんだ紡錘状である．カルシウムと鉄の含量が非常に高い．煮汁をよく吸収するので煮付けの材料に適している．
紅藻類	アマノリ	アサクサノリ，スサビノリなどアマノリ属の総称．一般に「のり」として市販されているものは，この乾燥品である．穀類や野菜に比べタンパク質含量が非常に高く，大豆に匹敵する．
	テングサ	テングサ科のマクサ，ヒラクサ，オバコサ，ユイキリ，シマテングクザの総称である．寒天の原料藻として利用される．
緑藻類	アオノリ	アオノリ属の総称で，食用にはスジアオノリが主に用いられ，ウスバアオノリも用される．鮮やかな緑色と特有の香りをもっている．
	ヒトエグサ	藻体は，鮮やかな緑色で，薄い膜状の葉常体である．のりの佃煮の原料とされる．
藍藻類	スイゼンジノリ	淡水藻で，寒天質の柔らかい塊である．熊本市水前寺付近，福岡県甘木市，久留米市周辺に限られ養殖されている．

4.4 食用油脂素材

日本人の油脂摂取量は，1970年に46.5 g/日，1995年には59.9 g/日にまで達したが，以後少しずつ低下し2003年には54.0 g/日となった．一方，食用油脂の消費量も1995年頃までは増大してきたが，近年は増減がない（図4.20）．食用油脂を製品別および材料別に分けると表4.14のようになる．

掲げている油脂材料のすべてがすべての油脂製品に使われているということではなく，それぞれの油脂製品に適し，入手しやすい油脂材料が主に使われている．以下，油脂製品に利用される加工油脂や油脂素材等について述べる．

加工用：マーガリン，ショートニング，マヨネーズ
食用加工油使用，ラード等

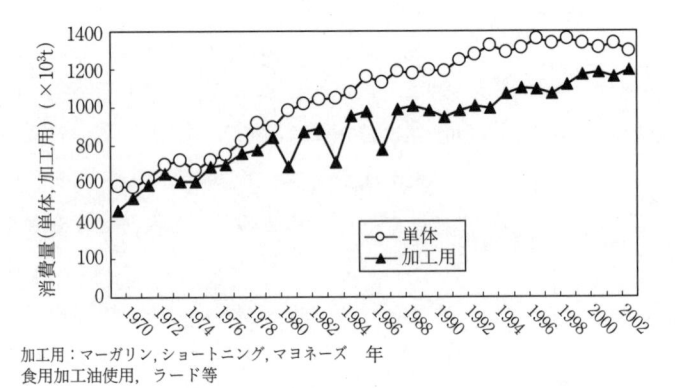

図4.20 食用油脂の消費実績推移

表4.14 食用油脂の分類

油脂材料別	食用動植物油・食用動植物硬化油： 　大豆油，綿実油，ヤシ油，パーム油，パーム核油，サフラワー油，コメ油，トウモロコシ油，ナタネ油， 　魚油（硬化油では一番多い），牛脂，豚脂 食用分別油： パーム油，綿実油，牛脂 その他 食用エステル交換油： パーム油，牛脂 その他
油脂製品別	マーガリン，ファットスプレッド，ショートニング，精製ラード，食用精製加工油脂，その他食用加工油脂

● 4.4.1 油脂の加工 ●

a. エステル交換

既にみたように，トリアシルグリセロールは分子内に3個のエステル結合した脂肪酸を有する．トリアシルグリセロールにNa-K合金やナトリウムメチラート（$NaOCH_3$）を加えると，分子内あるいは分子間で脂肪酸残基の交換が行われ，トリアシルグリセロール組成が改変する（図4.21）．

b. 水素添加

植物油脂のように二重結合を多く含む油脂は液状で酸化されやすいので，

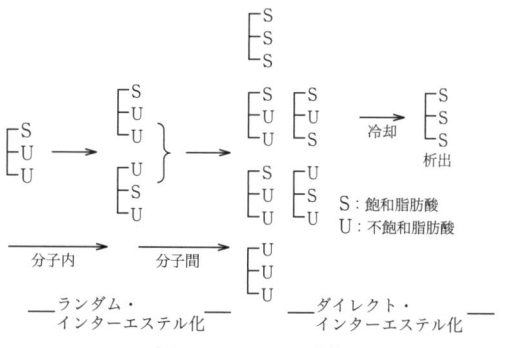

図 4.21 エステル交換

ショートニングの材料としてはそのままでは不適当である．これを改良する方法に二重結合の数を減少する方法（水素添加）がある．水素添加によって，① 油脂の酸化安定性を高め，② 油脂を硬化（硬化油）にして物理的性質を改善する．通常，ニッケルを触媒（接触還元）とし，反応温度 120～200℃ で水素添加反応を行う．これによって，$C_{18:3}$ の不飽和脂肪酸は $C_{18:2} \rightarrow C_{18:1} \rightarrow C_{18:0}$ と飽和化される．しかしながら，水素添加反応によって異性体が微量に生じてくる．つまり，トランス型の不飽和脂肪酸が生じたり，二重結合の位置が移動した不飽和脂肪酸が生じる．水素添加反応の速さは活性メチレン基の数が多いほど大きい．不飽和度が高い脂肪酸から順次水素添加が行われるのを選択的水素添加という．

これらの処理で得られた硬化油の主たる利用方法はマーガリンやショートニングである．これは，マーガリンやショートニングでは商品の保型性を保つために，ある一定の硬さをもつ油脂を使用しなければならないからである．ペストリーマーガリンでは，シートパイなどに利用できるように硬さが調整されており，ケーキマーガリンでは口溶けが良好になるように，30℃ 以上では溶けやすい硬さに調整している．また，パックマーガリンでは，15～25℃ でスプレッドする際に，展延性が良くなるように硬さを調整している．

油脂の物性を改良する方法としては，ほかに，融点や溶解度を利用したウィンタリング（前述）による分別結晶法があり，パーム油の改良に利用され，チョコレート等に用いている．

c. ジアシルグリセロール油脂

一般に油脂はトリアシルグリセロールであるが，最近，ジアシルグリセロール主体の加工油脂が機能性を持った食用油脂として注目を浴びてきた．市販されているこの種の油脂は，なたね油と大豆油の混合物を酵素処理した 1,3-ジアシルグリセロールを主体にした 1,2-ジアシルグリセロールとの混合物（7：3）の加工油脂である．

トランス型不飽和脂肪酸（トランス酸）

トランス酸の 1 人当たりの摂取量は，アメリカでは約 5.8 g/日となっており，摂取エネルギーに占める割合が 2.6% と推計．日本では，トランス酸の摂取量は 1.56 g/日となっており摂取エネルギーの 0.7% に相当．諸外国と比較して日本人のトランス酸摂取量が少ない食生活からみて，トランス酸による健康への影響は小さいと考えられる（2004 年，内閣府食品安全委員会）．

1,3-ジアシルグリセロール

この油脂は摂取してもヒトの体内で脂肪になりにくい（機能性油脂）といわれているが，ヒトでの検証をまだ積み重ねる必要があるようだ．

d. 構造脂質

治療食として利用されている脂肪で，MCT（middle chain triacylglycerol，中鎖脂肪酸からなるトリアシルグリセロール）がある．ヤシ油中の$C_{6:0}$～$C_{10:0}$の飽和脂肪酸が主原料であるので，きわめて酸化安定性や消化吸収性がよく（小腸に速やかに吸収され，再エステル化されることなく門脈に移行し，肝臓で代謝される点が，長鎖脂肪酸とは異なる），かつ，安全性も高い．中鎖脂肪酸のこのような性質を利用した構造脂質が機能性油脂として最近市場に出回っている．構造脂質とは，グリセロールの特定の位置に特定の脂肪酸が結合していて，特定の生理活性を示す性質を持つ脂質である．また，低カロリー用としてカプレニンやサラトリムなどの合成油脂も構造脂質である．

4.4.2 遺伝子組み換え油脂

品種改良の手段として，遺伝子組み換え技術を用いて，特定の脂肪酸を高含量含む，特にオレイン酸高含量（80％以上）の油脂を中心に改良がなされている．遺伝子組換え技術が用いられているのは大豆，なたね，とうもろこし，綿実の4作物である（植物油は油糧原料のなかの油分のみを純粋に抽出しているので，アレルギーの原因となる蛋白質はほとんど含まれていない）．世界的にみれば，遺伝子組み換えを技術を用いた油脂原料の生産が主流を占めている．

4.4.3 加工油脂の多形と用途

多重融解現象（融点が多数存在すること）がみられ，これはそれぞれ結晶型が異なることによる．この現象を油脂の多形（polymorphism）という．例として，カカオ脂とその主成分トリステアリンの結晶型とその融点を表4.15に示す．

表に示したように油脂には大きく分けて四つの型があり，一般に，すべての油脂において，融点の低い方からγ, α, β', β型と命名されている．油脂を急冷したときに生ずるγやα型は不安定な結晶型で，他の安定な型β'またはβに転移していく．油脂の各結晶型の性状は油脂製品の物性，とりわけ，食感に大きく影響を与える．ケーキやパンに用いられる加工油脂のショートニングを例にとると，β型は大きくて粗い結晶型なので空気を吹き込み，練り合わせたとき大きな気泡が形成され，砂をかむような感じを与え

結晶型	カカオ脂	トリステアリン
γ	16～18℃	22.8℃
α	21～29	30.0
β'	27～29	37.7
β	34～35	42.8

表 4.15 カカオ脂とトリステアリンの結晶型と融点

る．β′型の場合は微小な針状結晶型なので細かい気泡が形成される．したがって，ケーキやパンのようにでき上がりにきめ細かい構造を要求するような食品にはβ′型がよいということになる．一方，パイクラストのような食品にはむしろβ型がよく，ラードが用いられている．このように，油脂を使った食品には最適の物性を与えるための結晶型をもつ油脂が要求される．また，油脂の結晶型はトリアシルグリセロールの組成に依存しているので，上述のエステル交換や水素添加などの方法によって油脂の改変が行われている．

4.5 調味料食品素材

4.5.1 甘味料

甘味は，味覚の基本味の一つであり，甘味料の代表としては砂糖が中心であった．最近は，健康上の理由から，非う蝕性（虫歯防止）や低カロリー（肥満防止）を目指した甘味料が注目され，その開発も盛んに進められている．

a. 糖質系甘味料

1) 砂糖（sugar）

砂糖には，サトウキビ（sugar cane，甘蔗）を原料とする甘蔗糖とサトウ大根（sugar beet，ビート）からの甜菜糖とがあり，ショ糖を主成分とする天然の甘味料である．それぞれのショ糖含量は甘蔗が18%，甜菜では15～20%とされ，日本では大半が甘蔗糖である．製法上，甘蔗糖は，茎から圧搾法によって糖液を抽出し，甜菜糖は根を薄片としたのち温湯（50～70℃）で浸出して糖液を得ていることが特徴的な点である．

2) ブドウ糖（glucose，グルコース）

デンプンを原料とし，α-アミラーゼやグルコアミラーゼなどの酵素作用により製造されており，ヒトをはじめとするあらゆる生物体の最も重要なエネルギー源でもある．ショ糖に比べ，甘味度は低く，さっぱりとした清涼感

各種糖質の甘味度

糖 質	甘味度
スクロース	100
グルコース	64～74
フルクトース	115～173
α-フルクトース	60
β-フルクトース	180
α-ガラクトース	32
β-ガラクトース	21
α-マンノース	32
β-マンノース	苦み
キシロース	40
乳糖（ラクトース）	16
パラチノース	42
イソマルトース	40
マルトース	40
マルトトリオース	30
マルトテトラオース	20
マルトペンタオース	15
トレハロース	45
ラフィノース	23
エリスリトール	75
キシリトール	100
マンニトール	40
ソルビトール	60
マルチトール	75
ラクチトール	30
パラチニット	45

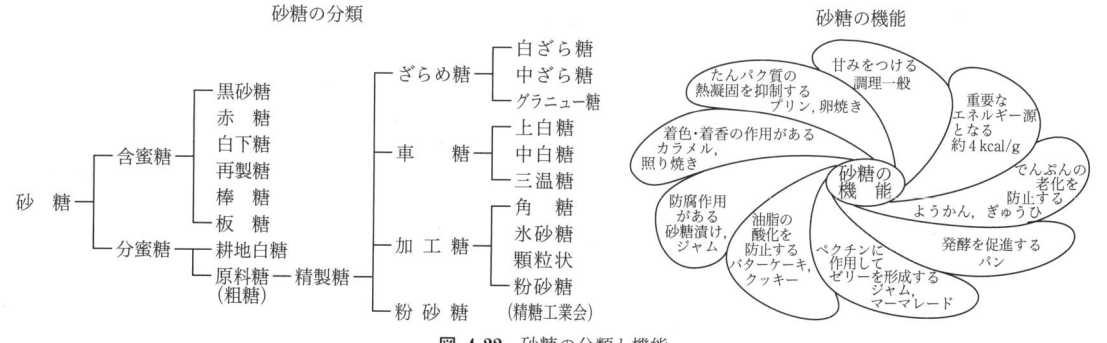

図 4.22 砂糖の分類と機能
（新しい食生活を考える会：新ビジュアル食品成分表，大修館書店，2005 より改変）

砂糖の伝来

日本に砂糖が伝来したのは754年、奈良時代のこと。唐の僧鑑真の渡来とともにサトウキビから作られた甘蔗糖がもたらされた。国内でサトウキビが栽培され砂糖の生産が始まったのは江戸時代。それまでは薬用として貴重品扱いだったという。一方、テンサイ糖（ビート糖）の伝来は遅く、明治に入ってからである。

今では日本の砂糖の消費量は約265万t、そのうち約187万tを国内生産している。（新しい食生活を考える会：新ビジュアル食品成分表、大修館書店、2005より）

その他の糖質系甘味料

異性化糖（isomerized sugar）

デンプンを原料とした甘味料であり、デンプンを酸分解や酵素（アミラーゼ）処理によってブドウ糖液とし、さらにアルカリ処理やグルコースイソメラーゼ（異性化酵素）を作用させて調製した果糖（42%）とブドウ糖（52%）との混合液を異性化糖液という。両者の糖濃度の違いから、ブドウ糖果糖液糖（ブドウ糖含量が大）と果糖含量を55%まで高めた果糖ブドウ糖液糖（果糖含量が大）とがある。果糖は甘味度も高いことから、特に清涼飲料水をはじめ、アイスクリーム、果実缶詰、乳製品などに広く使われている。

転化糖（invert sugar）

ショ糖を原料とし、インベルターゼなどで加水分解処理して得られるブドウ糖と果糖の等量混合物である。比旋光度（右旋性から左旋性へ変化）が変わることから転化糖といわれる。甘味度もショ糖の1.2倍以上と強く、吸収性もよくなる。蜂蜜は、ミツバチの分泌酵素の作用によって65～85%の転化糖を含有している。

を伴う風味をもつが、大半は異性化糖や糖アルコールのソルビトール（Sorbitol）の原料となっている。

3) 果糖（fructose、フルクトース）

果実類中の代表的な糖で、甘味度はショ糖の1.8倍とされている。果糖のβ型ではα型の3倍も甘味が強い。これは温度によって左右され、低温ほどβ型の比率が高くなり、甘味度が増す。果実類を食前に冷やすのは、このβ型の比率を高めることで、果実の甘味度を増し、おいしさを高める効果を期待するものである。

4) 乳糖（lactose、ラクトース）

哺乳動物の乳汁中に含有される糖で、牛乳中には4～5%、人乳中には約7%ほど含まれている。ラクトースは、D-グルコースとD-ガラクトースがβ-1,4結合した二糖類で、腸でのカルシウムやマグネシウムなどの吸収促進に関与することが知られている。また、乳糖不耐症の原因物質でもある。

5) キシロース（xylose）

植物に広く分布する五炭糖で、植物の細胞壁のヘミセルロースの1種であるキシランの構成成分として広く存在している。褐変反応は生じやすく、消化吸収率が低いため低カロリーの甘味料である。またこれを原料として、還元反応によって糖アルコールの形としたキシリトール（xylitol）は、非う蝕性であり、ガムなどの甘味料として用いられる。

6) トレハロース（trehalose）

天然に存在する糖質の一つで、シイタケ、ナメコなどのキノコ類や酵母、エビなどにも多く含まれている。工業的には、1994年林原によりデンプンから微生物の酵素作用を利用して量産され、急速にその利用が広がった。保水力が強いことから食品をはじめ、化粧品など広い分野で盛んに応用が試みられている。甘味度は砂糖の約1/2（45%）とされ、低甘味料で料理の風味を増す効果も注目されている。

b. 非糖質系天然甘味料

1) ステビオサイド（stevioside）

キク科の多年生植物のステビアの葉に含まれる甘味物質で、これを抽出・精製したものである。ジテルペン配糖体で、多くの同族体がある。甘味度はスクロースの100～200倍とされ、甘味料として食品添加利用される。

2) グリチルリチン（glycyrrhizin）

マメ科植物の甘草（カンゾウ）の根に含まれる甘味物質（ナトリウム塩）である。熱水で抽出され、グリチルリチン酸の2ナトリウム塩としても利用されている。甘味度はショ糖の250倍とされ、主に、しょうゆ、味噌、漬物等に添加されている。

3) フィロズルチン（phyllodulcin）

甘茶エキスともいわれ、ユキノシタ科のアマチャの葉から抽出する甘味物

質である．甘味度はショ糖の 400～500 倍といわれ，酸や熱にも安定とされている．

4) ソーマチン（thaumatin，タウマチンとも）

西アフリカの熱帯樹林帯に自生するクズウコン科の植物の果実から抽出する甘味物質であるが，分子量が約 21000 のタンパク質である．甘味度はショ糖の 2000～3000 倍ともいわれている．ただ，タンパク質であることから，加熱変性によって甘味を失う．アスパルテームと同様，冷菓や清涼飲料水に使われている．

c. 合成甘味料

1) アスパルテーム（aspartame，APM）

アミノ酸系甘味料で，正式な化学物質名は，α-L-アスパルチル-L-フェニルアラニンメチルエステルである．L-アスパラギン酸と L-フェニルアラニンを縮合させたものである．長時間の加熱では分解して甘味が減少するが，水にはよく溶けるため清涼飲料水や冷菓には広く用いられている．

2) サッカリン（saccharin），サッカリンナトリウム

最も古くから利用されている合成の甘味料である．サッカリンは白色の結晶で，水にはほとんど溶けないが，甘味度はショ糖の約 500 倍とされている．このナトリウム塩は水溶性で，広く食品に利用されており，通常「サッカリン」といえば，このサッカリンナトリウムを指す．ことに漬物類の甘味料として利用されることが多い．

● 4.5.2 塩　　味 ●

食塩類は調味料の中で最も基本的なもので，主成分は塩化ナトリウムである．家庭で使われる精製塩（NaCl 含有率 99.5% 以上，水分 0.1% 以下）や食塩，および業務用の並塩（NaCl 含有率 95% 以上，水分約 1.5%）に大別される．いずれも日本ではイオン交換膜法で，海水を原料として作られる．

● 4.5.3 発酵調味料 ●

a. みそ（味噌）類

蒸煮した大豆に米または麦の麹と食塩を混合して仕込み，熟成させたものである．大豆の混合比率が高く，貯蔵期間が長いほど濃褐色となり，米麹の比率が多いと色は淡くなり，甘口系のみそとなる．食塩含量は個体差はあるが，辛みそでは約 12～13% で，甘みそ系では約 6% 内外とされている．

b. しょうゆ（醤油）類

みそと類似するが，蒸煮大豆と炒って砕いた小麦を混合し，これに麹と食塩水を混ぜることでできる諸味（もろみ）を発酵・熟成させたものである．みそと同様に旨味の主体は，グルタミン酸である．

蜂蜜（honey）
　ショ糖，ブドウ糖，果糖が甘味の主体の天然素材の甘味料である．蜜源の違いで色，香りに特徴がある．

メープルシロップ（maple syrup）
　サトウカエデの樹液を煮詰めたもので，カエデ糖ともいう．独特の風味をもち，ホットケーキのシロップや菓子類に用いる．

シュガーレス，低糖，ノンカロリー，低カロリー表示
● 無・ゼロ・ノン表示：食品 100 g あたり，糖類（単糖または二糖類）が 0.5 g 以下をいう．ただし，糖アルコールを除く．
● 低糖（低・軽・ひかえめ・低減・カット・オフなどの表示のとき）：食品 100 g あたり，糖類が 5 g 以下（飲料では 100 ml あたり 2.5 g 以下）をいう．
● ノンカロリー，無，ゼロなどの表示：食品 100 g あたり，5 Kcal 以下をいう．
● 低カロリー（低・軽・ひかえめ・低減などの表示）：食品 100 g あたり，40 Kcal 以下（飲料では 100 ml あたり 20 Kcal 以下）をいう．

食塩の役割
● 塩味をつける
● タンパク質の熱凝固を早め，かたくする（茶碗蒸しを固まらせる）
● 脱水作用（なます，塩魚など）
● クロロフィルの緑色を安定させる（緑色野菜をゆでるとき塩を入れる）
● 小麦粉のグルテンの形成を強める
● 防腐作用（漬物，塩蔵品など）
● グロブリン系タンパク質の溶解性を高める（魚肉のすり身をなめらかにする）
● 魚やサトイモのぬめりをとる
● 酵素作用を抑制する．切り口を塩水に浸してりんごの褐変を防止する
● 氷に加えると冷却効果がある

表 4.16 しょうゆの種類

種別	食塩相当量 (g/100 g)	特徴・用途
こいくち	14.5	香りが強く，風味をよくする．煮物から吸い物まで幅広く利用．
うすくち	16.0	色はうすいが，塩分は濃い口よりも多い．食材の色を生かす料理に向く．
たまり	13.0	独特の香りととろりとした濃厚な味．刺身や照り焼きやせんべいなどに向く．
再仕込み	12.4	出来上がったしょうゆに再びこうじを加えて再発酵させたもの．色も濃く，味と香り高い．
白	14.2	ほとんど透明にちかく，旨みは少ない．糖分が多く，吸い物，うどんつゆに向く．

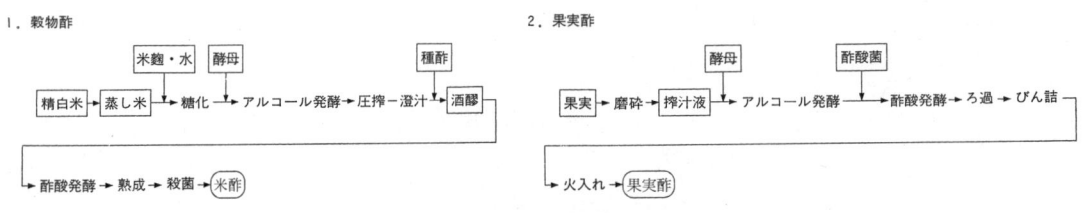

1．穀物酢

精白米 → 蒸し米 → 糖化 → アルコール発酵 → 圧搾-澄汁 → 酒醪
（米麹・水）（酵母）（種酢）
→ 酢酸発酵 → 熟成 → 殺菌 → 米酢

2．果実酢

果実 → 磨砕 → 搾汁液 → アルコール発酵 → 酢酸発酵 → ろ過 → びん詰
（酵母）（酢酸菌）
→ 火入れ → 果実酢

図 4.23 食酢の製造工程
（黒川守浩編著：レクチャー食品加工学, 建帛社, 2000）

発酵微生物
●かび類（糸状菌類）：みそ・しょうゆ・テンペ・チーズ（カマンベール，ロックフォール）
●細菌類：糸引納豆・発酵乳・食酢・チーズ（チェダー，ゴーダ，カテージ）
●酵母類：パン類・アルコール類
（食品加工学（共立出版）より）

魚しょうゆ（魚しょう）
魚介類に高濃度の食塩を加えて長期間，熟成させ，原料中の酵素や微生物の分解作用によって液状化したものを漉したものである．熟成には約1年以上を要する．日本では，秋田のしょっつる（ハタハタやイワシ）や，石川県能登や新潟県佐渡，北海道各地のいしる（イカの内臓），千葉のいかなごしょうゆ（イカナゴ）などがよく知られている．また，海外ではベトナム周辺のニョクマム（nuoc-mam），タイのナムプラー（nampla）フィリピンのパティス（patis）などが有名である．

日本農林規格（JAS）では濃い口しょうゆ，薄口しょうゆ，たまりしょうゆ，再仕込みしょうゆ，白しょうゆの五つに分類される．

c．食酢

食酢（vinegar）は，人類最古の調味料ともいわれ，防腐，殺菌効果とともに疲労物質である乳酸の蓄積を抑制し，疲労回復効果をもつとされている．

日本農林規格（JAS）では，製法上の違いから，醸造酢と合成酢とに大別されている．醸造酢は，穀物や果実（リンゴ，ブドウ）などを原料とし，アルコール発酵によって得られたアルコールを酢酸菌（*Acetobacter aceti*）によって酢酸発酵させて作る．はじめに用いる原料のちがいで，穀物酢と果実酢とに分類される．

合成酢は，酢酸に糖類や塩類，化学調味料などを加えて作るが現在では少ない．主成分は酢酸で，その濃度は4～5%である．またJASでは，穀物酢は4.2%以上，果実酢は4.5%以上と定められており，市販の果実酢では5%以上の酸度をもつものが多い．

● 4.5.4 旨味調味料，だし類，風味調味料 ●

a．旨味調味料

旨味調味料とは，食品に旨味を付与する調味料のことで，現在広く活用されているものは，アミノ酸系のグルタミン酸ナトリウム（MSG），核酸系5'-イノシン酸ナトリウム（5'-IMP）5'-グアニル酸ナトリウム（5'-GMP）の三つである．MSG 100%の単一のものと，これに核酸系の調味料（ヌクレオチド）を混合した複合系のものとがあり，家庭用としては5'-MSGに5'-GMPを少量添加し，相乗効果を活用したものが市販されている．ま

た，こうした旨味調味料には，食塩摂取量を抑制する低塩効果もあり，いずれも物理化学的に安定で通常の調理条件下では変化しないとされている．

b. だし類 (soup stocks)

料理のおいしさの基本となるもので，天然の旨味成分の多い食品を煮たり，水に浸して旨味成分を溶出させたものをいう．天然のだし材料としては，かつお節をはじめ，煮干し，コンブ，干ししいたけなど和風のものから牛のすね肉，鶏がら，魚のあらや香味野菜類など，洋風・中華風のものが用いられる．各材料から効率よく旨味成分だけを抽出するためには材料の鮮度や加熱処理法などが問題になる．なお，固形コンソメ（ビーフ味やチキン味）や顆粒状のコンソメ，中華味のだしなどもあり，水を加えて加熱するだけで手軽な肉風味の味付けスープ類を手軽に作ることができる．

※ 市販のめんつゆは，ストレートタイプや濃縮タイプがあり，だしにしょうゆ，みりん，食塩などを加えて調製され，主にうどんやそばなど麺類用に調味されているが，天つゆや煮物用としても広く利用できるようになっている．

c. 風味調味料

風味調味料は，コンブやかつお節など各種の天然素材からの抽出液を濃縮し，これに旨味調味料，食塩，糖，酸味料などを混合したものをいう．かつおだし，こんぶだし，洋風だし，中華だしなど各種のものが製品化されている．

4.5.5 ソース類

a. ウスターソース

日本では普通，ソースというとウスターソースやとんかつソースをさす場合が多い．

食卓用ソースとして「食品成分表」では，粘度の小さいものから順に，ウスターソース・中濃ソース・濃厚ソースの三つに分類されている．これはJAS規格に準ずるもので，不溶性の固形成分量の違いが粘度に相当する．

ウスターソースには，もともと特に決められた製法などはなく，野菜類（タマネギ，ニンジン，ニンニクなど）の煮出し汁に香辛料の浸出液や調味料（糖類，食酢，食塩，カラメル等）を加えて熟成・調製したものである．

※ その他，ソース類としては，西洋料理の煮込み用の素材となる各種ソース（タルタルソース，ホワイトソース，ブラウンソース，デミグラソース）などがある．また，特有の風味やこくをつけるためのオイスターソース（カキ油）や，主な材料さえあれば手軽にできるマーボ豆腐の素，ミートソースなど調味ソース類（seasoning sauces）なども豊富に市販されている．

表 4.17 ソース類のJASにおける品質規格（抜粋）

区分	エキス分*(%)	不溶性固形分(%)	食塩分(%)	酸度(%)	粘度(Pa・s)
ウスターソース					
特級	25以上	—	12以下	1.8以上	0.2未満
標準	20以上	—	12以下	1.5以上	0.2未満
中濃ソース					
特級	28以上	15以上	9以下	1.3以上	0.2以上 1.5未満
標準	23以上	15以上	9以下	1.0以上	0.2以上 1.5未満
濃厚ソース					
特級	28以上	25以上	9以下	1.3以上	1.5以上
標準	23以上	25以上	9以下	1.0以上	1.5以上

＊無塩可溶性固形分．

b. トマト加工品類 (tomato prosessed goods)

1) ピューレ

加工用トマトを裏ごしし，皮，種を除いて煮詰め，少量の食塩と香辛料を加えたもの．

2) ペースト

ピューレをさらに煮詰め，トマトの味を凝縮させたもの．

3) ケチャップ

ピューレに食塩，香辛料，食酢，糖類，タマネギ，ニンニクなどを加えたもの．

4) トマトソース

ピューレに食塩，香辛料を加えて調味したもので，煮込み料理に使う．

5) チリソース

つぶしたトマトに香味野菜や香辛料などを加えたもので，そのままか，もしくは風味づけに活用する．

c. ドレッシング類 (dressings)

1) フレンチドレッシング（ビネグレットソースともいう）

食酢にサラダ油や香辛料などを加えたもので酢と油が分離したセパレートタイプ（分離型）と乳化剤として卵黄，からし，ヨーグルトなどを加え，水中油滴型（O/W型）の乳化タイプとがある．しょうゆをベースとした和風味もの，ごま油をきかせた中華味のものやノンオイルのものなど種類も多い．

2) マヨネーズ（全卵型・卵黄型）

サラダ油と食酢を基本材料とし，これに卵黄（リン脂質やリポタンパク質）の乳化力を利用した水中油滴型（O/W型）のエマルションを形成している．卵黄型は卵黄のみを使うことから，脂質量も多く濃厚な味となり，全卵型のマヨネーズではまろやかな味となる．

3) サウザンアイランドドレッシング

マヨネーズ，ケチャップ，タマネギ，ピクルス類や香辛料を混合した乳化型のドレッシングのことをいう．

4.6 香辛料食品素材

古い時代には，香辛料は香水や防腐剤として利用された．また香辛料は，肉食を中心とする西洋の人々にとってはくせのない食味を得るためや，食品の保存性を高めるうえからも重要な食品素材であった．中国では，薬効をもつ数多く（2000種以上）の植物を乾燥させ，これらを生薬として長年使用してきた．

近年，わが国でもハーブ類を含め，種々の香辛料を利用する機会が増えた．香辛料は食品に独特な香りや味を付与して風味を向上させるとともに，

その抗酸化性や抗菌性のために食品の保蔵性をも高めている．最近では，香辛料成分の様々な生理機能が解明されつつある．

香辛料には，一般に芳香や辛味に加え，苦味や甘味を呈するものが多い．ここでは，各種香辛料のもつ嗜好性（辛味性，香味性，芳香性，着色性）の面からこれらを分類し，その製法，特性，利用性，生理機能などについて述べる．

● 4.6.1　辛味性香辛料 ●

胡椒や唐辛子に代表されるホットな辛味を呈するものや，芥子や粉わさびのもつシャープな辛味を呈する香辛料がある．

a. 胡椒

インド，マレーシア，ブラジルなどで栽培される胡椒は，香辛料のなかで最も多く利用されている．黒胡椒は，未熟な漿果（緑～黄緑色）を数日間堆積して発酵させた後，乾燥させたものである．外皮を含み，発酵中にポリフェノールオキシダーゼが作用するため，製品は黒変する．白胡椒は，完熟した漿果（黄～赤色）を数日間水に浸漬し，外皮を取り除き水洗した後乾燥させるので，乳白色で艶のあるものとなる．

胡椒の辛味成分はピペリン，シャビシン（アミド類）であるが，リモネン（柑橘の香り）やピネン（松の葉の香り）などのモノテルペンも含んでおり，これらのテルペン類は，胡椒をすり潰した時の爽やかな感じの臭いを付与する．これらの辛味成分や臭い成分は，ともに外皮に多く含まれている．

> 胡椒は，肉類の臭みを消す作用（矯臭作用）や防腐作用をもち，肉料理や肉の加工品（ハム，ソーセージなど）に利用される．胃液の分泌を促し，食欲増進の効果をもつ．

b. 唐辛子

ナス科に属する果菜で，完熟した実と種子を乾燥して作られる．温帯から熱帯地方で多種のものが栽培され（熱帯アメリカ原産），辛味種（タカノツメ，タバスコ）と甘味種（パプリカ）に大別される．

辛味成分はカプサイシン（アミド類）で，果皮には色素としてカプサンチン（赤色）やカロテン（黄赤）を含む．

> 唐辛子は防腐作用をもち，ソース，カレー粉，キムチなどに利用される．辛味成分は副腎髄質の主要な神経ホルモンであるエピネフリンの分泌を促し，エネルギー代謝を亢進させる．その他，消化液分泌の亢進，血管拡張・収縮などの生理作用をもつ．

c. 芥子（マスタード）

アブラナ科の芥子菜の種子を乾燥させたもので，黒芥子（和芥子）と白芥子（洋芥子）がある．黒芥子中にはシニグリン，白芥子中にはシナルビンと呼ばれる配糖体が含まれており，酵素ミロシナーゼ（チオグルコシダーゼ）の作用により，前者よりアリルイソチオシアナート（ツーンと鼻に抜けるようなシャープな辛味），後者よりパラヒドロキシベンジルイソチオシアナート（鈍い辛味）が生成する．

粒芥子（マリネ，ピクルス），芥子粉（種子を圧搾脱脂後に粉末化），練り芥子として利用される．黒芥子はハンバーグ，とんかつ，シューマイなどに，白芥子はマヨネーズ，ドレッシングなどによく合う．日本の練り芥子は，黒芥子をベースに1～3割程度の白芥子を混合して製造される．

> イソチオシアナート類は抗菌作用をもつ他，唾液や胃液の分泌を促して食物の消化を助ける．神経痛，痛風，打ち身のはり薬としても利用される．

d. 粉わさび

ホースラディッシュ（西洋ワサビ）を低温乾燥後，粉末化したものである．辛味成分は沢ワサビと同様，シニグリンより生成するアリルイソチオシアナートである．

魚介類の刺身や寿司の薬味として利用される．辛味成分は魚の生臭みを消すとともに，強い抗菌作用を示す．沢わさび中の ω-メチルスルフィニルアルキルイソチオシアナートは，突然変異抑制，がん転移抑制，血栓形成抑制などの生体調節機能を示す．

● 4.6.2 香味性香辛料 ●

食品に芳香と味を付与するもので，多くの香辛料がここに属する．

a. クローブ（丁字）

> 抗菌作用，抗酸化作用を示し，食品の保存性を高める機能がある．健胃，鎮痛，解熱などの生理・薬理作用をもつ．

モルッカ諸島などの熱帯地域で栽培されるフトモモ科の常緑樹の花蕾を乾燥したものである．精油成分としてオイゲノール，イソオイゲノールなどを含み，強い刺激的な芳香（百里香）とバニラ様の甘い爽やかな香味をもつ．矯臭作用をもち，ひき肉料理，ハムやソーセージなどの肉加工品，スープ，ソースなどに利用される．

b. ナツメグ（肉ずく），メース

> 健胃，食欲増進，嘔吐や吐き気の緩和などの生理・薬理作用をもつ．

モルッカ諸島，西インド諸島などで栽培されるニクズク科の常緑樹の果実を原料とする．種子中の仁（仁果）を乾燥したものがナツメグであり，種子を覆った深紅色の仮種皮を乾燥したものがメースである．

ナツメグとメースの香味は似ているが，後者のほうが強い．精油成分として α-ピネン，サビネン，β-ピネンなどを含み，甘い刺激性の芳香とまろやかなほろ苦さをもつ．ナツメグは，ハンバーグやミートボールなどのひき肉料理，肉加工品，ソース，ドーナツなどに利用される．メースは，主にケーキ，クッキー，プディングなどのような甘い香味のあるものに利用される．

c. シナモン（桂皮）

> シナモンは末端血行を刺激して，冷え性の予防効果を示す．その他，鼓腸の緩和，健胃作用，収斂作用などの生理・薬理作用をもつ．

クスノキ科の常緑樹の樹皮を乾燥したものである．スリランカで栽培されたセイロンニッケイの樹皮（シナモン）は，ベトナム，インドネシアで栽培された近縁種のトンキンニッケイの樹皮（カシア）より良質である．

精油の主成分はシンナムアルデヒドであり，その他オイゲノールなどを含み，爽やかな清涼感と甘い芳香，刺激的な甘味をもつ．甘い香味のあるものによく合い，ケーキ，クッキー，プディング，ジャム，シロップ煮などに利用される．

d. オールスパイス

> 抗菌作用，抗酸化作用を示す．消化促進，抗腫瘍作用などの生理・薬理作用をもつ．

ジャマイカなどの西インド，中南米で栽培されるフトモモ科の常緑樹の完熟前の果実を採取して乾燥したものである．シナモン，ナツメグ，クローブなどを混合した香りをもつ．

精油成分として主にオイゲノールの他，メチルオイゲノールなどを含み，強い香りをもつ．香り成分は果実の外皮に多く含まれるので，使用前にまるごと，すばやくすり潰すとよい．カレー料理，ピクルス，ビスケット，畜肉製品，ソースなどに利用される．

e. 粉しょうが

生姜の根茎を乾燥して粉末化したものである．香りが強く，適度な辛味をもつものがよい．香りの主成分はジンギベレンで，その他，カンフェン，ビザボレンなどの精油を含む．辛味成分として，ジンゲロール，ショーガオール，ジンゲロンなどを含む．

生臭みを消す効果が強く，魚料理などに利用される．身体を暖め，胃液の分泌を促して食物の消化を助ける．その他，発汗，鎮咳，鎮吐などの生理・薬理作用をもつ．

f. 粉さんしょう

ミカン科の落葉灌木に結実した果実を乾燥して粉末化したものである．香りの主成分はジペンテンで，その他，ゲラニオール，シトロネラールなどの精油を含む．辛味成分として，サンショオール（アミド類）などを含む．

健胃，消炎，利尿，駆虫などの生理・薬理作用をもつ．

かんきつ系の芳香とピリッとした辛さが珍重され，うなぎの蒲焼き，焼き鳥，七味唐辛子に利用される．中国では花椒(ホアジャオ)（日本さんしょうの近縁種）が，花椒塩(ホアジャオエン)や五香粉(ウーシャンフェン)に使用され，鶏のから揚げや中華料理に利用されている．

● 4.6.3 芳香性香辛料 ●

特に，食品に芳香を付与するもので，カルダモン，コリアンダー，タイム，バニラ，ローズマリー，ローレルなどがある（表4.18）．

表 4.18 芳香性香辛料の化学成分，利用法，生理・薬理作用

品名	主な化学成分	利用法	生理・薬理作用
カルダモン	シネオール α-テルピニルアセテート	カレー，ケーキ，スープなど	消化促進 健胃 駆風
コリアンダー	リナロール α-ピネン β-ピネン	カレー，ソーセージ，卵料理，クッキーなど	抗酸化性 抗菌性 健胃 鎮咳
タイム	チモール カルバクロール p-シメン	肉料理，魚料理，クラムチャウダーなど	抗酸化性 鎮咳
バニラ	バニリン	お菓子，アイスクリーム，プリンなど	(矯味，矯臭)
ローズマリー	シネオール カンファー α-ピネン	鶏肉の香草焼き，スペアリブ，ラム料理など	抗酸化性 健胃 強壮
ローレル	シネオール リナロール α-ピネン	肉料理，乳料理，スープなど	利尿 消化促進

● 4.6.4 着色性香辛料 ●

食品や料理の着色を目的として利用される香辛料である.

a. サフラン

アヤメ科の多年草の花のめしべの柱頭を乾燥させたもので,黄橙色を呈する.色の主成分は,クチナシにも含まれるクロシンである.香気成分として,ピクロクロシンとその分解産物であるサフラナールを含む.一つの花から3本しか採れないので高価な香辛料である.パエリア,ブイヤベース,サフランライスなどに利用される.

> 鎮痛,発汗,健胃などの生理・薬理作用をもつ.

b. ターメリック（ウコン）

ショウガ科の多年生ウコンの根茎を煮熟した後,乾燥,粉末化したもので,黄色（酸性領域）を呈する.色素成分はクルクミンであり,抗酸化作用,抗炎症作用,抗がん作用などを示す.カレー粉には不可欠であり,その他,たくあん,マーガリンなどにも利用される.

> 健胃,外傷止血作用などの生理・薬理作用をもつ.

● 4.6.5 混合香辛料 ●

七味唐辛子には,唐辛子,ゴマ,麻の実,粉さんしょう,陳皮,ケシの実,青のり（紫蘇）が含まれる.メキシコ料理に利用されるチリパウダーは,チリペッパーにオレガノなどの数種類の香辛料を混合したものである.カレー粉には約20～30%のウコンが含まれており,その他,コリアンダー,クミン,カルダモン,唐辛子,芥子,胡椒,ナツメグなど多くの香辛料が使用されている.五香粉には花椒,クローブの他,フェンネル,スターアニス（八角）,陳皮のうち2種,カシア,シナモンのうち1種が混合されている.

4.7 嗜好飲料食品素材

嗜好飲料とは,本来,食事の前後や食間に栄養素の補給を目的としないで,ヒトの嗜好を満足させるために飲用する飲物であり,生活に豊かさと潤いを与えてくれる食品でもある.ここでは,アルコール飲料と非アルコール飲料に大別し,その種類,製法,特性,生理機能などについて述べる.

● 4.7.1 アルコール飲料（酒類）●

わが国では,酒税法により,1%以上のエチルアルコールを含む飲料を酒類と規定している.その製造法の差異により,醸造酒,蒸留酒,混成酒に分類される（表4.19）.

醸造酒の代表的なものに果実酒（ワイン）,ビール,清酒がある.果実酒はぶどうなどに含まれる糖類を,酵母が直接アルコール発酵したもので,単発酵酒に分類される.一方,ビールや清酒は穀類中のデンプンの糖化とアルコール発酵を行ったもので,複発酵酒に分類される.前者のビールは,麦芽

表 4.19 酒類の分類と醸造原理

分類	製　造　法		品　名
醸造酒	単発酵酒（原料中の糖類の発酵を直接行う）		ワイン，りんご酒
	複発酵酒	単行複発酵酒（デンプンの糖化後に発酵を行う）	ビール
		並行複発酵酒（デンプンの糖化と並行して発酵を行う）	清酒，紹興酒
蒸留酒	果実発酵液（単発酵式）の蒸留		ブランデー
	麦芽の糖化・発酵液（単行複発酵式）の蒸留		モルトウィスキー
	コーン，ライ麦，麦芽の糖化・発酵液（単行複発酵式）の蒸留		グレインウィスキー
	穀類，いも類の糖化・発酵液（並行複発酵式）の蒸留		米焼酎，麦焼酎，蕎麦焼酎，芋焼酎
混成酒	酒類を基材として，果実，香草，甘味料，香料，色素などで加工した酒		リキュール，甘味果実酒，みりん，薬酒

中のデンプンをアミラーゼによって糖化させた後，アルコール発酵を行ったものである（単行複発酵酒）．後者の清酒は，蒸米中のデンプンの糖化と，同時にアルコール発酵が進行したものである（並行複発酵酒）．

蒸留酒は，同様の発酵形式で製造された発酵液を蒸留してアルコール濃度を高めたものである．ブランデーは果実発酵液を蒸留したものであり（単発酵式），ウィスキーは穀類発酵液を蒸留したものである（単行複発酵式）．焼酎は穀類やいも類などを原料とし，清酒と同様の製法でアルコール発酵液を作り，これを蒸留したものである（並行複発酵式）．

混成酒は，醸造酒や蒸留酒に糖類，果実類，種々の香草などを加えたものであり，甘味果実酒，みりん，薬酒，リキュールなどがある．

a. 果実酒

果実酒は，果実中のグルコースやフルクトースなどをアルコール発酵させたもので，ブドウを原料としたものをワインと呼ぶ．赤ワインでは赤色系あるいは黒色系ブドウを破砕し，果皮および種子を含んだまま発酵を行う（主発酵）．圧搾機で搾汁した後，さらに糖分がほとんどなくなるまで後発酵を行う．白ワインでは，緑色系あるいは赤色系ブドウを破砕・搾汁し，果皮および種子を除いた果汁を原料として発酵を行う．アルコール発酵には，純粋培養した酵母（*Saccharomyces cerevisiae*）が使用される．発酵時には一般にメタ亜硫酸カリウム（$K_2S_2O_5$）が加えられるが，これより発生する亜硫酸ガスがワイン醸造における雑菌の増殖抑制，酸化防止，色素の安定化などに役立っている．発酵を終えた生ワインは，樽中で熟成を行い（赤ワインで1～3年間，白ワインで0.5～1年間），さらにビンに詰めて長期間の貯蔵・熟成を行う．

赤ワインの赤色色素は，アントシアニン，あるいはこれが熟成期間中に重合したポリマーである．一般に酸味（酒石酸，乳酸など），渋味（カテキン類，タンニン類）などが強く，辛口ワインとして利用される．白ワインでは，原料ブドウ中の糖分が残った甘口のものが多い．

赤ワインをよく飲むフランス人は，脂肪摂取量が多いにもかかわらず，心疾患による死亡率が低いことが知られている（フレンチパラドックス）．最近，アントシアニン類やカテキン類（抗酸化物質）が，ヒトのLDLコレステロールの酸化を抑制したり，ぶどう果皮や種子に含まれるリスベラトロール（C_6-C_2-C_6）が血小板凝集抑制作用，抗がん作用などの生理機能を示すことが報告されている．白ワインには，非フラボノイド系のフェノール性化合物が多く含まれており，これらは抗菌作用を示す．

b. ビール

ビールは麦芽, ホップなどを原料として糖化・発酵を行った発泡性酒である (図 4.24). 二条大麦を浸漬, 発芽させて緑麦芽を調製する. この間, 胚で生合成されたジベレリンによってアミラーゼ, プロテアーゼなどの酵素類が誘導・産生される. 緑麦芽の酵素類を失活させないように焙燥し, アミノ・カルボニル反応によって麦芽 (malt) に色 (メラノジン) と香り (麦芽香) を付与する. 麦芽は粉砕後, 温水とともに糖化槽に仕込み, まず麦芽プロテアーゼによりタンパク質を分解する. その後, 副原料として米やコーンなどが加えられる場合もあるが, ここで麦芽中のデンプンはアミラーゼによって分解される. 糖化を終えたもろみより麦汁を調製し, 煮沸釜でホップを加えて加熱する. ホップの香りと苦味 (フムロンが加熱によって異性化したイソフムロン) が麦汁に移行するとともに, 強いアミノ・カルボニル反応によりビールの色や香味が形成される. ろ過・冷却後, 発酵槽に移し, ここにビール酵母 (*S. cerevisiae*) を加えてアルコール発酵を行う. 主発酵を終えた若ビールを密封系の貯蔵タンクに移し, 低温下で緩慢な発酵を続ける (後発酵). この時生じた炭酸ガスはビール中で飽和状態となり, 酵母やタンパク質は沈殿し, 香味が熟成する. このビールをろ過したものが生ビール (ドラフト・ビール) で, さらに加熱・殺菌したものがラガー・ビールである. ビールは麦芽比率 67% 以上で製造されるが, この比率が 50% 未満で製

> イソフムロンは抗菌作用を示すとともに, タンパク質と複合体をつくり, 泡の形成・安定化に役立っている. ビールは大麦由来のビタミン B 群などを多く含むが, プリン体の含有量も多く痛風のヒトには注意を要する. 適量の飲酒は HDL コレステロール値を上昇させるが, 飲み過ぎはこの値を低下させ, 中性脂肪を増加させる.

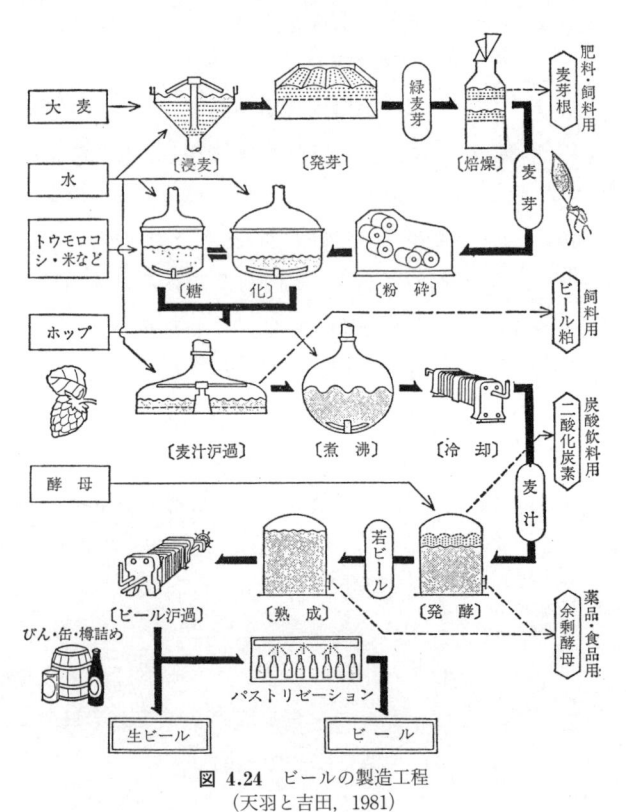

図 4.24 ビールの製造工程
(天羽と吉田, 1981)

造されたものは発泡酒(雑酒)に分類される.市場に出回る多くの発泡酒の麦芽比率は,25%未満である.

c. 清酒

清酒(日本酒)は米,米麹,水を原料として糖化・発酵を行った酒である(図4.25).玄米(酒造米)を精米し(精米歩合は純米酒・本醸造酒で70%以下,吟醸酒で60%以下,大吟醸酒で50%以下),一定時間の水浸漬を行った後,蒸し米を調製する.ここに黄麹菌(*Aspergillus oryzae*)を接種し製麹を行う.この米麹の一部を用いて酒母(清酒酵母 *S. cerevisiae* を十分に含むスターター)作りを行う.酒母に米麹,蒸し米,汲み水を加えてもろみを仕込む(初添).米麹中のアミラーゼによって,デンプンは糖化されてグルコースとなり,並行して酵母によるアルコール発酵が進む.このもろみ中での糖化と発酵がバランスよく,円滑に進行するために,仕込みは通常3回に分けて行われる(三段仕込み).2回目,3回目の仕込みは,仲添,留添と呼ばれる.アルコール度20%近くの熟成もろみを搾って,新酒と酒粕に分ける(上槽).新酒は冷所でおり引きを行い,生酒となる.これを低温殺菌(火入れ)した後,貯蔵タンクでねかし,味を調える.

> 清酒には,旨味とこく,甘い芳香がある.旨味成分として,コハク酸,乳酸などの有機酸やアミノ酸があり,香気成分として,種々のエステル類が存在する.酢酸イソアミルやカプロン酸エチルは,吟醸香に関与する.アルコールは食欲の増進,ストレスの解消などに役立つが,最近では清酒,酒粕に含まれるある種のペプチド類が,ACE阻害作用やプロリルエンドペプチダーゼ阻害作用を示し,高血圧予防や健忘症予防につながる可能性も示唆されている.

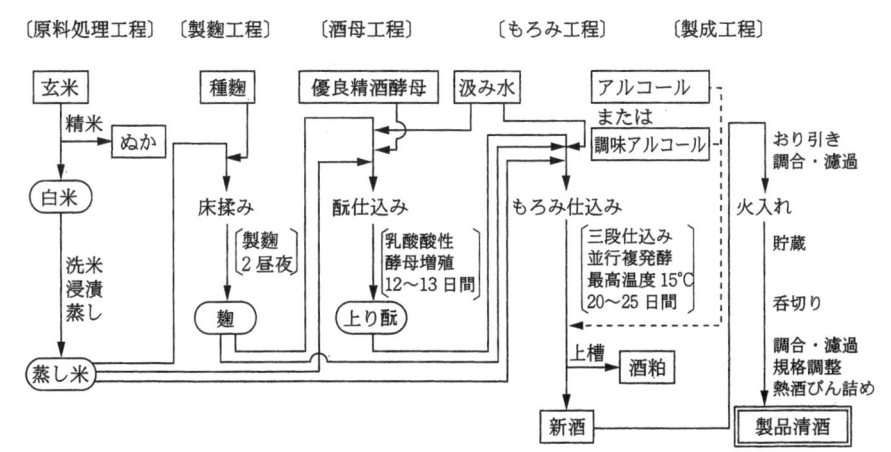

図 4.25 清酒の製造工程
(吉沢 淑他編:醸造・発酵食品の事典,朝倉書店,2002)

4.7.2 非アルコール飲料

非アルコール性の嗜好飲料として,茶,コーヒー,ココア(世界の三大嗜好飲料)の他,種々の清涼飲料などがある.

a. 茶

茶はツバキ科の常緑樹の新芽や若葉(茶葉)を加工したもので,通常その浸出液を飲用する.その製造法の差異により,不発酵茶(緑茶),半発酵茶(ウーロン茶),発酵茶(紅茶)などに分類される(図4.26).

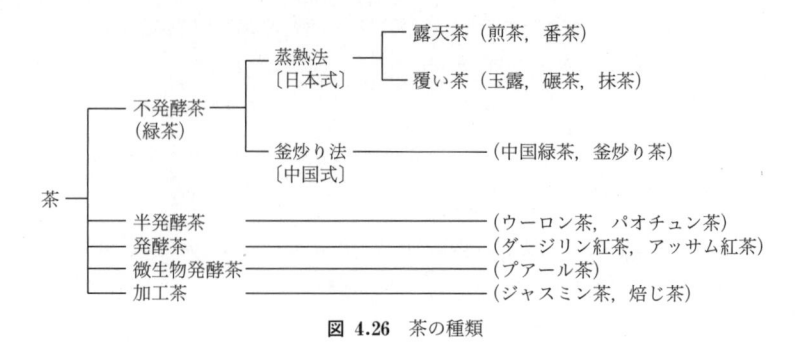

```
                        ┌─ 蒸熱法 ──┬─ 露天茶（煎茶，番茶）
              ┌─ 不発酵茶 ┤ 〔日本式〕└─ 覆い茶（玉露，碾茶，抹茶）
              │ （緑茶）  │
              │          └─ 釜炒り法 ──── （中国緑茶，釜炒り茶）
              │             〔中国式〕
茶 ──┼─ 半発酵茶 ───────────────── （ウーロン茶，パオチュン茶）
              ├─ 発酵茶 ─────────────────── （ダージリン紅茶，アッサム紅茶）
              ├─ 微生物発酵茶 ───────────── （プアール茶）
              └─ 加工茶 ─────────────────── （ジャスミン茶，焙じ茶）
```

図 4.26 茶の種類

1) 緑茶

緑茶は日本茶とも呼ばれ，煎茶や番茶などの露天茶，玉露や抹茶などの覆い茶がある．日本の緑茶の製造法における特徴は，茶葉の蒸熱工程にある（図 4.27）．この工程で茶葉を蒸気で加熱し，ポリフェノールオキシダーゼ（酸化酵素）やクロロフィラーゼを酵素失活させるので，製品となる緑茶は酵素的褐変を受けることなく，緑色も保持される．また，ビタミンCもアスコルビナーゼによる分解を受けず，緑茶中に残存する．中国茶では，茶葉を釜で焙炒する．

> 玉露などの覆い茶には，旨味成分であるテアニン（γ-グルタミルエチルアミド）が多く含まれる．このアミノ酸には，リラックス効果が認められている．

緑茶はまろやかな苦味や渋味，旨味，甘味，芳香などをもつ．苦味成分であるカフェイン（テイン）は，脳の覚醒作用，利尿作用を示す．渋味を示すカテキン類（エピガロカテキンガレート：EGCG，エピカテキンガレート：ECGなど）には，抗酸化作用，抗がん作用，血圧上昇抑制作用，コレステロール低下作用，抗菌・抗ウィルス作用，抗アレルギー作用，虫歯予防作用など多くの生理機能が見出されている．

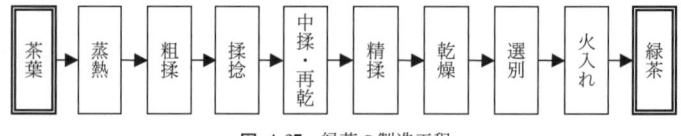

```
茶葉 → 蒸熱 → 粗揉 → 揉捻 → 中揉・再乾 → 精揉 → 乾燥 → 選別 → 火入れ → 緑茶
```

図 4.27 緑茶の製造工程

2) 紅茶

紅茶は茶葉を陰干ししておれさせた（萎凋）後，この葉をよく揉捻して酸化酵素の作用を十分に進行させる（発酵）．この工程でビタミンCやクロロフィルは分解されるが，カテキン類は酸化重合してテアフラビン（橙赤色）やテアルビジン（赤褐色）を形成する．また，発酵中には紅茶特有の芳香（リナロール，ゲラニオールなど）が生成する．テアフラビン類には，抗変異原性，血圧上昇抑制作用，抗ウィルス作用などが知られている．

3) ウーロン茶

ウーロン茶は主に中国で生産される半発酵茶であり，まず茶葉を日光にさらした後，室内でさらにしおれさせる．この間に発酵が進むが，紅茶のよう

> ウーロン茶中の発酵時に生成される高分子ポリフェノール類は，虫歯菌（*Streptococcus mutans*）の産生するグルコシルトランスフェラーゼ（GTase）を阻害することにより，抗う触作用を示す．

に茶葉を揉捻しないので，酵素反応は緩慢である．ウーロン茶特有の芳香が生成したところで，釜炒りを行って発酵をとめる．製品は，紅茶と緑茶の中間的な香味をもつ．台湾では，ウーロン茶より発酵の度合が低いパオチュン茶が製造される．

b. コーヒー

アカネ科のコーヒー樹の成熟した果実の種子（生豆）を焙煎，粉砕したものがレギュラーコーヒーであり，通常，この熱湯浸出液を飲用する．この浸出液を凍結乾燥法や噴霧乾燥法で水分を除去したものが，インスタントコーヒーである．コーヒー特有の色や芳香は，焙煎時のアミノ-カルボニル反応による．

コーヒー中の苦味成分であるカフェインは，神経興奮作用を示す．渋味成分であるクロロゲン酸（タンニン）は，活性酸素消去作用を示す．

c. ココア

アオギリ科のカカオ樹の果実の種子（カカオ豆）を堆積発酵させた後，乾燥させてココア豆とする．この豆を焙煎した後，外皮および胚芽をとり除いた胚乳部（ニブ）を圧搾し，ココアバターの一部を除去して微粉末化したものがピュアココアである．これに，粉乳や砂糖などを加えたものがミルクココア（インスタントココア）である．

ココアはニブの粉末をそのまま溶かして飲むので，豆中の食物繊維などを有効に利用できる．ココア中のテオブロミンは，カフェインと同様の生理機能を示すが，その作用は穏やかである．ココア豆にはカテキンやプロシアニジンなどのポリフェノール類が豊富に含まれ，これらは抗酸化作用，胃粘膜障害の予防作用，動脈硬化予防作用などを示す．

4.8 調理加工食品素材

調理加工によりもたらされる食品を商品としてみた場合，図4.28に示されるように食に関する商品により多岐にわたる．農産物，畜産物，水産物あるいはこれらより派生する各種の生産品がまた，素材食品となる．また，調

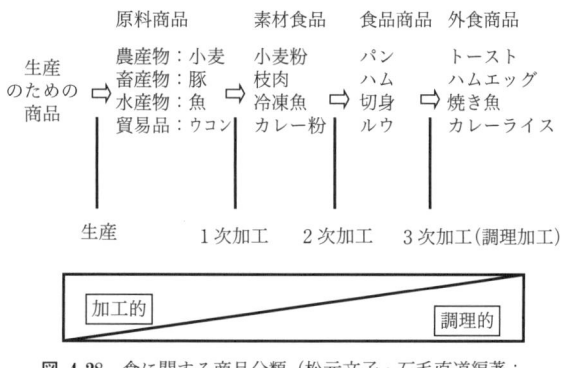

	原料商品	素材食品	食品商品	外食商品
生産のための商品	農産物：小麦 畜産物：豚 水産物：魚 貿易品：ウコン	小麦粉 枝肉 冷凍魚 カレー粉	パン ハム 切身 ルウ	トースト ハムエッグ 焼き魚 カレーライス
生産	1次加工	2次加工	3次加工（調理加工）

加工的　　　　　　　　　　　　調理的

図 4.28 食に関する商品分類（松元文子・石毛直道編著：2001年の調理学，光生館，1988）

表 4.20 加工と調理の比較

加 工	調 理
食品から食品を作る	食品から食べ物を作る
品質管理（一定品質の食品を得ようとする）	創造的（最上品質の作品を得ようとする）
包装，運搬，保存をたてまえとする	盛り付け，配膳，即時喫食をたてまえとする
対象は不特定多数	対象は特定の個人または集団
作る人の個性は排除される	作る人の個性が期待される

（杉田浩一：調理の科学，医歯薬出版，1981）

理と加工を比較すれば，人の口へ運ばれる「食べ物」への操作を調理とするならば，加工は品質が一定の貯蔵性に重きをおいた活動である（表4.20）．すなわち，一次加工品，二次加工品，三次加工品……と加工操作の連続した蓄積により，食品の生産が続き，その過程で調理による食べ物の生産工程（調理操作）が行われているである．

これらの調理加工食品素材は，生鮮食品と呼ばれる「生もの」そのものであったり，これを乾燥や凍結などの工程操作で貯蔵性を高めたもの（乾物）であったりする．さらに調味液による味付け操作をなされた食品が，加わっていく．したがって，前述の調味料食品，香辛料食品等を利用し，貯蔵性を付加した食品すべてが調理加工食品素材の対象となる．単純な調理操作により，供食になるものなどは，味付けが十分になされているか，逆に味付け直前の段階までの食品も対象である．

調理加工食品の素材として注意すべきことは，その安全性が第一であり，有害物質に汚染されたものは，除去操作による低減がなされても，調理加工の対象とはならない．

4.9 その他

4.9.1 キノコ類

キノコは真菌門に属する生物の子実体の総称である．食用や薬用となるキノコは，わが国ではおよそ300種である．キノコは自然に生育したものを収穫する以外に，多くは人工栽培されている．おが屑への種菌を接種して栽培される（おが屑栽培）ものに，エノキタケ，ヒラタケ，ブナシメジなどがある．榾木（ほたぎ）に穴を開けて種菌を接種して栽培される（榾木栽培）ものに，シイタケ，ナメコなど．堆肥で栽培床を作り，ここに種菌をつける（堆肥床栽培）ものに，マッシュルームなどがある．これら栽培品は天然品と比較した場合に，風味に差があり，天然品のほうが嗜好的においしいといわれる．

キノコは，栄養的に低エネルギー，食物繊維，ビタミンB_2，ビタミンD含有量に富む．エネルギー的にはアトウォーターの係数（1g当たり炭水化物，タンパク質では4 kcal，脂質9 kcal）により算出した値に0.5を乗じたものを成分表では表示している．食物繊維量は2.0～4.7%を占める．ビタ

ミン D に関して，エルゴステロールはプロビタミン D の一種で，紫外線照射でビタミン D_2 に変換されるため，乾燥加工品では天日乾燥品の方が熱風乾燥品よりビタミン D 含有量が多くなる．

a. シイタケ（椎茸）

ほとんどが人工栽培（榾木栽培・菌床栽培）により，生産されている．生しいたけでは，菌摺がはっきりし，白色のものが新鮮品である．これらを乾燥加工した干ししいたけでは傘があまり開いていない肉厚の冬茹（どんこ）と傘が開いた肉薄の香信（こうしん）があり，前者のほうが味がよい．しいたけに含まれる呈味成分には，うま味成分として 5′-グアニル酸とグルタミン酸，アスパラギン酸がある．しいたけ特有の香りにレンチオニン（含硫化合物）があり，乾燥工程中にレンチニン酸から酵素作用により生成する．

b. エノキタケ

栽培瓶による菌床栽培のものがほとんで，菌柄が長くもやしのような形状をしている．野生のものは傘が大きく特有の香気を有している．エノキタケを醬油などで味付け加工し，瓶詰したものがなめたけである．

c. マイタケ（舞茸）

サルノコシカケ科に分類され，独特の香りと食感（歯切れ）が珍重されてきた．人工栽培ではほとんどが黒色の品種であったが，最近では白色の品種も流通している．抗腫瘍性や抗肥満性などの研究が成されている．

d. マツタケ

マツタケオール，桂皮酸メチルなどの特有の香気成分が特徴である．天然ものが流通しているが，国内生産量は少なく，中国，韓国，北朝鮮，カナダ等から輸入されている．

e. シメジ

シメジ類は国内では 20 余種が知られているが，ホンシメジにその形態が似ているブナシメジが，現在シメジと称して流通している．

f. マッシュルーム

和名はツクリタケで，西洋マツタケともよばれる．シャンピオンはフランス語読みである．香気は少ないが，特有の舌触りがある．

● 4.9.2 山菜類 ●

野菜類の中で，特にあくが強いものを山菜と称する．ワラビ，ゼンマイ，フキノトウ，ツクシ，タラの芽，セリなどがある．これらは灰，灰汁，重曹などで処理することで渋味，苦味，えぐ味を除去し，食材として利用される．

● 4.9.3 ハーブ類 ●

ハーブの語源は，ラテン語の *herba* 「草本」であり，薬草，香草の総称と

その他のキノコ類
エリンギ
ヒラタケの近縁種で，地中海周辺のアフリカから中央アジアに自生するきのこである．おが屑栽培されており，白色で肉が厚い．

ナメコ（滑子）
名前の由来は，粘質物に傘，柄がおおわれていることによる．粘質物はムチンが主成分である．

キクラゲ（木耳）
多くは輸入品で，乾燥品として流通しており，水戻しにより 7~8 倍になる．クラゲに似た食感（歯ごたえ）である．

ハーブの作用
●賦香作用（香りづけ）：食品や料理に好ましい香りをつけ，ナツメグ，シナモン，バジル，八角などがある．
●矯臭作用（におい消し）：肉類や生魚などの臭みを有する食材のにおいを消す（マスキング）ために用いられる．月桂樹の葉（ベイリーブス），ローズマリー，セージ，タイム，ガーリック，オレガノ，クローブ（丁字）などがある．
●辛味づけ：口腔内への刺激をもたらす辛味成分を含むもので，レッドペッパー（唐辛子），こしょう，さんしょ，ジンジャー，マスタード，わさびなどある．
●着色作用（色づけ）：成分的に水溶性の着色成分を含むサフラン，脂溶性のターメリック（うこん），パプリカなどがある．

して使われる．わが国ではスパイス（香辛料）の一種として調味料的，薬味的な利用が主であるが，抗酸化能，抗菌作用などの面からの利用もある．

スパイス（香辛料）としては，食材に香りを与える特性を有するとともにその主たる目的から賦香作用（香りづけ），矯臭作用（におい消し），食欲増進作用（辛味づけ），着色作用（色づけ）により使い分けられている．

表 4.21 主香辛料の香味特性・用途

I. 賦香作用をもつ香辛料

香辛料	香り特性（主成分）	呈味特性	その他の活性の有無	
			抗菌活性	抗酸化性
オールスパイス	シナモン，クローブ，ナツメグ様香気（オイゲノール，チモール）	辛味，苦味		○
ナツメグ（ニズズク）	甘い刺激性の香り（カンフェン，ミリスチシン，ゲラニオール，オイゲノール）	辛味，まろやかな苦味	○	○
シナモン（桂皮，肉桂）	芳香，甘い香り（シンナミックアルデヒド，オイゲノール）	辛味，苦味	○	○
バジル	シソ科特有香，さわやかな甘い香り（メチルチャビコール，リナロール）	クローブ様，微苦味	○	○
マジョラム	タイム，オレガノ風芳香（α-テルピネオール）	微苦味	○	○
ディル	刺激的な芳香（カルボン）	辛味		○
クミン	芳香（カレー粉様）（γ-テルピネン，クミンアルデヒド）	弱い辛味	○	○
アニス	甘い芳香（アネトール）		○	○
八角（スターアニス）		微苦味，渋味	○	
フェンネル			○	○

II. 矯臭作用をもつ香辛料

香辛料	香り特性（主成分）	呈味特性	その他の活性の有無	
			抗菌活性	抗酸化性
ベイリーブス（月桂樹の葉）	清涼感のある芳香（シネオール，リナロール，オイゲノール）	弱い苦味	○	○
ローズマリー	甘い芳香，青くさい，ショウノウ様（1,8-シネオール，ボルネオール）	さわやかな微苦味		○
クローブ（丁字）	刺激性の香り，甘いバラ様（オイゲノール，カリオフィレン）	辛味 苦味	○	○（オイゲノール）
セージ	カンファー様香芳，ヨモギ様（α-&β-ツヨン，1,8-シネオール）	弱い渋味，弱い辛味，さわやかな微苦味	○	○
タイム	すがすがしい芳香（チモール，エルパクロール，p-シメン）	微苦味	○	○（チモール，カルパクロール）
ガーリック（ニンニク）	刺激臭（アリシン，ジアリルジスルフィド）	辛味	○	○（ジアリルジスルフィド）
カルダモン	ショウノウ様芳香（シネオール，リナロール，α-テルピニルアセテート）	刺激性のある快い味		○
オレガノ	シソ科植物のさわやかな香り（チモール，メチルチャビコール）	さわやかな味	○	○
キャラウェイ	そう快な香り（カルボン，リモネン）			○

III. 辛味に特徴をもつ香辛料

香辛料	香り特性（主成分）	呈味特性	その他の活性の有無	
			抗菌活性	抗酸化性
レッドペッパー（トウガラシ）		辛味（カプサイシン）		○
コショウ	黒コショウ：芳香性，白コショウ：発酵臭（ピネン，フェランドレン，リモネン）	辛味（ピペリン，シャビシン）	○	○
サンショウ	独特の芳香（シトロネロール，シトロネラール）	辛味（サンショオール）		
ジンジャー	甘いすがすがしい芳香（ジンギベレン，シトラール）	さわやかな辛味（ショーガオール）	○（ジンゲロン，ショーガオール）	○
マスタード	芳香（アリルイソチオシアネート）	辛味，うま味（アリルイソチオシアネート）	○	○
ワサビ	新鮮で甘い芳香（6-メチルチオヘキシル NCS，ペンテニル NCS）	辛味（アリルイソチオシアネート）	○	
ナンキョウ（ガランガル，カー）	樹脂様さわやかな香気（1,8-シアネール，7-アセトキシチャビコールアセテート）	辛味		○

IV. 着色作用のある香辛料

香辛料	香り特性（主成分）	呈味特性	その他の活性の有無	
			抗菌活性	抗酸化性
サフラン	スパイシーな芳香（サフラナール），微苦味	水に溶けて黄金色（クロシン）	△（サフロール）	
ターメリック	土くさいスパイシーな香りと微苦味（ターメロン，ジンギベレン）	黄色（クルクミン）		○（クルクミン）
パプリカ	精密様甘い香りと微辛味（2-メトキシ-3-イソプチルピラジン）	赤〜橙色（カロチノイド系色素）		○

（田村真八郎・川端　晶：食品調理機能学，建帛社，1997）

　また，生体調節機能として現在，代謝調節機能や血圧降下作用などの生理機能を期待した利用，研究もあるが，これらの機能性については本項ではとり上げない．

4.9.4 漬け物類

　植物性食品の保存性を高めたものに漬け物がある．この作用は食塩の浸透圧によるものである．食塩以外に砂糖，アルコールなどの他の調味料や酸の添加，先の香辛料の添加などによっても保存性を高めている．漬け物はこれら食塩，砂糖，酢等の添加による以外に，微生物による発酵作用（酵素作用）を合わせて利用することで独特の芳香を付与したものもある．また，水産物として魚介類を酒粕，味噌，麹などに漬けたものもあり，野菜と合わせて漬け込んだ漬け物もある．漬け物類では，わが国のたくわん，韓国のキムチ，中国の搾菜（ザーサイ），西洋のピクルスなど食文化を反映したものが多い．

表 4.22 漬物の種類と副原料

種類	副原料
塩漬け	農産物塩漬け：キュウリ，ナス，白菜，野沢菜，カラシ菜，スグキ菜，ショウガなど． 梅漬け：梅干し，調味梅干し．
しょうゆ漬け	農産物しょうゆ漬け：キュウリ，山菜，キノコ，シソの実． きざみしょうゆ漬け：キュウリきざみ漬け，ふくじん漬けなど．
酢漬け	農産物酢漬け：ダイコン，カブ，ラッキョウ，ミョウガ，ショウガ． きざみ酢漬け：しば漬け（シソ，ナス），はりはり漬け（切り干しだいこん）．
ぬか漬け	ぬかみそ漬け：キュウリ，ダイコン，ナス，カブ． たくあん漬け：ダイコン．
かす漬け	なら漬け：ダイコン，シロウリ，キュウリ，ナス，ショウガ，スイカ． わさび漬け：山海漬けなど．
みそ漬け	野菜みそ漬け：ニンジン，ダイコン，ナス，キュウリ，ショウガ，ミョウガ，シソの実． 山菜みそ漬け：ワラビ，ゼンマイ，山ゴボウ，ヒメタケノコ．
こうじ漬け	三五八漬け：ナス，キュウリ，カブ，ダイコン． べったら漬け：ダイコン．
からし漬け	ナス，フキなど．
一夜漬け	キュウリ，ナス，カブ，菜類など．

（森友彦・河村幸雄編：食べ物と健康 3，化学同人，2004）

参 考 文 献

池田清和・柴田克己編：食べ物と健康 1，化学同人，2004

岩井和夫・中谷延二編：香辛料成分の食品機能，光生館，1989

大鶴　勝編：食品学総論，朝倉書店，1987

沖谷明紘篇：肉の科学，朝倉書店，1997

加藤保子編：食品学各論，南江堂，1998

上野川修一編：乳の科学，朝倉書店，1996

川端晶子・畑　明美著：調理学，建帛社，2002

瀬口正晴・八田　一編：食品学各論，化学同人，2003

武政三男：スパイスのサイエンス，文園社，1990

田主澄三・小川　正編：食べ物と健康 2，化学同人，2003

田村真八郎・川端晶子：食品調理機能学，建帛社，1997

中村　良編：卵の科学，朝倉書店，1998

日本食肉消費総合センター：食肉がわかる本　改訂版，財団法人日本食肉消費総合センター，2001

福場博保・小林彰夫編：調味料・香辛料の事典，朝倉書店，1991

前田安彦：漬物学，幸書房，2002

森　友彦・河村幸男編：食べ物と健康 3，化学同人，2004

山内文男編：食品タンパク質の科学－タンパク質食品の製造と利用編－，食品資材研究会，1987

吉沢　淑編：酒の科学，朝倉書店，1995．吉沢　淑・石川雄章・蓼沼　誠・長澤道太郎・永見憲三編者：醸造・発酵食品の事典，朝倉書店，2002

リチャード・メイビー（神田シゲ・豊田正博訳）：ハーブ大全，小学館，1990

5. 食品の機能性

5.1 食品の機能

　　　　食品には様々な成分が含まれており，食品の多面的な働き（機能）は一次機能から三次機能として捉えることができる．まず，食品に含まれる重要な成分として，栄養素がある．一次機能（栄養機能）とは，食品の栄養素がエネルギー供給などのように，生体に短期・長期に栄養学的な作用を示す働きである．また，食品はおいしさが大切であり，二次機能（味覚・感覚機能）とは，食品の色，味，テクスチャー等がおいしさに関わる働きである．さらに，食品には体調を整える働きがあり，病気の予防や健康の維持・増進に関わる三次機能（生体調節機能）がある．特に，食品の三次機能は最近研究が進められ，食品には多くの生体調節機能があることがわかってきており，それらの機能を活用した食品である特定保健用食品（通称，トクホ）が商品化されている．

● 5.1.1　栄養素・エネルギー供給（一次機能）●

　食品の機能を考える上で，食品は安全であることが根幹であり，その上に食品の機能がある．そして，食品の一次機能とは，食品の栄養成分がヒトの活動へのエネルギーの補給をしたり，体の構成成分となったり，生命活動を円滑に行わせるといった働きである．例えば，食品に含まれる糖質，脂質，たんぱく質は，エネルギーの供給源となり，たんぱく質，カルシウム，リンは，体の構成成分となる骨を形成している．また，ビタミン，ミネラルは不足により欠乏症にもなり，生命活動に重要なもので体の調子を整えている．このように食品に含まれる栄養素は，食品の一次機能に関わっている．

● 5.1.2　おいしさ：色，味，香り，テクスチャー（二次機能）●

　食品のおいしさも大切な機能で，これに関与する要因として，色，味，香り，テクスチャーがあり，食品にはこれらに関わる多くの成分が含まれ，これらが総合されておいしさを与えている．

　食品の色は，料理に彩を添え，目を楽しませることから食欲を増進させる

表 5.1 食品の色に関わる成分

分類	種類	色素名	色調	主な所在
カロテノイド類	カロテン	α-カロテン	黄橙	トウガラシ, カボチャ
		β-カロテン	黄橙	緑黄色野菜, マンゴー, だいこんの葉
		γ-カロテン	黄橙	サツマイモ, アンズ
		リコピン	赤	トマト, すいか, 柿, アンズ
	キサントフィル	ルテイン	黄橙	卵黄, アマノリ
		クリプトキサンチン	黄橙	ミカン, トウモロコシ, パパイア, 卵黄
		ゼアキサンチン	黄橙	卵黄, オレンジ, トウモロコシ
		カプサンチン	赤	トウガラシ, パプリカ
		アスタキサンチン	赤	エビ, カニの殻（加熱後）, サケ
		フコキサンチン	赤	褐藻類（コンブ, ワカメ）
ポルフィリン類	葉緑素	クロロフィル	緑	植物の葉
	ヘム色素	ヘモグロビン	赤	血液
		ミオグロビン	赤	肉

分類	種類	色素名(配糖体)	色調	主な所在	色素名(アグリコン体)	色調	主な所在
フラボノイド類（広義）	フラボノイド（狭義） フラボン	アピイン	無	パセリ, セロリ, キンカン	アピゲニン ノビレチン	淡黄 淡黄	コーリャン ミカン
	フラボノール	ルチン ケルシトリン アストラガリン	無 無 無	ソバ, トマト 茶 イチゴ	ケルセチン ケンフェロール	黄 黄	タマネギの皮, 柿の葉 ワラビ
	フラバノン	ヘスペリジン ナリンジン エリオシトリン	無 無 無	ミカン グレープフルーツ レモン	ヘスペレチン ナリンゲニン エリオディクチオール	無 無 無	ミカン グレープフルーツ レモン
	アントシアニン ペラルゴニジン	ペラルゴニン カリステフィン	明赤 赤	ザクロ イチゴ			
	シアニジン	クリサンテミン イディン	暗赤 赤紫	黒豆, 小豆, ブルーベリー クランベリー, リンゴ			
	デルフィニジン	デルフィニン ナスニン	紫赤 青紫	ブドウ ナス			

働きがあり，食品の色彩は食品の鮮度や品質を判定する基準にもなる．食品にはそれぞれの固有の色があり，これらはさまざまな色素成分が総合されたものである．食品の調理・加工でこれら色素は変化し，食品にはそれぞれ個々の色を有している．

食品中の色素は，主にカロテノイド類，フラボノイド（アントシアンを含む）類，ポルフィリン類に分類される（表5.1）．カロテノイド類は動植物に広く分布する黄色〜赤色の脂溶性色素で，炭素と水素だけからなるカロテン類と，分子中に酸素を含むキサントフィル類に分けられる．ポルフィリン類はピロール基を4個結合した環状の基本構造をもつもので，ポルフィリン環の中央にマグネシウム原子を有する植物の葉緑素（クロロフィル）や，鉄原子を有する動物のヘム色素（ミオグロビン，ヘモグロビン）などがある．フラボノイド類（広義）は，広い意味では炭素数を「6-3-6構造」でもつ物質の総称で，植物に多く含まれている．イチゴの色素のアントシアンは広義のフラボノイド類に入る．狭義のフラボノイドは，フラボン，フラボノー

5.1 食品の機能

表 5.2 食品の味に関わる成分

種類・分類		名称	原料・所在	甘味度
甘味物質	糖類	スクロース	サトウキビ, テンサイ	100
		異性化糖	でんぷん	100〜120
		グルコース	果物, ハチミツ	60〜70
		フルクトース	果物, ハチミツ	120〜180
		キシロース	木材, 稲わら	50〜60
		乳糖	乳	20〜30
		トレハロース	カビ, 酵母	45
	糖アルコール	マルチトール	麦芽糖	80〜95
		ソルビトール	グルコース	40〜70
		エリスリトール	グルコース	75〜85
		キシリトール	キシロース	85〜120
	砂糖の誘導体	カップリングシュガー	砂糖	50〜60
		フラクトオリゴ糖	砂糖	60
		パラチノース	砂糖	40
	たんぱく質・アミノ酸	タウマチン	アカテツ科植物の果実	160000
		グリシン		90
		D-トリプトファン		3500
		D-フェニルアラニン		500
		アスパルテーム	合成甘味料	20000
	配糖体・その他	サッカリン	合成甘味料	30000〜50000
		グリチルリチン	甘草	15000〜20000
		ステビオシド	ステビアの葉	25000〜30000
		フィロズルチン	甘茶	20000〜30000
酸味物質	無機酸	炭酸	炭酸飲料, ビール	
		リン酸	清涼飲料水	
	有機酸	酢酸	食酢	
		乳酸	乳酸飲料, ヨーグルト, 漬物	
		コハク酸	日本酒, 貝	
		リンゴ酸	リンゴ, モモ	
		酒石酸	ブドウ, パイナップル	
		クエン酸	カンキツ類, 果物, ウメ	
		L-アスコルビン酸	果物, 野菜	
		L-グルコン酸	干し柿	
塩味		塩化ナトリウム		
		リンゴ酸ナトリウム		
		塩化カリウム		
		塩化アンモニウム		
苦味物質	アルカロイド	カフェイン	コーヒー, 緑茶, 紅茶	
		テオブロミン	ココア, チョコレート	
		ソラニン	ジャガイモの芽	
	ポリフェノール	フムロン	ビール (ホップ)	
		ナリンジン	夏ミカン, グレープフルーツ	
	テルペノイド	リモニン	夏ミカン, グレープフルーツ (種, 皮)	
		ククルビタシンA	キュウリ, ニガウリ	
	ペプチド	苦味ペプチド	チーズ, 豆味噌, 醤油	
	無機塩	マグネシウム塩	にがり	

種類・分類		名称	原料・所在
旨味物質	アミノ酸系	L-グルタミン酸 L-アスパラギン酸 テアニン	昆布 野菜 玉露, 緑茶
	核酸系	5'-イノシン酸 5'-グアニル酸	カツオ節, 煮干し, 肉類 干ししいたけ, キノコ類
	その他	コハク酸ナトリウム ベタイン	貝類 イカ, タコ
辛味物質	酸アミド類	カプサイシン ピペリン サンショオール	トウガラシ コショウ サンショウ
	バニリルケトン類	ジンゲロン ショウガオール	ショウガ ショウガ
	イソチオシアネート類	アリルイソチオシアネート p-ヒドロキシルベンジル- イソチオシアネート 4-メチルチオ-3-ブテニル- チオシアネート	ワサビ, 黒カラシ 白カラシ ダイコン
渋味物質	ポリフェノール	カテキン類（タンニン） アントシアニジン	茶 ワイン
	その他	シブオール クロロゲン酸 エラグ酸	カキ コーヒー クリの渋皮
えぐ味		ホモゲンチジン酸 シュウ酸	タケノコ, ナス, フキ, ゴボウ ホウレン草

ル, フラバノンなどの構造を有する化合物をいう. これらフラボノイド類（広義）の多くは, 糖が結合した配糖体として存在しており, 結合糖のない形をアグリコンという.

食品の味は, 甘味, 酸味, 塩味, 苦味といった四つの基本味があり, これらに加えて純粋な化学刺激を与える旨味がある（表5.2）. さらに, 化学刺激だけでなく痛覚等の皮膚感覚が混じった辛味, 渋味, えぐ味等がある.

甘味は人間が本能的に好む味で, 糖類はその代表なものである. 糖質の中でもスクロース（砂糖）は甘味の標準物質とされ, 甘味度を基準の100として用いられている. マルチトールなどの糖アルコールは, 食品工業では麦芽糖などの糖類から製造されており, これらの甘味度は1以下が多く, また, 吸収性が低いなどの理由から低カロリー甘味料として食品に使用されている. 高甘味度の甘味料に, ステビアの葉に含まれるステビオシドや, 合成甘味料であるサッカリン, アスパルテーム（α-L-アスパルチル-L-フェニルアラニンメチルエステル）などがある. これら高甘味度の甘味料は, 甘味が高いために食品への添加量が少なくてすみ, 低エネルギー性などから低カロリー甘味料として活用されている. これらは, ダイエット食品の甘味料として利用されている.

酸味については, 酸味を呈する物質はすべてが水溶液中では解離して水素

イオンを生じるのが特徴である．一般に無機塩は渋味，苦味を伴い，有機酸は好ましい酸味である．有機酸には，食酢の酢酸，カンキツ果汁や梅のクエン酸などがある．

塩味については，食塩（塩化ナトリウム，NaCl）が代表的なものである．高血圧疾患の予防では，ナトリウムの摂取を抑える目的で，塩化カリウムや塩化アンモニウムが用いられているが，味質は食塩に比べて落ちる．

苦味については，一般に嫌われる味であるが，茶，コーヒー，ビール，チョコレートのように適度な苦味は食べ物の味を引き立てている．

旨味については，コンブの旨味成分のL-グルタミン酸があり，その塩であるグルタミン酸ナトリウムはさらに旨味が強く，これは旨味調味料として使用されている．テアニンはアミノ酸であり，玉露や緑茶の旨味物質である．魚肉，畜肉，煮干の旨味は，核酸の分解物であるヌクレオチドであり，カツオ節の旨味の5'-イノシン酸，シイタケの旨味の5'-グアニル酸がある．貝の旨味は，コハク酸ナトリウム，イカやタコの旨味はベタインである．

その他の味覚として，辛味は味覚だけでなく痛覚を伴う感覚で，トウガラシの辛味物質であるカプサイシンは，唾液の分泌を促し食欲を増進させ，エネルギー代謝を亢進させるなどの生理作用をもつ．渋味には緑茶のカテキン類（タンニン），えぐ味にはゴボウなど野菜のアク汁に含まれるホモゲンチジン酸などがある．

食品の香りは，食品を口に入れる前に知覚され，食品のおいしさの選択に重要な役割を果たしている．食品の香気成分の種類は非常に多く，一つの食品の香りは多種類の香気成分から構成されている（表5.3）．例えばレモン果汁の香気成分には約30種が同定されている．香りの感覚は，食品に含まれる揮発性物質が鼻腔粘膜上皮にある嗅覚細胞を刺激して生じる．植物性食品に含まれる香り成分は，アルコール類，アルデヒド類，エステル類，テルペン類，含硫化合物などがある．緑葉野菜にはアルコール類のヘキセノール（青葉アルコール），アルデヒド類のヘキセナール（青葉アルデヒド）が含まれ，イチゴ，バナナ，リンゴなどの果実には酢酸エチルなどのエステル類があり，さらに，オレンジ，レモンなどのカンキツ果実にリモネンなどのテルペン類が比較的多く含まれているのが特徴である．また，動物性食品では，魚の生臭さのトリメチルアミン，ピペリジンや，畜肉の腐敗臭のメルカプタンや，チーズなど牛乳発酵食品の特有な香りのジアセチル，アセトインがある．また，コーヒーやクッキーなど焙煎・焙焼食品の香ばしい香りのピラジン類などがある．

食品のテクスチャーとは，舌ざわり，歯ざわり，歯ごたえ，喉ごし等の食感のことである．これは食物を口に入れ咀嚼し，食物が破砕されて口腔内の皮膚や粘膜を刺激して生じる硬い，軟らかい，粘っこい，滑らか等の総合的な感覚である．このような物理的食感であるテクスチャーは，食品の組織や

表 5.3 食品の香りに関わる成分

植物性食品		成分				
		アルコール類	アルデヒド類	エステル類	テルペン類	含硫化合物
野菜	緑葉野菜	ヘキセノール（青葉アルコール）	ヘキセナール（青葉アルデヒド）			
	キュウリ	ノナジェノール（キュウリアルコール）	ノナジェナール（青葉アルデヒド）			
	トマト	ヘキセノール	ヘキセナール			2-イソブチルチアゾール
	キャベツ	ヘキセノール	ヘキセナール			ジメチルジスルフィド，アリルイソチオシアネート
	ダイコン，ワサビ，カラシ					メチルメルカプタン，イソチオシアネート類
	タマネギ，ネギ					ジプロピルスルフィド，チオプロパナールオキシド（催涙成分）
	青シソ		ペリルアルデヒド		ピネン，リモネン	
	ニンニク					ジアリルジスルフィド，アリシン，アリルメルカプタン
果実	イチゴ		ヘキセナール	酢酸エチル，酪酸メチル，2-メチル酪酸エチル		
	パイナップル			C1～C8の脂肪酸のエチルエステル		
	バナナ	オイゲノール，イソアミルアルコール		酢酸イソアミル，酢酸メチル，酢酸イソペンチル		
	リンゴ	イソアミルアルコール，ヘキサノール	ヘキサナール，ヘキセナール	2-メチル酪酸等のエステル類		
	オレンジ		オクタノール	酪酸エチル，酪酸ブチル，酢酸エチル	リモネン，シトラール，リナロール	
	グレープフルーツ	オクタノール	デカナール		ヌートカトン，リモネン	
	レモン			酢酸ゲラニル等の酢酸エステル類	シトラール，リモネン，ピネン，シトロネロール	
キノコ	マツタケ	1-オクテン-3-オール(マツタケオール)		桂皮酸メチル		
	干しシイタケ					レンチオニン

動物性食品		成分
魚	海産魚	トリメチルアミン（生臭さ）
	淡水魚	ピペリジン（生臭さ）
畜肉		硫化水素，メルカプタン，σ-アミノ吉草酸，アンモニア等
牛乳・乳製品		低分子のアルデヒド，酪酸，ケトン類，ジメチルスルフィド，σ-デカラクトン 発酵品：ジアセチル，アセトイン

食品の加熱・焙煎	成分
焼肉，うなぎの蒲焼 パン・クッキーの焙焼 醤油 焙煎後のコーヒー，麦茶	ピラジン類

構造，食品成分の存在状態，すなわち食品の物性によってもたらされる．ふっくらとしたパン，クリームの滑らかさ，カマボコの弾力性などのテクスチャーは，食品のおいしさを左右する要素である．

5.1.3 生理調節機能（三次機能）

わが国は高齢社会や生活習慣病の増加などから疾病に対する一次予防が重要視されてきている．このような状況から国民が生活習慣病に対して予防し，健康維持・増進に貢献する食品の働き（機能性）についての研究が盛んになってきている．食品には生体防御，体調リズムの調節，老化の抑制，疾病の防止，疾病の回復等の健康の維持・増進に寄与する機能があることがしだいに明らかになってきている．これら生体調節機能を食品の三次機能という．単に食品の機能という場合はこの三次機能を指すことが多く，このような生体調節機能をもつ食品を一般に機能性食品（functional foods）といわれている．これら生体調節機能を食品に強化し，厚生労働省がその効能を認可した食品を特定保健用食品（トクホ）という．

食品中の生理調節成分は，ポリフェノール類，カロテノイド類，食物繊維，オリゴ糖，ペプチド・アミノ酸，脂質関連物質，その他に分類され，血圧上昇抑制作用，抗酸化作用，腸内細菌叢改善作用などの生理作用がある．（表5.4）．ポリフェノールとは，同一ベンゼン環上に2個以上のヒドロキシル基（-OH基）をもつ化合物の総称である．フラボノイド（狭義），イフラボノイド，カテキン，アントシアニンなどがあり，これらは広義のフラボノイド類でポリフェノールであり，植物の葉，茎，樹皮，果皮などに含まれる色素や苦味物質である．ポリフェノール類の物質には体内の活性酸素を除去して細胞の攻撃を防ぐ抗酸化作用があり，このことが動脈硬化，糖尿病，がんなど生活習慣病の予防や老化制御に役立つものと考えられている．カロテノイドは，緑黄色野菜に多いβ-カロテン，トマトの赤い色素のリコピン，カンキツ果実の中でも特に温州ミカンに多いクリプトキサンチンがあり，これらカロテノイドには抗酸化作用，抗がん作用があると考えられている．食物繊維・オリゴ糖は，血中コレステロール低下作用，血糖上昇抑制作用，腸内細菌叢改善・整腸作用があり，特定保健用食品（トクホ）に応用されている．ペプチド・アミノ酸は，血圧上昇抑制，カルシウム吸収向上作用がある．また，脂質関連物質には，特に青魚に多いn-3系脂肪酸のイコサペンタエン酸（EPA），ドコサヘキサエン酸（DHA）には血栓溶解作用，血中コレステロール低下作用，抗炎症作用などが認められている．

表 5.4 食品機能性成分と生理作用

機能性成分の分類		成分	所在	生理作用
ポリフェノール類	フラボノイド類（広義） アントシアニン	プロアントシアニジン デルフィニジン シアニジン ナスニン	赤ワイン，黒豆 ブルーベリー，赤ワイン ブルーベリー ナス	抗酸化，血圧上昇抑制，肝機能回復，眼精疲労回復
	カテキン	エピカテキン エピガロカテキンガレート	ココア 緑茶，ウーロン茶，赤ワイン	抗酸化，抗がん，抗アレルギー・炎症抑制
	フラボノイド（狭義）	ルチン ケルセチン アピゲニン，ルテオリン ヘスペリジン，ナリンジン，エリオシトリン	ソバ，タマネギ タマネギ，杜仲茶，緑茶，カカオ パセリ，セロリ カンキツ類	抗酸化，抗がん
		ゲネステイン，ダイゼイン	大豆，納豆	骨粗しょう症予防
	その他	クロロゲン酸 テアフラビン リスベラトロール クルクミン	杜仲茶，リンゴ，ゴボウ，コーヒー 紅茶 赤ワイン ウコン	抗酸化，抗がん
		セサミン，セサミノール	ゴマ	血清コレステロール低下，肝機能活性化
カロテノイド類		β-カロテン リコピン クリプトキサンチン フコキサンチン	緑黄色野菜 トマト カンキツ類 褐藻類	抗酸化，抗がん
ビタミン類		アスコルビン酸 トコフェロール	野菜，果物，緑茶 植物油脂，胚芽，豆類	抗酸化，抗がん
食物繊維		グアーガム アルギン酸 グルコマンナン セルロース，リグニン，ヘミセルロース ペクチン	イナゴ豆 海藻 コンニャク 小麦ふすま，野菜 果物	血清コレステロール低下 血糖上昇抑制 腸内細菌叢改善・整腸
オリゴ糖		大豆オリゴ糖 イソマルトオリゴ糖 キシロオリゴ糖 フラクトオリゴ糖	大豆	腸内細菌叢改善，血清コレステロール低下
ペプチド・アミノ酸		CPP（カゼインホスポペプチド） サーディンペプチド γ-アミノ酪酸 タウリン	牛乳 いわし 緑茶，ギャバロン茶，発芽玄米 イカ，タコ，貝類	カルシウム吸収促進 血圧上昇抑制
脂質		EPA・DHA レシチン	青魚 大豆，卵黄	血栓溶解，血中コレステロール低下，抗炎症 動脈硬化症予防
その他		硫化アリル類 カプサイシン ギムネマ酸	ニンニク，ネギ，タマネギ トウガラシ ギムネマ・シルベスタ	殺菌，血栓生成予防 血行促進，肥満予防 肥満防止，血糖上昇抑制

5.2 栄養強調表示と健康強調表示

　　　　　　　　　　加工食品に栄養成分やその含有量などを表示した栄養表示（nutrition labeling）が，国民の食を通じた健康づくりへの関心や期待を背景に基準が

制度化されている．栄養表示には，「栄養強調表示」および「健康強調表示」があり，これらは消費者が健康について考えるために役立つ栄養情報である．栄養表示した加工食品は，消費者に摂取する食品の栄養成分の情報を明らかにし，その表示を理解して摂取することにより健康の維持，増進に役立つものである．

5.2.1　栄養素含有量強調表示

栄養素含有量強調表示とは，栄養成分量の多少をその食品に表示するもので，それは絶対的な表示である．これには，栄養成分を多く含むことを強調する場合と，栄養成分が少ないことを強調する場合の二つのタイプがある．栄養成分を多く含むことを強調する表示は，日本人の栄養摂取状況からみて，欠乏が国民の健康維持・増進に影響を与えている成分（タンパク質，食物繊維，カルシウム，鉄，ビタミン）について行われている．そして，それぞれの栄養成分の表示は，基準に従い，「高い」とか「含む」といった旨の表示が行われている．一方，栄養成分が少ないことを強調する表示は，日本人の栄養摂取状況からみて，過剰摂取が国民の健康維持・増進に影響を与えているものとして6項目（熱量，脂質，飽和脂肪酸，コレステロール，糖質，ナトリウム）について行われている．それぞれの栄養成分の表示は，基準に従い，「含まない」とか「低い」といった旨の表示が行われている．

5.2.2　栄養素比較強調表示

栄養素比較強調表示とは，他の食品と比べた場合に栄養成分の量や割合を比較して示すもので，相対的な表示である．他の食品と比べ強化されたことを示す場合と，低減されたことを示す場合の二つのタイプがある．これら相対表示は，比較対照の食品が示されたり，強化や低減した成分の増加や低減量，または，その割合が示されている．

5.2.3　栄養素機能強調表示

栄養素機能強調表示（nutrient function claim）は，栄養素がヒトの成長，発達，身体機能に関する生理的役割を示す場合に用いられる表示である．これは，2000年から健康強調表示（health claim）として取り扱うことになり，日本では保健機能食品の「栄養機能食品」の表示に使われている．

5.2.4　高度健康機能強調表示

高度健康機能強調表示（enhanced function claim）とは，食品やその食品成分の摂取が，生理的（心理的）機能や活性に与える特定の有効な効果に関する表示である．ここでは栄養素機能強調表示はこれに含まれない．健康やいわゆる半健康状態（半病気状態）において，機能の改善，健康の調整，

あるいは健康の保持に対して，効果的な寄与に関わる表示である．この高度健康機能強調表示は，日本では保健機能食品の「特定保健用食品（トクホ）」に使用されている．

高度健康機能強調表示が認められるための条件は次の通りである．
① 表示の内容が，販売される国において立証された科学的根拠に基づくこと．
② 表示内容が病状に言及していないこと（病状や生理状態について，例えば消化不良，不整といった軽度の異常に関する言及は認められる）．
③ 表示しようとする説明が食品成分による場合，その成分が食品に必ず必要量含まれていること．
④ 表示内容が，疾病予防，処置あるいは治癒に言及したり，想定させていないこと．

● 5.2.5 疾病リスク低減強調表示 ●

疾病リスク低減強調表示（reduction of disease risk claim）とは，日常の食生活において，食品あるいは食品成分の摂取が特定の疾病または状態を誘発するリスクの低減に関与することを推察（期待）する表示である．疾病リスク低減とは，慢性疾患や不健康な状態の進行に関わるとされる主な危険因子（リスク）を有意に改善することである．この疾病リスク低減強調表示は，以前より米国など外国で行われていた．

日本においては，この表示は許可されていなかったが，平成17年2月，厚生労働省は，特定保健用食品について疾病リスク低減表示を認めた．その背景には，国際的に，身体の構造・機能表示とは別に疾病リスク低減表示を認める方向にあるため，表示の選択肢を拡げ，消費者に対して明確な情報を提供する観点から，特定の保健の用途の表示の一つとして許可等の対象とすることとした．この特定保健用食品（疾病リスク低減表示）とは，特定保健用食品のうち，その特定の保健の用途として疾病リスクの低減に資する旨の表示の許可等を受けたものを指す．具体的には，疾病リスクの低減に資する関与成分を含有する旨及び疾病リスク低減の具体的な内容について表示するものとする．なお，表示は，関与成分の摂取による疾病リスクの低減が医学的・栄養学的に広く認められ確立されているものに限り認めた．現在（平成17年）の科学的知見により，関与成分の摂取による疾病リスクの低減が医学的・栄養学的に広く認められ確立されていると考えられるものとしては，若い女性のカルシウム摂取と将来の骨粗鬆症になるリスクの関係，および，女性の葉酸摂取と神経管閉鎖障害をもつ子どもが生まれるリスクの関係の二つが挙げられる．

5.3 保健機能食品

日本では高齢社会の進展に伴って健康に対する関心が高まり，食品に求められる機能が多様化してきている．また，規制緩和の流れに対応して食品と医薬品の区分が見直され，ビタミンやミネラルなど，特定の保健機能を有する成分を摂取することを目的とした錠剤やカプセルなどの形状のものも食品として流通，販売されるようになってきた．このような状況から平成13年4月に，消費者が安心して食生活の状況に応じた食品の選択ができるように，適切な情報提供をすることを目的として，「保健機能食品制度」が創設された．この制度は，いわゆる健康食品のうち，国が安全性や有効性などを考慮して設定した基準などを満たした食品を「保健機能食品」と称して販売を認めるものである．保健機能食品は，「栄養機能食品」と「特定保健用食品（トクホ）」の二つに分けられる（図5.1, 5.2）．

5.3.1 栄養機能食品

栄養機能食品は，身体の健全な成長，発達，健康維持に必要なミネラル，ビタミンなどの栄養成分の補給や補完を目的とした食品である．高齢化や食生活の乱れにより，通常の食生活を行うことが難しく，1日に必要な栄養成

	医薬品 (新指定医薬部外品を含む)	特定保健用食品	栄養機能食品	一般食品 (いわゆる健康食品を含む)
		←――― 保健機能食品 ―――→		
表示内容		栄養成分含有表示 保健用途の表示 (栄養成分機能表示) 注意喚起表示	栄養成分含有表示 栄養成分機能表示 注意喚起表示	(加工食品のみ栄養成分含量表示)

図 5.1 保健機能食品の分類と表示

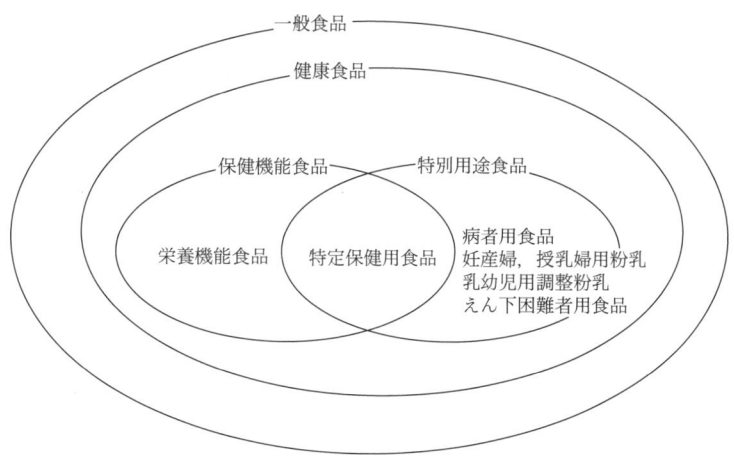

図 5.2 食品の分類

表 5.5 栄養機能食品におけるミネラルとビタミンの栄養機能表示

名称		栄養機能表示
ミネラル類	亜鉛	亜鉛は，味覚を正常に保つのに必要な栄養素です 亜鉛は，皮膚や粘膜の健康維持を助ける栄養素です 亜鉛は，タンパク質・核酸の代謝に関与して，健康の維持に役立つ栄養素です
	カルシウム	カルシウムは，骨や歯の形成に必要な栄養素です
	鉄	鉄は，赤血球を作るのに必要な栄養素です
	銅	銅は，赤血球の形成を助ける栄養素です 銅は，多くの体内酵素の正常な働きと骨の形成を助ける栄養素です
	マグネシウム	マグネシウムは，骨や歯の形成に必要な栄養素です マグネシウムは，多くの体内酵素の正常な働きとエネルギー生産を助けるとともに，血液循環を正常に保つのに必要な栄養素です
ビタミン類	ナイアシン	ナイアシンは，皮膚や粘膜の健康維持を助ける栄養素です
	パントテン酸	パントテン酸は，皮膚や粘膜の健康維持を助ける栄養素です
	ビオチン	ビオチンは，皮膚や粘膜の健康維持を助ける栄養素です
	ビタミンA	ビタミンAは，夜間の視力の維持を助ける栄養素です ビタミンAは，皮膚や粘膜の健康維持を助ける栄養素です
	ビタミンB_1	ビタミンB_1は，炭水化物からのエネルギー産生と皮膚や粘膜の健康維持を助ける栄養素です
	ビタミンB_2	ビタミンB_2は，皮膚や粘膜の健康維持を助ける栄養素です
	ビタミンB_6	ビタミンB_6は，タンパク質からのエネルギー産生と皮膚や粘膜の健康維持を助ける栄養素です
	ビタミンB_{12}	ビタミンB_{12}は，赤血球の形成を助ける栄養素です
	ビタミンC	ビタミンCは，皮膚や粘膜の健康維持を助けるとともに，抗酸化作用を持つ栄養素です
	ビタミンD	ビタミンDは，腸管でのカルシウムの吸収を促進し，骨の形成を助ける栄養素です
	ビタミンE	ビタミンEは，抗酸化作用により，体内の脂質を酸化から守り，細胞の健康維持を助ける栄養素です
	葉酸	葉酸は，赤血球の形成を助ける栄養素です 葉酸は，胎児の正常な発育に寄与する栄養素です

(a)

(b)

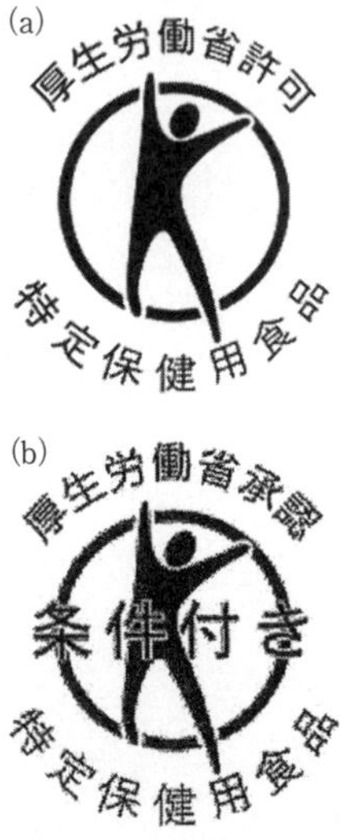

図 5.3 特定保健用食品と条件付特定保健用食品の許可証票
(a)特定保健用食品
(b)条件付特定保健用食品

分を取れない場合に，その補給や補完のために利用する．錠剤やカプセルなどの通常の食品形態ではないものを中心に，1日当たりの摂取目安量に含まれる栄養成分量が基準値を満たしていれば，国への申請や届出などの事務手続きを経ることなく，栄養機能食品と称して自由に製造，販売することができる（規格基準型）（図5.1）．栄養機能を表示できる栄養成分は，食品に本来含まれている成分であること，さらに人体で利用可能なものであることを基準に選定され，ミネラル5種類，ビタミン12種類が栄養機能成分の表示対象になっている（表5.5）．その栄養機能表示は，健康増進法により定められている．

● 5.3.2 特定保健用食品（トクホ）●

特定保健用食品（トクホ）は，食品の三次機能に関わる生体調節作用の機能性成分を含み，摂取することにより，健康の維持・増進や特定の保健に有効な食品である．食生活に起因する生活習慣病になる前の「半健康状態」のときに，食生活を改善して病状の発生を防ぐために利用される食品である．特定保健用食品については，生理的機能や特定の保健機能が示す有効性や安全性などに関して個別に国の審査を受け，厚生労働大臣によって許可（承認）を受ける（個別許可型）（図5.1）．特定保健用食品として許可（承認）

表 5.6 保健用途の表示内容と保健機能成分

保健表示内容 （例）	保健機能に関与する成分
おなかの調子を整える食品	大豆オリゴ糖，フラクトオリゴ糖，難消化性デキストリン，ビフィズス菌，サイリウム種皮由来の食物繊維，グアーガム
コレステロールの高めの方に適する食品	大豆たんぱく質，キトサン，低分子アルギン酸ナトリウム，植物ステロール
コレステロールの高めの方，おなかの調子を整える食品	低分子アルギン酸ナトリウム，サイリウム種皮由来の食物繊維
血圧が高めの方に適する食品	ラクトトリペプチド，杜仲葉配糖体，カツオ節オリゴペプチド
ミネラルの吸収を助ける食品	CCM（クエン酸，リンゴ酸カルシウム），CPP（カゼインホスホペプチド），ヘム鉄，フラクトオリゴ糖
ミネラルの吸収を助け，おなかの調子を整える食品	フラクトオリゴ糖
虫歯の原因になりにくい食品	マルチトール，エリスリトール，茶ポリフェノール，キシリトール，パラチノース，還元パラチノース
歯を丈夫で健康にする食品	キシリトール，還元パラチノース，リン酸水素カルシウム，フクロノリ抽出物
血糖値が気になり始めた方に適する食品	難消化性デキストリン，小麦アルブミン，グアバ葉ポリフェノール，L-アラビノース，豆鼓エキス
血中中性脂肪，体脂肪が気になる方の食品	ジアシルグリセロール，グロビンたんぱく質，中鎖脂肪酸，茶カテキン，イコサペンタエン酸（EPA）とドコサヘキサエン酸（DHA）
血中中性脂肪，体脂肪が気になる方，コレステロールの高めの方に適する食品	植物ステロール，ジアシルグリセロール
骨の健康が気になる方に適する食品	ビタミンK_2，大豆イソフラボン，乳塩基性タンパク質（BMP），フラクトオリゴ糖

された商品には，食品衛生法や健康増進法などで規定されている表示事項の記載（表5.6）および厚生労働大臣が許可したことを示すマーク（通称：人間マーク）をつけることが規定されている（図5.3(a)）．保健機能成分を用いた多くの特定保健用食品が開発販売されており，これらには保健用途が表示されている．

従来の制度では特定保健用食品の審査基準が厳しいため，基準を満たさないあいまいな表示の健康食品が増加し，紛らわしいと問題となっていた背景があった．そこで，平成17年2月，厚生労働省は，現行の特定保健用食品ほどのレベルの科学的根拠は満たしてはいないが，臨床試験により一定の有効性が確認され，限定的な科学的根拠を表示する条件下で認められる「条件付き特定保健用食品」を決めた．これも厚生労働大臣が許可したことを示すマークをつけることが規定されている（図5.3(b)）．さらに，特定保健用食品であって，許可手続の迅速化のため，その許可件数が多い食品等科学的根拠が蓄積したものについて，規格基準に適合すると確認された場合に認める特定保健用食品（規格基準型）も新たに定められた（5.2.5項参照）．

5.4 特別用途食品

特別用途食品は，健康増進法に基づき，乳児用，妊婦用，病者用などの特別の用途に適するという表示を厚生労働大臣が許可（承認）した食品を指す．特別用途食品の歴史は古く，1947（昭和22）年に制定された食品衛生法に病者用，乳児用，妊産婦用などの特別用途食品に関する規定があった．その後，特別用途食品は，1952（昭和27）年に制定された栄養改善法（現，

```
特別用途食品 ┬ 病者用食品〈許可基準型〉
              │   低たんぱく質食品
              │   アレルゲン除去食品
              │   無乳糖食品
              │   総合栄養食品
              ├ 病者用食品〈個別評価型〉
              ├ 妊産婦・授乳婦用粉乳
              ├ 乳幼児調製粉乳
              ├ えん下困難者用食品
              └ 保健機能食品・特定保健用食品
```

図 5.4 特別用途食品の分類

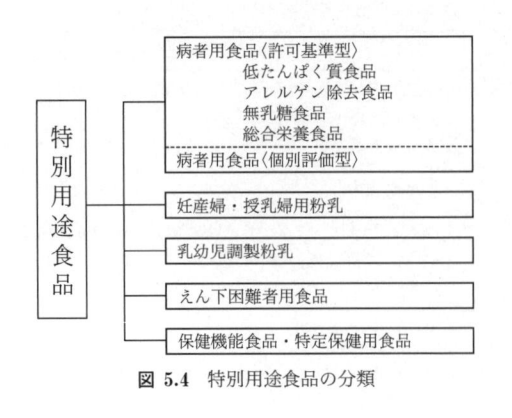

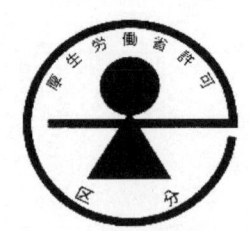

図 5.5 特別用途食品の許可証票
区分欄には，乳児用食品，妊産婦・授乳婦用粉乳，えん下困難者用食品，病者用食品などの当該特別の用途を記載する．

健康増進法）の下で制度化された特殊栄養食品の一つとして，栄養成分の補強を目的とした強化食品とともに位置づけられていた．さらに，飽食の時代に入り強化食品の使命が終わったことから，1995（平成7）年に特殊栄養食品は特別用途食品に一本化され，特別用途食品制度の下で運用されるようになった．

ヒトの体は，「健康な状態」から「半健康な状態」を経て「疾病」に移行していく．まだ病気ではないが，そのままでは病気になる可能性が高い半健康の人から，病気を患う病人に向けた食品が特別用途食品のカテゴリーに入る．

特別用途食品は，許可基準が設定されている病者用食品（許可基準型），妊産婦，授乳婦用粉乳，乳児用調整粉乳およびえん下困難者用食品がある．また，病者用食品（個別評価型）や特定保健用食品（トクホ）がある（図5.4）．特別用途食品の許可を受けた食品には，厚生労働大臣が認可したことを示すマーク（通称，人形マーク）をつけることが規定されている（図5.5）．

● 5.4.1 病者用食品 ●

病者用食品は，患者の食事療法の素材として使用するのに都合がよいように特別の加工を施し，特定の栄養成分を増減した食品である．病者用食品には，低たんぱく質食品，アレルゲン除去食品，無乳糖食品，総合栄養食品がある（図5.4）．また，ほかに個別評価型病者用食品があり，個別に効果および効能を，ヒトを対象とした試験で医学，栄養学的に実施することにより，表示許可を受けられる．許可された個別評価型病者用食品は，アトピー性皮膚炎患者用食品，慢性腎不全患者用食品，潰瘍性大腸炎患者用食品などである．

5.4.2　妊産婦・授乳婦用粉乳

妊娠中や授乳期の母親の栄養補給に適した食品で，許可基準に従い作られた粉乳である．

5.4.3　乳児用調製食品

母乳の代替食品として用いるのに適した食品で，許可基準に従い作られた粉乳である．

5.4.4　えん下困難者用食品

えん下困難者用食品は，増粘剤を用いることにより，嚥下が容易で，誤えんを防ぐことのできるように加工してある食品である．ポタージュ，おかゆ，にこごり，よせもの，煮物などが販売されている．

5.5　「いわゆる健康食品」の概略

食品とは，薬事法に規定する，医薬品及び医薬部外品以外の全ての飲食品をいう（食品衛生法第4条）．このうち，普通の食品よりも健康に良いとして販売される食品を健康食品として称する（図5.2）．国民の健康志向の高まりとともに健康を維持するため，食品に対する意識も変化し，食生活の基礎をなす主食や主菜・副菜のほかに，より健康に良いといわれているものや，何らかの付加価値があるものが求められるようになってきた．このような状況の中，国民のニーズを捉えた健康食品は着実に人々の食生活に浸透している．一方で健康食品は，医薬品でしか使うことのできない成分が入ったものが流通していたり，不適正な販売方法を巡るトラブルが多発するなどの問題点を抱えているのも事実である．

消費者が適切な健康食品を選択できるようにすることを目的に，国の認可を受けた公益法人である（財）日本健康・栄養食品協会が健康食品の種類ごとに独自の基準を設けて審査を行い，規格基準に適合した製品に対してのみ，協会の自主認定マーク（JHFA：Japan Health Food Authorization）の表示を認可している（図5.6）．健康食品の品質などを判断するのに重要な情報になる．

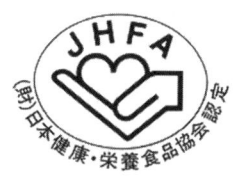

図 5.6　自主認定マーク（JHFA）

5.5.1　栄養補助食品

健康食品のうち，錠剤やカプセルの形状をしているものを一般に栄養補助食品（dietary supplement）と呼んでいる．栄養補助食品のうち国が定めた14種類の栄養成分に関し基準含量を満たしたものが栄養機能食品として称して販売されている．米国では，従来の健康食品を dietary supplement として健康補助食品健康教育法（DSHEA）下で取り扱っている．これをサプ

リメントとして日本では使われ，栄養補助食品として日本語訳されている．

● 5.5.2　医薬品に該当しないハーブ類 ●

ハーブは，薬効または料理に特徴的な風味付けをする薬草および香草の総称である．1998（平成10）年，いわゆるハーブ類の取り扱いについての措置により，168種類のハーブ類は，条件が満たされれば，その形状がカプセル，錠剤など，いかなる形状であっても医薬品に該当しないものとして，医薬品から食品への分類に変更が図られた．これにより，医薬品に該当しないハーブ類は食品として販売されるようになった．

食品として認められる条件は以下のようである．
① 食品である旨が明示されていること
② 医薬品的な効能効果を表示しないこと
③ 成分の抽出に，水，エタノール以外の溶媒を使っていないこと

● 5.5.3　機能性食品 ●

機能性食品（functional food）は，1984（昭和59）年に世界に先駆けて日本が発信した概念である．医療だけに頼らない健康づくりが求められる今日，機能性食品は，各国で通用している．機能性食品は，栄養改善法（現，健康増進法）の一部改正によって1991（平成3）年に特定保健用食品（トクホ）という名称の下で法制化された．機能性食品のうち国が有効性や安全性などを考慮して設定した規格基準を満たす食品が特定保健用食品（トクホ）である．

参　考　文　献

厚生労働省：保健機能食品制度の創設について，平成13年3月27日医薬発244号厚生労働省医薬局長通知

厚生労働省：「健康食品」に係る制度に関する質疑応答集について，平成17年02月28日食安新発第228001号厚生労働省医薬食品局長通知

佐藤健次・芝紀代子編：健康食品の基礎知識，じほう，2005

食品産業文化振興会・日本食糧新聞社編著：食品表示の解説・Q & A増補改訂，2004

田島　眞編著：食品学Ⅰ，同文書院，2004

長澤治子編著：食品学・食品機能学・食品加工学，医歯薬出版，2005

中村丁次監修：栄養成分バイブル，主婦と生活社，1996

日本健康・栄養食品協会編：特定保健用食品の開発・申請マニュアル改訂版，2003

山田和彦・村松康弘編著：健康・栄養食品アドバイザリースタッフ・テキストブック，第一出版，2003

索　引

ア 行

亜鉛　58
赤小麦　107
赤身魚　133
赤ワイン　151
アクチン　124
味　72
アスコルビン酸　72
アスタシン　134
アスパルテーム　143
一般成分　12
アトウォーターの係数　12
アマドリ転位生成物　99
アミノ・カルボニル反応　98
アミノ酸　28, 29, 83
アミノ糖　20
アミログラフ　110
アラキドン酸　38
アリチアミン　120
アリルイソチオシアナート　148
アルギン酸　26
アルデヒド基　19
アルドン酸　21
α化　94
α-ヘリックス構造　32
アレルゲン　64
餡　114
アンセリン　133
アントシアン　69

イエローイング　71
閾値　79
イコサペンタエン酸　41
一次機能　161
一次構造　32
1,4-ペンタジエン構造　90
遺伝子組み換え油脂　140
イヌリン　25
イノシン酸　125
イノシン酸ナトリウム　77
インスタント食品　8
インディカ米　105
インド型米　105

ウィンタリング　43, 139
ウスターソース　145
旨味　76

旨味調味料　144
ウロン酸　20

栄養機能食品　171
栄養強調表示　169
栄養素含有量強調表示　169
栄養素機能強調表示　169
栄養素比較強調表示　169
栄養補助食品　175
えぐ味　78
エージング　110
エステル交換　138
枝肉歩留まり　123
n-3系多価不飽和脂肪酸　132
エネルギー単位　11
エノキタケ　157
エマルション　86
MCT　140
塩基性アミノ酸　30

オイゲノール　148
オリゴペプチド　27
温泉卵　128

カ 行

解硬　135
介護食　85
貝毒　63
外麦　108
香り　79
カキ　117
加工特性　37
過酸化物価　44, 92
果実酢　144
仮性アレルゲン　65
カゼイン　130
褐藻類　137
カテキン　70, 154
果糖　142
カビ毒　63
カプサイシン　121, 147
芥子　147
辛味　77
カラメル化　94
カリウム　57
カルシウム　57
カルノシン　133
カロテノイド　66, 67, 162

かん水　112
乾燥　17
寒天　25
官能検査　72, 79, 85, 89
甘味　72
甘味物質　73

キシロース　142
キセロゲル　115
擬塑性流動　88
キチン　25
機能性食品　167, 176
キノコ　156
キノコ毒　60
キャベツ　119
牛海綿状脳症　123
救荒作物　113
共役リノール酸　42
強力粉　108
魚しょう　144

クラスト　111
グリコーゲン　24
グリチルリチン　142
クルクミン　150
グルコオリゴ糖　23
グルコース　20
グルコマンナン　25
グルタミン酸ナトリウム　76
グルテン　110
黒毛和種　122
クロシン　150
クローブ　148
クロロゲン酸　70
クロロフィル　70

K値　134
血球凝集素　62
結合水　16
ケトン基　19
ゲル　87
ケルダール法　29
ケン化価　43
健康強調表示　169
健康食品　9, 175
玄米　105

抗酸化剤　94

178　　　　　　　　　　　　　　　　　　索　引

硬質小麦　107
香辛料　158
構造脂質　140
紅藻類　137
酵素的褐変　101
高度健康機能強調表示　169
抗ビタミン剤　64
高密度リポプロテインタンパク質　127
高齢者用食品　175
糊化　94
穀物酢　144
ココア　155
胡椒　147
枯草菌　115
五訂日本食品標準成分表　10
コーヒー　155
コピー食品　9
五分づき精米　106
小麦　107
コレステロール　38
コンドロイチン硫酸　25
コンニャクイモ　116
コンニャクマンナン　116

―― サ　行 ――

サイカシン　61
酒類　150
サスペンション　86
サツマイモ　116
砂糖　141
砂糖漬け　17
サフラン　150
サプリメント　9
サフロール　62
酸化　96
酸価　43
酸化二次生成物　92
山菜　157
三次機能　167
三次構造　33
サンショオール　149
三色食品群　6
酸性アミノ酸　31
三段仕込み　153
三糖類　22
酸味　74

ジアシルグリセロール　139
ジアセチル　82
シイタケ　157
塩味　75
塩漬け　18
シガテラ毒　63
シクロデキストリン　23
嗜好成分　66
脂質　37

シス（cis）　41
ジスルフィド　120
七分づき精米　106
シッフ塩基　99
疾病リスク低減強調表示　170
自動酸化　90
シナモン　148
シニグリン　147
渋味　78
ジベレリン処理　117
脂肪酸　14, 41
霜降り肉　122
ジャガイモ　116
ジャポニカ米　105
シュウ酸　62
自由水　16
熟成　103
酒母　153
脂溶性ビタミン　46
醸造　102
醸造酒　150
常乳　129
しょうゆ　143
蒸留酒　151
食塩　143
食塩相当量　14
食事バランスガイド　8
食習慣　8
食酢　144
食品成分　14
食品成分表　5
食品廃棄物　4
食品ピラミッド　7
食品ロス　4
植物アレルゲン　64
植物毒　60
食物繊維　14, 26, 120
食物連鎖　2
食料自給率　4
ショートニング　138, 140
白小麦　107
白身魚　133
白ワイン　151
ジンゲロール　149
親水性アミノ酸　31
シンナムアルデヒド　148

水素添加　138, 139
水分　14
水分活性　17
水様化　126
水溶性ビタミン　46
スクロース　21
ステビオサイド　142
ステルクリン酸　62
ステロール　45

ストレッカー分解　83

青酸配糖体　60
精米　105
セルロース　24
鮮度　134

相対湿度　17
ソース　145
疎水性アミノ酸　31
塑性　88
塑性流動　88
ソーマチン　143
ソラニン　60
ゾル　87

―― タ　行 ――

大豆　114
ダイラタント流動　88
タウリン　133
多重融解現象　140
脱渋　117
多糖類　23
タマネギ　120
ターメリック　150
短鎖脂肪酸　38
炭水化物　19
弾性　88
単糖類　19, 29
タンパク質　27, 131
タンパク質分解酵素阻害剤　62

血合肉　131
チオ配糖体　61
チキソトロピー　88
チーズ　83
茶　153
中鎖脂肪酸　38
中性脂肪　132
中力粉　108
調理　1
チロシナーゼ　116
チンダル現象　86

ツェイン　113
漬け物　159

テアフラビン　154
低カロリー甘味料　164
低密度リポプロテインタンパク質　127
デオキシ糖　21
テクスチャー　34, 83, 165
鉄　58
テトロドトキシン　134
手延べそうめん　112
デュラム小麦粉　113

索　引

デュラム・セモリナ　111
デンプン　23
デンプンの老化　95

銅　59
糖アルコール　20
トウガラシ　121, 147
凍結　17
糖質系甘味料　141
とう精　105
等電点　35
等電点沈澱　36
豆乳　114
豆腐　114
動物アレルゲン　65
動物毒　63
特定保健用食品（トクホ）　172
特別用途食品　9, 173
トコトリエノール　49
トコフェロール　49
トマト加工品類　146
トランス（*trans*）　41
トリアシルグリセロール　132
トリメチルアミン　82, 133
ドレッシング　37, 146
トレハロース　22, 142
とんかつソース　145

ナ　行

ナイアシン　51
内麦　108
ナシ　117
ナツメグ　148
ナトリウム　56
生ビール　152
軟質小麦　107

におい物質　79
苦味　75
にがり　114
二次機能　161
二次構造　32
二糖類　21
日本型米　105
日本食品標準成分表　10
乳化　87
乳化剤　45
乳児用調整食品　175
乳清タンパク質　130
乳糖　130, 142
乳糖不耐症　130
ニュートン　87
妊産婦・授乳婦用粉乳　174

粘弾性　88
粘度　87

ハ　行

胚芽米　106
廃棄率　11
ハクサイ　119
白色レグホン　126
薄力粉　108
発酵　102
ハーブ　157, 176
パラチノース　22
春小麦　108
パントテン酸　53

ヒアルロン酸　25
pH　35
BSE　123
ビオチン　54
光増感酸化　91
ヒスチジン　133
ビタミン　13, 46
ビタミンA　47
ビタミンB_{12}　53
ビタミンB_1　50
ビタミンB_2　51
ビタミンB_6　52
ビタミンC　55
ビタミンD　48
ビタミンE　48
ビタミンK　49
ビタミンP　56, 118
ビタミン様作用物質　55
ピータン　126, 128
非タンパク質態アミノ酸　30
必須脂肪酸　132
ヒドロペルオキシアルケナール　93
非ニュートン流動　88
ピペリン　147
病者用食品　174
ピラジン　100
ピロリジンアルカロイド　61

ファストフード　8
ファリノグラフ　110
風味調味料　144
フグ毒　134
普通肉　131
物理的食感　83
ブドウ　117
フードガイドピラミッド　7
フードマイレージ　3
不飽和アルデヒド　81
不飽和脂肪酸　38, 90
フモン　152
冬小麦　108
ブラウン運動　86
フラボノイド　68, 162

フラボノイド系色素　112
フルクトオリゴ糖　23
フレーバー　79
ブロイラー　122
プロスタグランディン　41
プロテアーゼインヒビター　62
プロビタミンA　47
ブロメライン　118

ペクチン　26
ヘスペリジン　119
β-シート構造　32
ペプチド　27, 31
ペプチド結合　28
ヘムタンパク質　71
ヘム鉄　132
変性　36, 95

飽和脂肪酸　38, 39
保健機能食品　9, 171
ホスファジルコリン　128
ホップ　152
ホモゲンチジン酸　120
ポリフェノラーゼ　116
ポリフェノールオキシダーゼ　101
ポリペプチド　28
ポリペプチド鎖　30
ポルフィリン類　162

マ　行

マイコトキシン　63
マイタケ　157
マーガリン　37, 138
マグネシウム　57
マツタケ　157
マヨネーズ　146
マルトース　22
マンガン　59

ミオグロビン　71, 125, 133
ミオシン　124
味覚変革物質　78
ミセル構造　94
みそ　143
ミネラル　56, 59
味蕾　72

無機質　13, 56
ムコ多糖　25
六つの基礎食品　6

メイラード反応　98
メチルグリオキサル　64
メラノイジン　100

モモ　117

ヤ 行

厄　113

有害成分　59
有機酸エステル　81
遊離アミノ酸　137
油脂の多形　140
ユビキノン　55

葉酸　53

ヨウ素価　43
四つの食品群　6
4基本味　72
四糖類　22

ラ 行

ラガー・ビール　152
ラクトース　22

リシノアラニン　95
リゾチーム　127

リノール酸　38
リボ酸　56
リポプロテイン　44
リポプロテイン　45
リン　58
リンゴ　117
リン脂質　38, 44

レオペクシー　88
レシチン　128
レタス　119

編者略歴

大鶴　勝（おおつる　まさる）
1943年　大阪府に生まれる
1965年　静岡大学農学部卒業
　　　　京都大学食糧科学研究所助手,
　　　　山口女子大学家政学部教授を経て
現　在　武庫川女子大学生活環境学部教授
　　　　農学博士

テキスト食物と栄養科学シリーズ3
食品学・食品機能学　　　　　定価はカバーに表示

2007年　4月15日　初版第1刷
2013年　3月10日　　　　第8刷

編　者　大　鶴　　　　勝
発行者　朝　倉　邦　造
発行所　株式会社　朝　倉　書　店
　　　　東京都新宿区新小川町6-29
　　　　郵便番号　162-8707
　　　　電　話　03(3260)0141
　　　　ＦＡＸ　03(3260)0180
　　　　http://www.asakura.co.jp

〈検印省略〉

© 2007〈無断複写・転載を禁ず〉　　中央印刷・渡辺製本

ISBN 978-4-254-61643-9　C 3377　　Printed in Japan

JCOPY　〈(社)出版者著作権管理機構　委託出版物〉
本書の無断複写は著作権法上での例外を除き禁じられています．複写される場合は，
そのつど事前に，(社)出版者著作権管理機構（電話 03-3513-6969，FAX 03-3513-
6979, e-mail: info@jcopy.or.jp）の許諾を得てください．

関西福祉科学大 的場輝佳編著
生活環境学ライブラリー4
食 物 科 学 概 論
60624-9　C3377　　　　　　A5判 196頁 本体3000円

食物科学全般に渡り平易に解説した概論書。〔内容〕食物と生活環境／食物とからだ(栄養素・代謝)／病気と栄養／おいしさ(風味・食感)／安全性(化学物質・アレルギー・食中毒)／加工と保蔵(微生物・バイオテクノロジー)／消費者(品質表示)／他

前名古屋文化短大 高木節子・岐阜女大 加田静子編
最 新 調 理 ―基礎と応用―
61043-7　C3077　　　　　　B5判 200頁 本体3300円

好評の『新版調理―基礎と応用』の全面改訂版。21世紀を迎えた今日の，食生活の急速な変容と混乱を踏まえ，"望ましい食生活とは如何にあるべきか"という視点でまとめられた調理実習書。管理栄養士，栄養士養成課程の教科書として最適

岐阜女大 加田静子・前名古屋文化短大 高木節子編
最 新 調 理 学 ―理論と応用―
61044-4　C3077　　　　　　B5判 144頁 本体3000円

好評の『新版調理学―理論と応用』を全面改訂。管理栄養士養成過程カリキュラムに準拠〔内容〕調理学を学ぶにあたって／調理と食事計画／調理と嗜好性／調理操作／植物性食品の調理／動物性食品の調理／その他の食品の調理／調理と食文化

◆ ケンブリッジ世界の食物史大百科事典〈全5巻〉 ◆

石毛直道・小林彰夫・鈴木建夫・三輪睿太郎 監訳

「食物」「栄養」「文化」「健康」をキーワードに，地球上の人類の存在に関わる重要な問題として，食の歴史を狩猟採集民の時代から現代に至るまで，世界的な規模で，栄養や現代の健康問題を含め解説した，著者160名に及ぶ大著。①「祖先の食・世界の食」②「主要食物：栽培植物と飼養動物」③「飲料・栄養素」④「栄養と健康・現代の課題」⑤「植物用語辞典」の全5巻構成。原著：K・F・カイプル，K・C・オネラス編"The Cambridge World History of Food"

前国立民族学博物館 石毛直道監訳
ケンブリッジ 世界の食物史大百科事典 1
―祖先の食・世界の食―
43531-3　C3361　　　　　　B5判 504頁 本体18000円

考古学的資料を基に，狩猟採集民の食生活について述べ，全世界にわたって各地域別にその特徴がまとめられている。〔内容〕祖先の食／農業の始まり／アジア／ヨーロッパ／アメリカ／アフリカ・オセアニア／調理の歴史

東農大 三輪睿太郎監訳
ケンブリッジ 世界の食物史大百科事典 2
―主要食物：栽培植物と飼養動物―
43532-0　C3361　　　　　　B5判 760頁 本体25000円

農耕文化に焦点を絞り，世界中で栽培されている植物と飼育されている動物の歴史を中心に述べている。主要食物に十分頁をとって解説し，24種もの動物を扱っている。〔内容〕穀類／根菜類／野菜／ナッツ／食用油／調味料／動物性食物

元お茶の水大 小林彰夫監訳
ケンブリッジ 世界の食物史大百科事典 3
―飲料・栄養素―
43533-7　C3361　　　　　　B5判 728頁 本体25000円

水，ワインをはじめ飲み物の歴史とその地域的特色が述べられ，栄養としての食とそれらが欠乏したときに起こる病気との関連などがまとめられている。〔内容〕飲料／ビタミン／ミネラル／タンパク／欠乏症／食物関連疾患／食事と慢性疾患

元お茶の水大 小林彰夫・宮城大 鈴木建夫監訳
ケンブリッジ 世界の食物史大百科事典 4
―栄養と健康・現代の課題―
43534-4　C3361　　　　　　B5判 488頁 本体20000円

歴史的な視点で栄養摂取とヒトの心身状況との関連が取り上げられ，現代的な観点から見た食の問題を述べている。〔内容〕栄養と死亡率／飢饉／食物の流行／菜食主義／食べる権利／バイオテクノロジー／食品添加物／食中毒など

東農大 三輪睿太郎監訳
ケンブリッジ 世界の食物史大百科事典 5
―食物用語辞典―
43535-1　C3361　　　　　　B5判 296頁 本体12000円

植物性食物を中心に，項目数約1000の五十音順にまとめた小・中項目の辞典。果実類を多く扱い，一般にはあまり知られていない地域の限られた作物も取り上げ，食品の起源や用途について解説。また同義語・類語を調べるのに役立つ

食品総合研究所編
食 品 大 百 科 事 典
43078-3　C3561　　　　　　B5判 1080頁 本体42000円

食品素材から食文化まで，食品にかかわる知識を総合的に集大成し解説。〔内容〕食品素材(農産物，畜産物，林産物，水産物他)／一般成分(糖質，タンパク質，核酸，脂質，ビタミン，ミネラル他)／加工食品(麺類，パン類，酒類他)／分析，評価(非破壊評価，官能評価他)／生理機能(整腸機能，抗アレルギー機能他)／食品衛生(経口伝染病他)／食品保全技術(食品添加物他)／流通技術／バイオテクノロジー／加工・調理(濃縮，抽出他)／食生活(歴史，地域差他)／規格(国内制度，国際規格)

日本冷凍食品協会監修 ## 冷 凍 食 品 の 事 典 43064-6　C3561　　　　B 5 判　488頁　本体20000円	核家族化，女性の就労，高齢者の増大などにより食事形態の簡素化が進み，加工食品の比重が高く，その中でも外食産業における調理加工食品にみられるように，冷凍食品の占める割合は大きい。本書は，冷凍食品のすべてについて総合的に解説。〔内容〕基礎(総論，食品冷凍の科学)／製造(農産・水産・畜産冷凍食品，調理冷凍食品)／装置・機械／生産管理(品質管理，環境対策)／衛生管理(HACCP)／規格・規準／検査／流通／消費／製品開発／フローズンチルド食品
上野川修一・清水　誠・鈴木英毅・髙瀬光德・堂迫俊一・元島英雅編 ## ミ ル ク の 事 典 43103-2　C3561　　　　B 5 判　580頁　本体18000円	ミルク(牛乳)およびその加工品(乳製品)は，日常生活の中で欠かすことのできない必需品である。したがって，それらは生産・加工・管理・安全等の最近の技術的進歩も含め，健康志向のいま「からだ」「健康」とのかかわりの中でも捉えられなければならない。本書は，近年著しい研究・技術の進歩をすべて収めようと計画されたものである。〔内容〕乳の成分／乳・乳製品各論／乳・乳製品と健康／乳・乳製品製造に利用される微生物／乳・乳製品の安全／乳素材の利用／他
日本乳業技術協会 細野明義・日獣大 沖谷明紘・京大 吉川正明・京女大 八田　一編 ## 畜 産 食 品 の 事 典（新装版） 43100-1　C3561　　　　B 5 判　528頁　本体18000円	畜産食品はその栄養機能の解明とともに，動物細胞工学技術の進展により分子レベル・遺伝子レベルでの研究も目覚ましい。また免疫・アレルギーとの関係や安全性の問題にも関心が高まっている。本書は乳・肉・卵および畜産食品微生物に関連する主要テーマ125項目について専門としない人達にも理解できるよう簡潔に解説を付した。〔内容〕総論(畜産食品と食文化／畜産食品と経済流通／畜産・畜産食品と環境／衛生・安全性・関連法規)各論(乳／食肉／食用卵／畜産食品と微生物)
日本食品工学会編 ## 食 品 工 学 ハ ン ド ブ ッ ク 43091-2　C3061　　　　B 5 判　768頁　本体32000円	食品工学を体系的に解説した初の便覧。簡潔・明快・有用をむねとしてまとめられており，食品の研究，開発，製造に携わる研究者・技術者に役立つ必携の書。〔内容〕食品製造基盤技術(流動・輸送／加熱・冷却／粉体／分離／混合・成形／乾燥／調理／酵素／洗浄／微生物制御／廃棄物処理／計測法)食品品質保持・安全管理技術(品質評価／包装／安全・衛生管理)食品物性の基礎データ(力学物性／電磁気的物性／熱操作関連物性／他)食品製造操作・プロセス設計の実例(11事例)他
日本食品衛生学会編 ## 食 品 安 全 の 事 典 43096-7　C3561　　　　B 5 判　660頁　本体23000円	近年，大規模・広域食中毒が相次いで発生し，また従来みられなかったウイルスによる食中毒も増加している。さらにBSEや輸入野菜汚染問題など，消費者の食の安全・安心に対する関心は急速に高まっている。本書では食品安全に関するそれらすべての事項を網羅。食品安全の歴史から国内外の現状と取組み，リスク要因(残留農薬・各種添加物・汚染物質・微生物・カビ・寄生虫・害虫など)，疾病(食中毒・感染症など)のほか，遺伝子組換え食品等の新しい問題も解説
前お茶の水大 五十嵐脩監訳 オックスフォード辞典シリーズ ## オックスフォード 食品・栄養学辞典 61039-0　C3577　　　　A 5 判　424頁　本体9500円	定評あるオックスフォードの辞典シリーズの一冊"Food&Nutrition"の翻訳。項目は五十音配列とし読者の便宜を図った。食品，栄養，ダイエット，健康などに関するあらゆる方面からの約6000項目を選定し解説されている。食品と料理に関しては，ヨーロッパはもとより，ロシア，アフリカ，南北アメリカ，アジアなど世界中から項目を選定。また特に，健康に関心のある一般読者のために，主要な栄養素の摂取源としての食品について，詳細かつ明解に解説されている

ノートルダム清心女大 大鶴　勝編
テキスト食物と栄養科学シリーズ4
食 品 加 工・安 全・衛 生
61644-6　C3377　　　　B 5 判 176頁 本体2800円

〔内容〕食品の規格／食料生産と栄養／食品流通・保存と栄養／食品衛生行政と法規／食中毒／食品による感染症・寄生虫症／食品中の汚染物質／食品の変質／食品添加物／食品の器具と容器包装／食品衛生管理／新しい食品の安全性問題／他

福山大 渕上倫子編著
テキスト食物と栄養科学シリーズ5
調　　　理　　　学
61645-3　C3377　　　　B 5 判 184頁 本体2800円

基礎を押さえた読みやすく，理解しやすいテキスト。管理栄養士国試改正新ガイドラインに対応。〔内容〕食事計画論／食物の嗜好性とその評価／加熱・非加熱調理操作と調理器具／調理操作中の栄養成分の変化／食品の調理特性／嗜好飲料／他

女子栄養大 五明紀春・女子栄養大 渡邉早苗・
関東学院大 山田哲雄編
スタンダード人間栄養学　基礎栄養学
61048-2　C3077　　　　B 5 判 176頁 本体2700円

イラストを多用しわかりやすく解説した教科書。〔内容〕身体と栄養／エネルギー代謝／現代の食生活（栄養の概念）／栄養素の役割と代謝（糖質／脂質／たんぱく質／ビタミン／無機質（ミネラル）／水・電解質）／栄養学の歴史／遺伝子発現と栄養

女子栄養大 五明紀春・女子栄養大 渡邉早苗・
関東学院大 山田哲雄・鎌倉女子大 吉野陽子編
スタンダード人間栄養学　応用栄養学
61049-9　C3077　　　　B 5 判 200頁 本体2800円

〔内容〕人の栄養管理／成長・発達と加齢／栄養マネジメント／栄養ケアプラン／ライフステージと栄養管理（妊娠期／授乳期／新生児期，乳児期／幼児期／学童期／思春期／青年期／成人期／閉経期／高齢期）／運動・ストレス・環境と栄養管理

鈴峯女短大 青木　正編著
新 食 品 学 総 論・各 論
61040-6　C3077　　　　A 5 判 304頁 本体4300円

好評の教科書を食品標準成分表の改訂に準拠。〔内容〕総論（食品の分類，食品成分表，食品成分および嗜好成分とその変化，物理的特性，官能検査，食品の機能性）／各論（植物性・動物性食品，甘味料・調味料・香辛料・嗜好品，発酵食品，他）

農工大 高橋幸資・前農工大 和田敬三編
新 食 品 学 実 験 法（改訂版）
61034-5　C3077　　　　A 5 判 224頁 本体3400円

1960年以来多くの読者を得てきた「食品学実験法」の2度目の大改稿をさらに改訂。〔内容〕栄養成分実験／食品組織鑑察／嗜好性の実験／酵素の実験／クロマトグラフィー／簡易鑑別試験／実験のための基礎（実験器具と操作，他）

東農大 並木満夫・元富山大 小林貞作編
シリーズ〈食品の科学〉
ゴ　マ　の　科　学
43029-5　C3061　　　　A 5 判 260頁 本体4500円

6000年の栽培の歴史をもち，すぐれた栄養生理機能を有することで評価されながらもベールに包まれていたゴマを解明する。〔内容〕ゴマの栽培植物学／ゴマの生化学とバイオテクノロジー／ゴマの食品科学／生産・利用・需給／ゴマ科学の展望

前鹿児島大 伊海三郎編
シリーズ〈食品の科学〉
果　実　の　科　学
43032-5　C3061　　　　A 5 判 228頁 本体4500円

からだへの機能性がすぐれている果実について，生理・生化学，栄養・食品学などの面から総合的にとらえた最新の書。〔内容〕果実の栽培植物学／成熟生理と生化学／栄養・食品科学／各種果実の機能特性／収穫後の保蔵技術／果実の利用加工

共立女大 高宮和彦編
シリーズ〈食品の科学〉
野　菜　の　科　学
43035-6　C3061　　　　A 5 判 232頁 本体4200円

ビタミン，ミネラル，食物繊維などの成分の栄養的価値が評価され，種類もふえ，栽培技術も向上しつつある野菜について平易に解説。〔内容〕野菜の現状と将来／成分と栄養／野菜と疾病／保蔵と加工／調理／(付)各種野菜の性状と利用一覧

鴻巣章二監修　阿部宏喜・福家眞也編
シリーズ〈食品の科学〉
魚　の　科　学
43036-3　C3061　　　　A 5 判 200頁 本体4300円

栄養機能が見直されている魚について平易に解説〔内容〕魚の栄養／おいしさ（鮮度，味・色・香り，旬，テクスチャー）／魚と健康（脂質，エキス成分，日本人と魚食）／魚の安全性（寄生虫，腐敗と食中毒，有毒成分）／調理と加工／魚の利用の将来

日本獣医大 沖谷明紘編
シリーズ〈食品の科学〉
肉　の　科　学
43041-7　C3061　　　　A 5 判 208頁 本体4500円

食肉と食肉製品に科学のメスを入れその特性をおいしさ・栄養・安全性との関連に留意して最新の研究データのもとに解説。〔内容〕食肉の文化史／生産／構造と成分／おいしさと熟成／栄養／調理／加工／保蔵／微生物・化学物質からの安全性

糖業協会 橋本　仁・前浜松医大 高田明和編
シリーズ〈食品の科学〉
砂　糖　の　科　学
43073-8　C3061　　　　A 5 判 244頁 本体4500円

食生活に不可欠な砂糖について，生産技術から，健康との関わりまで総合的に解説。〔内容〕砂糖の文化史／砂糖の生産／砂糖の製造法／砂糖の種類／砂糖の特性／砂糖と栄養／味覚／砂糖と健康／砂糖と食生活／砂糖の利用／その他の甘味料

上記価格（税別）は 2013 年 2 月現在